Historische Betrachtung der sozialmedizinischen Einrichtungen in Wien vom Beginn des 20. Jahrhunderts bis zum Ende der Ersten Republik

BEITRÄGE ZUR
NEUEREN GESCHICHTE ÖSTERREICHS

Herausgegeben von Bertrand Michael Buchmann

Band 21

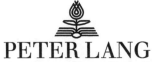

PETER LANG

Frankfurt am Main · Berlin · Bern · Bruxelles · New York · Oxford · Wien

Louis Obrowsky

Historische Betrachtung der sozialmedizinischen Einrichtungen in Wien vom Beginn des 20. Jahrhunderts bis zum Ende der Ersten Republik

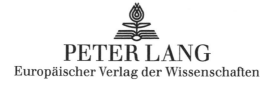

PETER LANG
Europäischer Verlag der Wissenschaften

Bibliografische Information Der Deutschen Bibliothek
Die Deutsche Bibliothek verzeichnet diese Publikation in der
Deutschen Nationalbibliografie; detaillierte bibliografische
Daten sind im Internet über <http://dnb.ddb.de> abrufbar.

Zugl.: Wien, Univ., Diss., 2005

Gedruckt mit Unterstützung der
Wissenschafts- und Forschungsförderung der Stadt Wien,
MA 7.

Gedruckt auf alterungsbeständigem,
säurefreiem Papier.

ISSN 0947-2355
ISBN 3-631-54122-8
© Peter Lang GmbH
Europäischer Verlag der Wissenschaften
Frankfurt am Main 2005
Alle Rechte vorbehalten.

Printed in Germany 1 2 4 5 6 7

www.peterlang.de

Vorwort des Herausgebers

So bemerkenswert es ist, dass Österreich in den letzten Jahrzehnten des 19. und in den ersten des 20. Jahrhunderts Weltruhm auf den Gebieten der Medizin und insbesondere der Sozialmedizin genoss, so erstaunlich ist es, dass bisher noch kein zusammenfassendes Werk über Wiens sozialmedizinische Errungenschaften geschrieben worden ist. Diese Lücke schließt die vorliegende Monographie. Der Verfasser hat Hunderte von zeitgenössischen Fachartikeln, Zeitungsaufsätzen, Verordnungen und Gesetzestexten als Quellen zu seinem umfangreichen Werk herangezogen und die sozialmedizinischen Einrichtungen Wiens vom Beginn des 20. Jahrhunderts bis zum Ende der Ersten Republik beschrieben..

Dabei ging es ihm nicht nur um die historischen Hintergründe, welche zur allmählichen Bewusstseinsbildung für die Zusammenhänge von Armut, Not, Hunger und Krankheit führten und es ermöglichten, die Sozialmedizin als eigenständiges Fachgebiet anzuerkennen. Auch die verschiedenartigen sozialmedizinischen Einrichtungen, welche teils auf privatem Mäzenatentum, teils auf staatlicher bzw. kommunaler Fürsorge basierten, wurden vom Verfasser durchleuchtet. Insbesondere gedachte er jener Ärzte, die ungeachtet gewaltiger politischer und wirtschaftlicher Umbrüche entscheidende Initiativen setzten und ihr Lebenswerk mit hervorragenden sozialmedizinischen Leistungen verbanden: Ludwig Tekely, Julius Tandler, Erwin Lazar, Leopold Moll, Clemens v. Pirquet, Julius Wagner-Jauregg, Adolf Lorenz und Lorenz Böhler waren nur einige von vielen.

Der Autor des vorliegenden Buches hat Jahrzehnte als praktischer Arzt und als Internist gearbeitet, bevor er sich dem geisteswissenschaftlichen Fach Geschichte zuwandte, sodass er dem von ihm gewählten medizinhistorischen Thema durch sein profundes Fachwissen eine solide Basis verleihen konnte. Der Herausgeber freut sich, das Ergebnis dieses interdisziplinären Forschungsansatzes der Öffentlichkeit vorstellen zu dürfen.

Bertrand Michael Buchmann

Man sieht nur mit dem Herzen gut. Das Wesentliche ist für die Augen unsichtbar.

Antoine de Saint-Exupéry

9

Inhaltsverzeichnis

1   Einleitung

Die Idee, eine sozialmedizinische Problematik in irgend einer Form zum Thema meiner Dissertation zu wählen, reifte schon lange in mir. Denn die sozialen Aspekte in der Medizin beeindruckten und interessierten mich von jeher und daher empfand ich es als selbstverständlich und richtig, dass für den Arzt sozialmedizinisches Handeln zur Berufsauffassung gehöre. Diese Meinung war wohl mit ein Beweggrund für mich, Medizin zu studieren und den Arztberuf zu ergreifen.

Das Wort „Sozialmedizin" ist daher nach meinem Dafürhalten unteilbar – natürlich nur im begrifflichen und nicht im grammatikalischen Sinn. Das Adjektiv „sozial" sollte integriert sein in der Medizin und nicht als epitheton ornans angesehen werden. Trotz dieser meiner bewusst überspitzten Formulierung sollte man in diesem Zusammenhang daher noch nicht von Pleonasmus sprechen.

Obwohl erst in der Mitte des 19. Jahrhunderts entstanden, fand der Begriff „Sozialmedizin" mit seinen zahlreichen Interpretationen rasch einen festen, sehr positiv besetzten Platz nicht nur in der Ärzteschaft, sondern in der gesamten Gesellschaft und er scheint heute als unverzichtbare Selbstverständlichkeit empfunden zu werden.

„Denn die einen sind im Dunkeln und die andern sind im Licht; und man siehet die im Lichte, die im Dunkeln sieht man nicht" dichtete Bertolt Brecht in der Dreigroschenoper. Dieser Schwarz-Weiß-Gegensatz und der Hell-Dunkel-Kontrast im sozialen Bereich war in vergangenen Jahrhunderten zweifelsohne viel ausgeprägter als heute.

Der Zeitraum vom beginnenden 20. Jahrhundert bis zum Ende der Ersten Republik war geteilt in fast zwei Jahrzehnte des Kaiserreiches, welches mit dem Ende des Ersten Weltkriegs unterging, und in zwei Jahrzehnte der jungen Republik. In diesen beiden Perioden war auch der Übergang von der individuellen Wohltätigkeit und dem privaten Mäzenatentum mit wohltätigen Stiftungen zu der von der Gemeinschaft getragenen Fürsorge zu beobachten. Immer mehr rückte der Gedanke von der Verpflichtung des Staates für die Obsorge der Kranken, Armen, Hilfsbedürftigen und der sozial Schwachen in den Vordergrund.

Die entscheidende Wende trat mit dem Ende des Ersten Weltkrieges, dem Zusammenbruch des Habsburgerreiches, der Not, Verarmung und der geänderten sozialpolitischen Lage ein. Private Wohltätigkeit war kaum mehr möglich und der Aufbau eines städtischen und staatlichen Fürsorgekonzeptes ein Gebot der Stunde. Sozialmedizinisches   Wirken   und   die   Schaffung   sozialmedizinischer

Einrichtungen waren ungeachtet gewaltiger politischer und wirtschaftlicher Schwankungen in diesen Dezennien sehr oft den Initiativen und der Tätigkeit engagierter Ärzte zu verdanken.

Dies in Erinnerung zu rufen und vor der Vergessenheit zu bewahren war mein Bemühen. Dass dabei einerseits manche aus heutiger Sicht vielleicht banale Dinge und Vorgangsweisen, anderseits jedoch schreckliche, unverständlich oder zumindest nur schwer verständlich erscheinende Ideen, Ansichten und Stellungnahmen anzuführen waren, ergab sich zwangsläufig durch die Beschäftigung mit der Materie. Eine Beurteilung dieser Dinge kann wohl nur unter Berücksichtigung des zeitgeschichtlichen Horizontes, des damaligen Wissensstandes und der Denkweise in diesen sehr unterschiedlichen Jahren und Jahrzehnten erfolgen.

Wesentlich erschien mir im Rahmen dieser Arbeit, bei den angeführten Personen die sozial-medizinischen Anteile ihrer Tätigkeit in den Vordergrund zu rücken. Dabei blieben mitunter andere wesentliche Momente der Gesamtpersönlichkeit unerwähnt.

2 Sozialmedizin

2.1 Entwicklung der Sozialmedizin und ihre Definition

Sozialmedizinische Einrichtungen sind im heutigen Wien in großer Anzahl vorhanden. Sie werden gelobt und geschätzt, sie werden mitunter nicht gewürdigt, sie werden als hervorragend, aber auch als unzureichend bezeichnet. In allen Fällen werden sie aber mit absoluter Selbstverständlichkeit als Dienstleistungsinstitutionen für die Gesellschaft in Anspruch genommen. Das war nicht immer so. Hilfe für Arme und Kranke hat es schon immer gegeben und Wohltätigkeit wurde auch stets geübt. Aber in der Zeit um die Wende vom 19. zum 20. Jahrhundert ist eine Wandlung in der Denkweise über den Umgang mit hilfsbedürftigen Kranken eingetreten. Die darauffolgenden Jahrzehnte brachten eine stille, aber sehr rasch verlaufene und wirksame Revolution in der Sozialmedizin.

Der Begriff Sozialmedizin ist ein relativ Neuer und der Ausdruck „médicine sociale"[1] wurde zum ersten Male am 11. März 1848 im Leitartikel der „Gazette médicale de Paris" von Jules Guérin[2], einem Pionier dieser jungen Wissenschaft verwendet. Seitdem hat dieser Begriff Eingang gefunden in die medizinische Literatur, aber auch in das politische und sozialpolitische Schrifttum und selbst die parteipolitische Ideologie hat sich dieses Ausdruckes bedient. Die Bezeichnung Sozialmedizin ergab sich als eine Verbindung von mehr oder weniger neuen Auffassungen, die aus der fortschreitenden Entwicklung der Medizin, aber auch ganz allgemein aus der Entwicklung der Menschheit entstanden sind.

Die Medizin, also die Tätigkeit oder die Kunst, Menschen zu pflegen, zu betreuen und wenn möglich auch zu heilen, ist so alt wie die Welt selbst. Allerdings änderte sich diese Kunst im Laufe der Jahrhunderte. Sie wurde vollständiger, aber auch komplizierter. Der Wunsch, Arzt zu werden, entsprach immer schon dem Bedürfnis zu helfen, dem Gefühl des Mitleids und den Interessen an der Menschheit. Die Ausübung der ärztlichen Kunst war und sollte auch weiterhin vor allem eine Berufung sein.

Mit der Entwicklung der Medizin hat sich auch die Stellung des Arztes in der menschlichen Gesellschaft unter dem Einfluss der erreichten Fortschritte in allen

---

[1] Sournia Jean-Charles in Toellner Richard, Bd. 4, S. 2091
[2] Jules René Guérin, 1801- 1886, französischer Orthopäde, gründete 1828 eine eigene medizinische Fachzeitschrift und war daneben für medizinische Gesellschaften journalistisch tätig. (In: Toellner Richard, Illustrierte Geschichte der Medizin, Lexikon: Maria Theresia Breitenecker, Bd. 6, S. 3205.

Gebieten der Medizin fortlaufend geändert. Théo Marti definierte die Sozialmedizin als eine praktische Medizin im Dienste der Gesellschaft und der Kollektivität, welche die Aufgabe hat, die Frequenz aller Krankheiten, die vermieden werden können, herabzusetzen.[3]

Von Hans Schaefer und Maria Blohmke wurde die heutige Soziale Medizin als ein „Querschnittsfach" bezeichnet, d.h. dass verschiedene Disziplinen (theoretische und klinische Medizin, Psychosomatik, Psychologie, Soziologie, Statistik und Dokumentation) in gemeinsamer Arbeit diese Fragestellungen bearbeiten sollten. Es sei also ein Kollektiv von Fachleuten erforderlich unter zusätzlicher Beiziehung von Juristen.[4]

Aber in diesen mehr als eineinhalb Jahrhunderten seit der Prägung des Begriffes sind außer den oben erwähnten Dutzende Definitionen der Sozialmedizin entstanden. Im weitesten Sinne verstand man darunter alle Wechselbeziehungen zwischen der Gesellschaft und der Medizin. Die Sozialmedizin umfasste alle nach medizinisch – wissenschaftlichen Erkenntnissen geschaffenen Einrichtungen und Maßnahmen, welche dem Schutz und der Erhaltung der Gesundheit der gesamten Bevölkerung dienen. Aber nicht nur Präventivmedizin, auch Feststellung und Behandlung von Krankheiten im Bereiche der Arbeitsmedizin, öffentliche Hygiene, Seuchenbekämpfung und der große Bereich der Fürsorge für Hilfsbedürftige, Arme, Alte, Schwache, Benachteiligte und Behinderte wurden der Sozialmedizin zugeordnet. Hinzu kamen noch die spezielle Mutterschafts-, Säuglings-, Jugend- und Schulfürsorge.

In seiner Eröffnungsansprache am Ersten Kongress der von ihm gegründeten Schweizerischen Gesellschaft für Sozialmedizin am 5. November 1955 in Genf forderte Théo Marti, dass die Sozialmedizin nicht durch gewerkschaftliche oder politische Forderungen verwirklicht werden sollte, sondern durch den humanitären und sozialen Geist der Ärzteschaft. Wesentlich sei bei der Eingliederung der Ärzteschaft in die soziale Bewegung des Landes die Wahrung der menschlichen Würde des Arztes und des Kranken.[5]

2.2   Der Fürsorgebegriff

Was von der Gesellschaft unter Fürsorge verstanden wurde, unterlag mitunter einem sehr kurzfristigen Wandel und war sicherlich auch von der jeweiligen politischen und sozialen Situation abhängig, bzw. mit von ihr beeinflusst. Im 16-

---

[3] Marti Théo, Definition und Probleme der Sozialmedizin, S. 382.
[4] Schaefer Hans u. Blohmke Maria, Sozialmedizin und Universität, S. 412 – 413.
[5] Marti Théo: Definition und Probleme der Sozialmedizin, in Lesky Erna (Hrsg.): Sozialmedizin, Entwicklung und Selbstverständnis, Wissenschaftliche Buchgesellschaft, Darmstadt, 1977.

bändigen Brockhaus Konversationslexikon (Leipzig, Berlin und Wien) aus dem Jahre 1898 schienen unter dem Begriff „Fürsorge" lediglich zwei Punkte auf: für entlassene Sträflinge wurde die Gefangenen-Fürsorge und für Blinde die Blindenfürsorge erwähnt.[6]

Seitdem hat sich im Bewusstsein der Menschen für die Idee und Problematik der Fürsorge manches verändert, es wurden Formulierungen gesucht und gefunden und die Akzeptanz des Begriffes ist zweifelsohne gestiegen.

Im Handbuch der Sozialen Hygiene und Gesundheitsfürsorge aus den Jahren 1925 – 1927 findet sich eine Definition, welche nüchtern – fast ist man versucht zu sagen – technokratisch klingt und nichts von menschlicher Wärme aufweist, welche eigentlich auch mit sozialem Empfinden und sozialer Arbeit unabdingbar verbunden sein sollte. Sie lautet: „ Alle Fürsorge ist eine Ersatzleistung, die eintreten muss, wenn die beiden regelmäßig den Lebensbedarf sichernden Faktoren, Arbeit und Familie, hiezu nicht ausreichen."[7]

Die Organisationen der privaten Fürsorge entstanden wohl zunächst auf christlicher Grundlage. Sie beruhten auf dem Willen und dem Bedürfnis zur Wohltätigkeit, um Hilfe in menschlicher, sozialer, medizinischer und finanzieller Weise den Bedürftigen zukommen zu lassen. In den Regeln aller monotheistischen Religionen ist ja die Verpflichtung zur Mildtätigkeit, zur Almosengabe, zur Geldspende für die Armen, Kranken und Bedrängten und zur tätigen Hilfeleistung geboten.

Sehr nahe diesen moralischen Grundprinzipien der Menschheit kommt hingegen wohl die Erklärung des Fürsorgebegriffes in den Blättern des Wohlfahrtswesen der Stadt Wien aus dem Jahre 1930, nämlich: „Fürsorge ist die Erfüllung eines klaren ethischen Vertrages innerhalb der menschlichen Gesellschaft."[8]

2.3   Soziales Gedankengut in der Medizin

Um die Mitte des 19. Jahrhunderts haben sich im deutschsprachigen Raum in zunehmendem Maße Ärzte mit sozialen Fragen im Zusammenhang mit physischen Erkrankungen bewusst auseinandergesetzt. Denn die soziale Komponente hat bei den Heilkundigen schon immer eine mehr minder wesentliche Rolle gespielt, ja sie war in gewisser Weise oft untrennbar mit der Medizin verknüpft. Aber die Zeit war noch lange nicht reif für Ideen der

---

[6] Brockhaus Konversationslexikon, Leipzig, Berlin und Wien, 1898, Bd. 7, S. 424.
[7] Handbuch der Sozialen Hygiene und Gesundheitsfürsorge, Hrsg. v. A. Gottstein, A. Schlossmann, L. Teleky, Berlin 1925 – 1927, Bd. 3, S. 53.
[8] Blätter für das Wohlfahrtswesen der Stadt Wien, Nr. 29 (1930), S. 176.

Sozialmedizin, der Sozialhygiene und der Fürsorge. Es waren jedoch meist Ärzte, welche zuallererst die Zusammenhänge zwischen Medizin und sozialer Problematik erkannt haben.

Johann Peter Frank[9] hat schon 1790 „Vom Elend des Volkes als dem Nährboden der Krankheiten" gesprochen, und zwar in seiner akademischen Rede im Festsaal der Universität zu Pavia.[10] Damit war wohl eine ganz wesentliche sozialmedizinische Erkenntnis artikuliert worden, doch musste noch einige Zeit vergehen, um folgerichtig Konsequenzen zu ergreifen.

2.4 Professor Dr. Rudolf Virchow, sozialpolitisch tätiger Arzt

Einen entscheidenden Anstoß für die Aktivierung des latent vorhandenen sozialpolitischen und sozialmedizinischen Denkens waren die Erkenntnisse des damals erst 27-jährigen Pathologen Rudolf Virchow[11] über die Typhusepidemie in Oberschlesien 1848[12], welche mit einer Hungersnot verbunden war. Von der Regierung beauftragt, verfasste er nach der Rückkehr über seine Untersuchungen und die daraus gewonnenen Erkenntnisse einen Bericht. Darin schilderte er die Hungersnot, die furchtbaren sanitären Zustände und vor allem die katastrophalen sozialen Verhältnisse.[13] Zuerst berichtete er über Land und Leute, wobei ihm besonders die Unreinlichkeit und die Indolenz der Menschen mit frühzeitig durch Sorgen und Schmutz veränderten Gesichtern aufgefallen waren. Und dies schilderte er penibel:

„Was insbesondere die beiden letztgenannten Eigenschaften anbetrifft, so möchte es schwer halten, sie übertroffen zu sehen. Der Oberschlesier wäscht sich im Allgemeinen gar nicht, sondern überlässt es der Fürsorge des Himmels, seinen Leib zuweilen durch einen tüchtigen Regenguss von den darauf angehäuften Schmutzkrusten zu befreien. Ungeziefer aller Art, insbesondere Läuse, sind fast stehende Gäste auf seinem Körper. Ebenso groß als die Unreinlichkeit ist die Indolenz der Leute, die Abneigung gegen geistige und körperliche Anstrengungen, eine vollkommen souveräne Neigung zum Müßiggang oder vielmehr zum Müßigliegen, die in Verbindung mit einer vollkommenen hündischen Unterwürfigkeit einen so widerwärtigen Eindruck auf jeden freien, an Arbeit

---

[9] 1745 – 1821, Leiter des Wiener Allgemeinen Krankenhauses und Professor für klinische Medizin in Wien von 1795 - 1804.

[10] Lesky Erna, Einleitung zu Johann Peter Franks akademischer Rede vom Volkselend als der Mutter der Krankheiten, S. 7.

[11] Rudolf Virchow, 1821-1902, sozialmedizinisch und politisch stark engagierter deutscher Pathologe.

[12] Lesky Erna, Meilensteine der Wiener Medizin, S. 149.

[13] Arch. f. Path.-Anatomie u. Physiologie u. f. klinische Medizin, Bd. II, H. 1-2, S. 143, 1848.

gewöhnten Menschen hervorbringt, dass man sich eher zum Ekel als zum Mitleid getrieben fühlt. [14]

Vernichtend fiel Virchows ungeschminktes Urteil über die Lebenseinstellung der dort ansässigen Menschen aus. Hoffnungslosigkeit führte zur Trostsuche im ungehemmten Alkoholgenuss, von Virchow eindringlich beschrieben:

„Die Oberschlesier waren dem Branntweingenuss in der extremsten Weise ergeben; an den Abenden, wo das Volk von den städtischen Märkten zurückkehrte, waren die Landstraßen von betrunkenen Männern und Weibern buchstäblich übersät. Das Kind an der Mutterbrust wurde schon mit Schnaps gefüttert. [15]

Von einem eigenwilligen, aber in der Sache sehr engagierten Pater wurde Gleiches mit Gleichem vergolten. Dem ungehemmten, brutalen Alkoholismus begegnete dieser mit ungehemmten brutalen, aber zielführenden Methoden und Rudolf Virchow beschrieb sie bewundernd:

„In einem einzigen Jahr gelang es dem Pater Stephan Brzozowski, alle diese Säufer mit einem Schlag zu bekehren, freilich wurden dabei alle Mittel, gesetzliche und ungesetzliche, kirchliche und weltliche, in Bewegung gesetzt, Kirchenstrafen und körperliche Züchtigungen wurden ungestraft angewendet, allein die Bekehrung gelang endlich, das Gelübde wurde allgemein abgelegt und gehalten. [16]

In seiner weiteren detaillierten Beschreibung der Lebensumstände in Oberschlesien ging Virchow auf die tristen, erniedrigenden Wohnverhältnisse und die unzureichende Ernährung ein. Das Hauptnahrungsmittel waren Kartoffeln, daneben gab es wohl noch Milch und Sauerkraut, allerdings mussten bei vielen Familien aus Not die Milch und die Milchprodukte zum Verkauf gebracht werden. Übrig blieben die Buttermilch und von der Käsebereitung die Molken. Fleischgenuss gehörte zu den größten Ausnahmen. Doch wenn die Not größer und drückender wurde, musste auch die Ernährung kümmerlicher werden. Wenn die Kartoffeln fehlten und die einzige Kuh verkauft werden musste, blieb schließlich nur das Kraut übrig. Vor Hunger aßen die Menschen aber auch „grünen Klee, Quecken,[17] kranke und faule Kartoffeln usw." Eine bedrückende soziale Situation wurde hier von Virchow analysiert.

---

[14] Zit. in: Bieling Richard, Der Hygieniker Virchow, Rudolf Virchow Medical Society in the City of New York, 1860-1960, Festschrift zur 100-Jahr- Feier, S. Karger, Basel-New York, S. 82.

[15] Ebenda

[16] Ebenda

[17] Ein ausdauerndes Gras und Feldunkraut mit zählebigen Wurzelstöcken.

Zu Sommerbeginn des Jahres 1848 brach eine heftige Ruhrepidemie aus, welche sich sehr rasch ausbreitete und von einer Typhusepidemie gefolgt war. Die Ursache sah Virchow im Hunger, in der Unterernährung, den desolaten Wohnverhältnissen und vor allem auch im verseuchten Trinkwasser: „Die Brunnen, aus denen die Leute ihr Trinkwasser hernehmen, sind häufig so oberflächlich in den höchsten Schichten des Sumpfbodens tief gelegener Wiesentäler eingerichtet, dass die Beimischung vegetabilischer Zersetzungs-produkte aus den Letzteren sehr leicht geschehen kann."[18]

Das Ziel Rudolf Virchows war es, zu verhüten, dass eine verheerende Epidemie und eine furchtbare Hungersnot gleichzeitig wüten „unter einer armen, unwissenden und stumpfsinnigen Bevölkerung." Daher gab er diesem Kapitel seines Berichtes den Titel: „Die Sorge um die Zukunft."[19]

In der Schlussfolgerung machte Virchow der Regierung viele begangene Fehler und Versäumnisse zum Vorwurf und erstellte Vorschläge für sozialpolitische Maßnahmen. Virchow hatte damals diese Epidemie als soziale Krankheit gedeutet, sie auch als solche bezeichnet und die Medizin als soziale Wissenschaft apostrophiert. Daher erwartete er sich wenig von einer medizinischen Therapie und schlug eine durchgreifende Sozialreform vor. Denn er empfand die Tätigkeit des Arztes als Anwalt der Armen.

Das Wissen um die Zusammenhänge zwischen medizinischen und sozialen Problemen formulierte der politisch sehr engagierte Rudolf Virchow in dem Satz: „Die Medizin ist eine soziale Wissenschaft und die Politik ist weiter nichts als Medizin im Großen."[20]

2.5 Sozialmedizinisch-progressive und konservativ-reaktionäre Gedanken-gänge

Die Versorgung der Armen mit ärztlicher Hilfe lag um die Mitte des 19. Jahrhunderts noch sehr im Argen. Die Wohltätigkeit und Barmherzigkeit reichten nicht aus und überdies kam die private Wohltätigkeit meist zu spät.[21] So durfte es nicht verwundern, dass Virchow und viele andere sozial engagierte und politisch interessierte Ärzte eine öffentliche Gesundheitsfürsorge unter staatlicher

---

[18] Bieling Richard: Der Hygieniker Virchow, Rudolf Virchow Medical Society in the City of New York, 1860-1960, Festschrift zur 100-Jahr-Feier, S. Karger, Basel-New York, S. 81-83.
[19] Ebenda, S. 85.
[20] Rosen George, Was ist Sozialmedizin?, S. 286.
[21] Ackerknecht Erwin Heinz, Armen-Krankenversorgung in Beiträge zur Geschichte der Medizinalreform von 1948 in: Lesky Erna, Sozialmedizin, S. 152.

Verantwortung forderten. Am Beispiel Englands bewies Virchow, dass selbst mit der breitesten Mildtätigkeit das Problem der öffentlichen Gesundheitspflege einfach nicht zu lösen war.[22] Eine gute Illustration hiezu ist die Berliner Armensuppe, von der jede Familie nur alle zwei Tage eine Portion erhielt.[23] Solche völlig unzureichende Almosen konnten nur als Demütigung der Armen und ihrer Not empfunden werden.

Leider gab es jedoch auch – wohl nur sehr vereinzelt – kuriose oder besser gesagt menschenverachtende Meinungen und Stellungnahmen reaktionärer Ärzte, welche erschreckend sind. So zitierte Neumann die Erklärung eines Prof. Wolff als „vorzugsweise Ursachen der Armut" die „Liederlichkeit und unbesonnene Verheiratung."[24] Seine Vorstellung der „Armenpflege" bestand in Internierung im Armenhaus und im Eheverbot. Das Eheverbot begründete er damit, dass „Ehe dem Gebildeten ein dringenderes Bedürfnis sei als dem Ungebildeten."[25] Ähnliche krause und vielleicht noch inhumanere Gedankengänge veröffentlichte Ed. Liese unter dem Titel „Über öffentliche Versorgung der arbeitenden Volksklasse in Tagen der Krankheit und der Not", noch dazu im Revolutionsjahr 1848. Er nahm als „rechtes Heiratsalter" 25 bis 26 Jahre an und schlug vor, eine vorherige Ehe mit dem Verlust der Krankenunterstützung zu bestrafen. [26] Das konnte wohl nur als blanker Hohn aufgefasst werden, denn so viel Unsensibilität erscheint unvorstellbar.

---

[22] Virchow, Die Med. Reform, Bd. 9, S. 54.
[23] Ebenda, Bd. 2, S.47.
[24] Neumann S., Die öffentliche Gesundheitspflege und das Eigentum, Berlin 1847, S. 49.
[25] Ebenda, S. 51.
[26] Liese Ed., Über öffentliche Versorgung der arbeitenden Volksklasse in Tagen der Krankheit und der Not. Arnsberg 1848, S. 57.

3 Anerkennung der Sozialmedizin als Wissenschaft

3.1 Ludwig Teleky, weltweit erster habilitierter Sozialmediziner

Ein Pionier auf dem Gebiet der sozial aufgefassten Medizin war der aus einer im Harz ansässigen Ärztefamilie stammende 1869 geborene Alfred Grotjahn, der schon in der Jugend sehr intensiv und lebhaft an sozialen Problemen interessiert war. In seiner Schrift „Erlebtes und Erstrebtes. Erinnerungen eines sozialistischen Arztes" (Berlin 1932) beschreibt er den Werdegang der sozialen Hygiene und formuliert darin den bemerkenswerten Satz: „Das erste Jahrzehnt des 20. Jahrhunderts war die Zeitspanne, in der sich die Betonung des sozialen Momentes in Medizin und Hygiene verselbständigte." Grotjahn war und blieb der Theoretiker der sozialen Hygiene und ihr unbestrittener geistiger Führer[27]. Aber er hat auf dem Gebiet der Gesundheitsfürsorge und der sozialen Hygiene kaum praktisch gearbeitet.[28] Schon 1905 hat er sich an der Medizinischen Fakultät der Universität Berlin um die Dozentur für „Soziale Hygiene" beworben. Aber der Ordinarius des Hygiene- Institutes, Prof. Max Rubner, hat es kategorisch abgelehnt, ein Sonderfach „Soziale Hygiene" neben der experimentellen Hygiene selbständig zu etablieren. Erst 1912 hat Alfred Grotjahn die Habilitation erhalten und ist im Jahre 1920 auf Grund der geänderten politischen Verhältnisse ordentlicher Professor für Soziale Hygiene geworden.

In Wien war die Universität dem neuen Wissenschaftszweig gegenüber flexibler. Zum Jahresende 1907 suchte Dr. Ludwig Teleky um die Dozentur für Soziale Hygiene bei der medizinischen Fakultät an unter Vorlage von über 30 wissenschaftlichen Arbeiten. In Parenthese: der Vergleich hinkt wohl, aber Julius Tandler wurde 1899 mit sechs vorgelegten wissenschaftlichen Arbeiten habilitiert. Die Fakultät forderte nun die Definition und Umgrenzung dieses neuen Fachgebietes. Teleky formulierte sie folgendermaßen: „Die Soziale Hygiene hat die Einwirkung sozialer und beruflicher Verhältnisse auf die Gesundheitsverhältnisse festzustellen und anzugeben, wie durch Maßnahmen sanitärer oder sozialer Natur derartige schädigende Einflüsse verhindert oder ihre Folgen nach Möglichkeit behoben werden können. Ihre Aufgabe ist es auch anzugeben, wie die Errungenschaften der individuellen Hygiene und der klinischen Medizin jenen zugänglich gemacht werden können, die einzeln oder aus eigenen Mitteln nicht imstande sind, sich diese Errungenschaften zunutze zu

---

[27] Aus seinen Veröffentlichungen: „Wandlungen in der Volksernährung"(1902), „Soziale Hygiene und Entartungsproblem"(1904), „Krankenhauswesen und Heilstättenbewegung im Lichte der Sozialen Hygiene" (1908), zusammen mit J. Kaup „Handwörterbuch der Sozialen Hygiene" (1912), „Geburtenrückgang und Geburtenregelung im Lichte der individuellen und der Sozialen Hygiene" (1914), „Soziale Pathologie", drei Auflagen (1912 – 1929), „Arzt und Patienten" (1929).
[28] Teleky Ludwig. In Lesky Erna (Hrsg.): Sozialmedizin, S. 358.

machen. Sie hat auch den Ärzten das wissenschaftliche Rüstzeug für die Tätigkeit auf diesem Gebiet zu liefern."[29]

Nun war zwar auch der damalige Vorstand des Wiener Hygiene – Institutes, Prof. Schattenfroh, der gleichen Ansicht wie sein Berliner Kollege, dass Hygiene ein einheitliches Fach sei, welches man nicht unterteilen könne. Doch schien er der Idee Telekys nicht abgeneigt, sondern positiv und wohlwollend gegenüber gestanden sein. Anders ist es wohl nicht zu erklären, dass er seiner Begutachtung hinzugefügt hat, man könne das neue Fach „Soziale Medizin" benennen; dann würde er nichts dagegen einwenden. Natürlich stimmte Teleky diesem entgegenkommenden Vorschlag zu, erhielt die Dozentur und wenige Jahre später ein eigenes Universitätsinstitut für dieses Fach.

Somit war 1909 Ludwig Teleky weltweit der erste habilitierte Arzt für Sozialmedizin, sicherlich ein Meilenstein für die Wiener Medizin.

In seiner Antrittsvorlesung fasste er die Ziele dieser neuen Disziplin mit folgenden Worten zusammen: „Die Erforschung des Zusammenhanges zwischen den durch ihre soziale Lage bedingten Lebensverhältnissen einer Bevölkerungsschicht und ihrem Gesundheitszustande, die Erforschung des Zusammenhanges zwischen den in einer sozialen Schichte in besonderer Form oder besonderer Stärke sich geltend machenden Schädlichkeiten und den Gesundheitsverhältnissen dieser sozialen Schichte oder Klasse ist die Aufgabe der Sozialen Medizin."[30]

Dass jahrzehntelang in Österreich das Fachgebiet „Soziale Medizin" genannt und in Deutschland als „Soziale Hygiene" bezeichnet worden ist, stieß in Kollegenkreisen natürlich auf Unverständnis, es gab anderseits aber auch heftige Dispute darüber, welche Bezeichnung die bessere sei. Es handelte sich dabei aber nicht bloß um Auffassungsunterschiede zwischen österreichischen und deutschen Ärzten. Denn auch der Berliner Walter Ewald bekannte sich in seiner Definition der „sozialen Medizin" zur Ansicht Ludwig Telekys:

„Die soziale Medizin als Wissenschaft kennzeichnet sich damit als die Wissenschaft von den gesetzlichen oder gesellschaftlichen Maßnahmen in einem bestimmten Lande, die sich auf die Bevölkerung im Ganzen oder bestimmte Bevölkerungsgruppen beziehen und die Verminderung der Krankheitsursachen oder einen wirtschaftlichen Ersatz für Gesundheitsschädigungen und Ausnutzung der verbliebenen Arbeitsfähigkeit bezwecken. Die soziale Medizin nimmt einmal

---

[29] Teleky Ludwig, Geschichtliches, Biographisches, Autobiographisches. Ärztliche Wochenschrift, 10, 1955, 112 – 116,
[30] Lesky Erna, Meilensteine der Wiener Medizin, S. 149.

den Kampf auf gegen die Volkskrankheiten als Massenerscheinung, sodann lehrt sie die Maßnahmen, welche sich auf die wirtschaftliche Herstellung der mit dauernden Gebrechen Behafteten beziehen und schließlich behandelt sie die durch die soziale Gesetzgebung geschaffenen Probleme."[31]

Die Terminologiestreitigkeit basierte auf den divergierenden Ansichten deutscher Wissenschafter. Der springende Punkt war, ob erstens „Hygiene" oder „Medizin" als umfassendere Bezeichnung anzusehen war und zweitens, ob diese neue Disziplin den Sozialwissenschaften oder der Medizin zuzuordnen sei. In ganz prägnanter Weise hat Ludwig Teleky in seiner Antrittsvorlesung am 28. Mai 1909[32] das Fach „Soziale Medizin" als das Grenzgebiet zwischen den medizinischen Wissenschaften und den Sozialwissenschaften bezeichnet. Auch in seinen 1914 veröffentlichten „Vorlesungen über Soziale Medizin" hat er diese seine kluge Definition wiederholt und die vor seiner Habilitation der medizinischen Fakultät der Wiener Universität gegebene Umgrenzung seines Fachgebietes bekräftigt. Hinzugefügt hatte er noch, dass die soziale Medizin auch die Wandlungen in der Stellung des Ärztestandes sowie die hier sich geltend machenden Entwicklungstendenzen zu studieren habe.[33]

Ludwig Teleky hat mit seiner Habilitierung die wissenschaftliche Krönung seines seit der Jugend bestehenden ambitionierten sozialen Engagements im Kontext mit der Medizin erreicht. Er konnte in den folgenden Jahren und Jahrzehnten seine Erkenntnisse und Fähigkeiten in verschiedenen beruflichen Tätigkeiten anwenden.

3.2   Telekys Initiativen

Als Sohn eines angesehenen jüdischen Arztes wurde Ludwig Teleky am 12. Juli 1872 in Wien geboren und 1896 an der hiesigen Universität zum Dr. med. univ. promoviert. Er war, wie er selbst schreibt, schon in der Jugend zum Arztberuf bestimmt, hat aber schon sehr zeitig lebhaftes Interesse für soziale Probleme entwickelt. Er wurde Sozialdemokrat und schwankte kurzzeitig in der Berufswahl zwischen Medizin und Nationalökonomie. Zur Medizin hat er sich schließlich entschlossen, aber sein Interesse an sozialen Wissenschaften und sozialen Fragen hat er sich bewahrt.   Gefördert wurde diese seine Neigung durch den studentischen „Sozialwissenschaftlichen Bildungsverein", dem er sich neben dem

---

[31] Ewald Walter, Soziale Medizin, Berlin 1912, S. 6.
[32] Hubenstorf Michael, Sozialmedizin, Menschenökonomie, Volksgesundheit, in Franz Kadrnoska (Hrsg.), Aufbruch und Untergang, Österreichische Kultur zwischen 1918 und 1938, Europaverlag Wien-München-Zürich, 1981, S.250.
[33] Teleky Ludwig: Vorlesungen über soziale Medizin, Jena 1914, S. 1.

Medizinstudium gewidmet hat.[34] Außer der ärztlichen Tätigkeit im Allgemeinen Krankenhaus und in der Wiener Allgemeinen Poliklinik sowie in seiner Ordination fand er noch Zeit und hatte Freude an wissenschaftlicher literarischer Tätigkeit. Medizinische und zugleich soziale Probleme fesselten ihn und fanden eine Synthese in den beiden ihn interessierenden Gebieten Medizin und Sozialwissenschaften, eben in der von ihm zunächst so genannten „Sozialen Hygiene".

Die Beziehungen zwischen Krankheit und Arbeit erregten Ludwig Telekys besondere Aufmerksamkeit. Er wollte diejenigen Krankheiten erforschen, welche sich der arbeitende Mensch bei der Ausübung seines Berufes zuzog. Sein Interesse und seine Publikationen widmeten sich daher unter anderem berufsbedingten Vergiftungen und arbeitsmedizinischen Fragen. Im Besonderen beschäftigte er sich sehr intensiv mit der Phosphornekrose, aber auch mit der gewerblichen Quecksilbervergiftung, den Vergiftungen mit Blei, vor allem bei der Erzeugung von Bleifarben und Bleiverbindungen, sowie der Anwendung dieser Produkte bei Malern, Anstreichern und Lackierern.

3.3 Victor Adler und Ludwig Teleky

Viele Anregungen bezog Ludwig Teleky von Victor Adler. Denn Teleky war der Hausarzt Victor Adlers, welcher an einer quälenden chronischen Bronchitis litt. Teleky erinnerte sich an diese wichtige Episode in seinem Leben: „Ich war nicht wenig stolz darauf, als mich Victor Adler nach dem Tode seines Hausarztes bat, dessen Stelle einzunehmen... Die Aufgabe war... nicht leicht – denn Arbeit und Pflicht gingen Victor Adler über alles. Ich habe... nie einen Menschen gesehen, der so nicht krank sein wollte, sich so von wirklich schwerem Leiden in nichts behindern lassen wollte und nicht behindern ließ wie er" [35] Teleky wurde als Adlers behandelnder Arzt in gewisser Weise auch sein Schüler. Denn Adler bestärkte Telekys Interesse an Berufskrankheiten und wies auf die tragischen Beziehungen zwischen Arbeit und Krankheit hin.

In seiner Ordination lernte Adler das soziale Elend, besonders dasjenige der Arbeiterklasse kennen. Von Idealismus beseelt und getrieben, untersuchte und behandelte Victor Adler oft ohne Bezahlung zu verlangen, was ihm den Ehrentitel „Arme Leute Doktor" einbrachte. Von einem Patienten wurde er auf die missliche Lage der Ziegelarbeiter am Wienerberg aufmerksam gemacht. Diese aus eigener Erfahrung gewonnenen Erkenntnisse waren prägend für seinen weiteren

---

[34] Teleky Ludwig: Geschichtliches, Biographisches, Autobiographisches, Ärztliche Wochenschrift, 10, Springer-Verlag, Berlin, 155, S.112.
[35] Aus „Victor Adler im Spiegel seiner Zeitgenossen", Hsg. Wanda Lanzer und Ernst K. Herlitzka, Verlag Wiener Volksbuchhandlung, 1968.

Lebensweg. Adler war davon überzeugt, dass ärztliches Wirken und medizinische Hilfe allein keine Änderung des sozialen Elends bringen konnten. Daher hielt er eine Änderung des politischen Systems für erforderlich. Der Ziegelarbeiter gedenkend, wurde sein „Euch kann kein Doktor helfen" zu einem geflügelten Wort in der damaligen Zeit.

Mehr als ein halbes Jahrhundert vorher fasste Rudolf Virchow seine Gedanken in ähnliche Worte: „Die Medizin ist eine soziale Wissenschaft und die Politik ist weiter nichts als Medizin im Großen."[36]

3.4   Die Phosphornekrose

„Die Phosphornekrose",[37] eine Publikation Ludwig Telekys aus dem Jahre 1907, basierte auf seiner Entdeckung zahlreicher Fälle dieser Erkrankung in Orten, in denen die österreichische Zündholzfabrikation etabliert war. Teleky berichtete in seinen autobiographischen Betrachtungen,[38] dass zu Jahresanfang 1906 eine Zündholzarbeiterin mit Phosphornekrose an eine Wiener chirurgische Klinik gekommen sei. Mit dem Mann der Kranken als Führer zog Teleky mit seiner Frau im Juni 1906 durch die Orte des Böhmerwaldes um Schüttenhofen, wo sich Zündholzfabriken befanden. Und er wanderte auch im Zentrum der steirischen Zündholzindustrie um Deutschlandsberg von „Dorf zu Dorf, von Bauernhof zu Bauernhof."[39] Tagelang ging es, schrieb er, bergauf und bergab, überall wurden die Kranken in ihren Wohnungen aufgesucht, die Krankengeschichten erhoben und photographische Aufnahmen gemacht. Von der offiziell als ausgestorben angesehenen Phosphornekrose habe er 80 Fälle (darunter auch bereits mit Verstümmelung ausgeheilte) selbst untersucht und über 142 andere Berichte erhalten.[40] Dies waren eklatante Beispiele einer Berufserkrankung.

Nicht unerwähnt sollte ein Hinweis bleiben, den Erna Lesky zum XV. Internationalen Kongress für Arbeitsmedizin in Wien vom 19. bis 24. September 1966 gegeben hat. Beim Thema „Die Phosphornekrose, klassisches Beispiel einer

---

[36] Rosen George, Was ist Sozialmedizin?, S.286.

[37] Bereits 1843 hat der Primarius der chirurgischen Abteilung des Wiedener Krankenhauses, Dr. Friedrich Wilhelm Lorinser, 1817 – 1895, als erster die Phosphornekrose mit Zerstörung der Kieferknochen beobachtet. Er fand die Verursachung dieser Erkrankung in drei Zündholzfabriken auf der Wieden, dem 4. Wiener Gemeindebezirk. Dort arbeiteten Mädchen täglich 12 bis 13 Stunden und haben dabei Phosphordämpfe eingeatmet. (publiziert in den Medizinischen Jahrbüchern des k. k. österreichischen Staates, 51, (1845), S. 257 – 279.)

[38] Ärztliche Wochenschrift 10, 1955, Springer-Verlag Berlin, S. 114.

[39] Lesky Erna: Die Phosphornekrose, klassisches Beispiel einer Berufskrankheit, Sonderabdruck aus Wiener klinische Wochenschrift, 78. Jg. (1966), Nr. 37, S. 10.

[40] Teleky Ludwig: Geschichtliches, Biographisches, Autobiographisches, Ärztliche Wochenschrift, 10, 1955, 112-116, Springer-Verlag, S. 113.

Berufskrankheit" wies sie darauf hin, dass auf österreichischem Boden schon seit über vierhundert Jahren viele Beziehungen zur Arbeitsmedizin zu beobachten waren. Als erster war wohl Paracelsus[41] zu nennen, dessen Beschreibung „Von der Bergsucht oder Bergkrankheiten"[42] von Lesky als „erstes Lehrbuch über Berufskrankheiten" in der Geschichte der Medizin bezeichnet wurde. Darin berichtete Paracelsus über seine Erfahrungen in den Bergwerken und Hüttenbetrieben der österreichischen Alpen.

Zweifelsohne bedeutete die Einführung von Gewerbeinspektoren in Österreich im Jahre 1883 nach dem Vorbild Englands und Deutschlands einen Fortschritt. Denn sie beschäftigten sich in besonderer Weise mit der Überwachung der Zündholzfabriken. In den Phosphorverordnungen von England und Deutschland wurden eine mechanisch betriebene Ventilation und die Absaugung der Phosphordämpfe direkt vom Arbeitsplatz verlangt. Und außerdem wurden in diesen Ländern die Fabriksärzte behördlicherseits eingesetzt. Nach der österreichischen Verordnung von 1885 blieb deren Ernennung jedoch den Eigentümern, den „Fabriksherrn", vorbehalten. Dies war eine Unzulänglichkeit, denn die Gewerbeinspektoren galten nur als „beaufsichtigende, berichtende und beratende Fachorgane", deren Anregungen und Anordnungen nicht bindend waren, sondern nur freiwillig befolgt wurden. [43]

In vielen Ländern waren bereits die Herstellung und der Vertrieb von Weißphosphorzündern gesetzlich verboten, nachdem es schon 1854 gelungen war, die sogenannten schwedischen Sicherheitszünder mit dem ungiftigen roten Phosphor herzustellen. Dänemark sprach das Verbot 1874, die Schweiz 1898, die Niederlande 1901 und Deutschland 1903 mit Wirkung vom 1. Jänner 1907 aus. [44]

Ludwig Teleky prangerte die Situation in Österreich im Jahre 1907 an: „Nirgends war die Verordnung des Jahres 1885 auch nur in ihren wichtigsten Forderungen zur vollen Durchführung gelangt"[45] und „Österreich gehört zu jenen Ländern, in denen die Nekrose noch weiter ihre Verheerungen anrichtet: Gerade bei uns scheint man den Gedanken an ein Weißphosphorverbot noch nicht ernsthaft nahegetreten zu sein."[46]

---

[41] Beiname des Arztes und Philosophen Theophrastus Bombastus von Hohenheim, 1494 - 1541

[42] Buess H.,: Geschichte der Erforschung der Berufskrankheiten. In Handbuch der gesamten Arbeitsmedizin. Berlin,1961, Bd. 2, S. 17.

[43] Lesky Erna: Die Phosphornekrose, klassisches Beispiel einer Berufskrankheit, Sonderabdruck aus Wiener klinische Wochenschrift, 78. Jg. (1966), Nr. 37, S.601-604, S.9.

[44] Ebenda, S.10.

[45] Schriften der österreichischen Gesellschaft für Arbeitsschutz, 12, 1907, S.110.

[46] Ebenda, S. IV.

Victor Adler[47] stellte ein Jahr später, im Juni 1908, im Abgeordnetenhaus einen Antrag mit dem Verlangen, die Verarbeitung des ungemein gefährlichen weißen Phosphors zu verbieten.[48] Mit Gesetz vom 13. Juli 1909 mit Wirksamkeit vom 1. Jänner 1912 wurde endlich die Verwendung dieser giftigen Substanz in Österreich verboten.[49] Dadurch konnte diese entsetzliche berufsbedingte Erkrankung, nämlich die Phosphornekrose, ausgemerzt werden. Leider gab es vor dem gesetzlichen Verbot auch viele Vergiftungen und sogar Todesfälle mit dieser Substanz, weil Weißphosphorzünder als Abortiva, aber auch zum Selbstmord verwendet wurden. [50]

Es war ein wesentliches Verdienst der Tätigkeit des Vorkämpfers der Arbeitsmedizin, des Arztes für Berufskrankheiten und Sozialmediziners Ludwig Teleky, das Weißphosphorverbot erreicht zu haben.

Im Jahre 1905 erhielt Teleky als erster und einziger Facharzt für Berufskrankheiten eine Stelle beim Wiener Krankenkassenverband. Seitdem wurden ihm alle Fälle von Berufserkrankungen mit Ausnahme der Hautkrankheiten zur Begutachtung und Behandlung überwiesen. Viktor Adler hatte schon vorher Ludwig Teleky die Möglichkeit eröffnet, streikende Arbeiter zu untersuchen.[51] Die Gewerkschaften boten ihm und anderen Ärzten die Gelegenheit, verschiedene Berufsgruppen wie Kohlenablader, Perlmutterdrechsler und andere während des Streiks zu untersuchen und ihre Arbeitsverhältnisse zu studieren. [52]

3.5 „Morbus Viennensis"

Neben diesen Tätigkeiten engagierte sich Teleky auch in der Tuberkulosebekämpfung. In Deutschland, aber auch in Frankreich vollzog sich damals in den ersten Jahren des 20. Jahrhunderts eine Wandlung in Prophylaxe und Therapie von der Heilstättenbehandlung zur erweiterten Tätigkeit in Fürsorgestellen. Es entstand eine Bewegung für die Errichtung von Tuberkulose-Fürsorgestellen. Teleky setzte sich besonders für eine Hinwendung von der privaten Wohltätigkeit, von privaten Humanitätsaktivitäten[53] zu einer gezielt

---

[47] 1852 – 1918. Sozialdemokratischer Abgeordneter seit 1905

[48] Magaziner Alfred, „ Adlers Hausarzt", Arbeiter-Zeitung, 28.4.1979, S. 3

[49] Österreichisches Sanitätswesen, 21 (1909), S-. 345 f.

[50] Lesky Erna: Die Phosphornekrose, klassisches Beispiel einer Berufskrankheit, S.11.

[51] Hubenstorf Michael in Sozialmedizin, Menschenökonomie, Volksgesundheit. In Aufbruch und Untergang, Österreichische Kultur zwischen 1918 und 1938, Hrsg. Kadrnoska Franz, Europaverlag Wien München Zürich, 1981

[52] Teleky Ludwig: Geschichtliches, Biographisches, Autobiographisches, S. 114.

[53] Im Nachschlagebuch des Armen-Departments der Stadt Wien im Jahre 1900 werden immerhin 58o „Wohltätigkeits-Vereine der k. k. Reichshaupt- und Residenzstadt Wien" angeführt.

gesteuerten Fürsorge ein. Diese sollte nach seinem Dafürhalten eine absolute Pflicht von Staat und Gesellschaft sein. In dieser Ära des Wandels hat Teleky sich dazu bekannt und es mit nachstehenden Worten formuliert: „... aus der Pflicht des Reichen, Almosen zu geben, ist das Recht der Armen auf Schutz ihrer Gesundheit ... geworden, aus den in religiöser Stimmung gegebenen Almosen das wohlausgebaute System staatlicher Fürsorge."[54]

Teleky war der Motor dieser Reformbewegung der Bekämpfung von Tuberkulose und folgerichtig auch der Initiator der Gründung des „Österreichischen Zentralkomitees zur Bekämpfung der Tuberkulose" im Jahre 1911. Als dessen Schriftleiter setzte er sich für den Ausbau des Fürsorgewesens ein, organisierte jährlich einen „Österreichischen Tuberkulosetag" mit wissenschaftlichen Vorträgen und eine jährliche Tagung der Fürsorgerinnen. Zusätzlich redigierte er ab 1917 das monatlich erscheinende „Tuberkulosefürsorgeblatt."[55] Aber erst am 2. Jänner 1917 erging ein Ministerial-Erlass, Tuberkulose-Fürsorgestellen zu errichten.

Die Tuberkulose war ja im 20. Jahrhundert besonders in der Zeit des Ersten Weltkrieges und danach eine Geißel, vorwiegend in Wien. Dies führte zu der traurigen und demaskierenden Bezeichnung als „Morbus Viennensis." In der Gründerzeit ist jeder vierte Wiener an Tuberkulose gestorben, im Jahre 1913 hat es nur jeden fünften getroffen, aber während des Ersten Weltkrieges nahm die Sterblichkeitsrate dieser Erkrankung wieder rasant zu und 1919 sind wieder 25% der Wiener Bevölkerung an der Seuche zu Grunde gegangen.

Zur Veranschaulichung kann man die Tuberkulosesterblichkeits-Tabelle von Wien heranziehen. 1914 betrug die Zahl der Todesfälle 6223, ein Jahr danach 7816 und erreichte 1919 die katastrophale Höhe von 9809. Diese Zahlen betrafen wohlgemerkt nur die Zivilpersonen, welche im Kriege in Wien verblieben sind. Hinzu kamen noch diejenigen Soldaten, welche während des Kriegsdienstes der Tuberkulose erlegen sind; deren Zahl ist nicht bekannt, war aber zweifelsohne beträchtlich.[56] Zur weiteren Illustration sei bemerkt, dass infolge der exorbitant zahlreichen Krankheitsfälle etwa 40 – 50% der Betten aller medizinischen Abteilungen Wiens mit Tuberkulosekranken belegt waren.

---

[54] Lesky Erna, Meilensteine der Wiener Medizin, S.166
[55] Teleky Ludwig: Geschichtliches, Biographisches, Autobiographisches, S. 114.
[56] Tandler Julius, Das Volksgesundheitsamt in der Zeit von Mitte Mai 1919 bis Mitte Mai 1920, S. 12 – 13.

3.6   Die Schularztfrage

Ein ganz anderes Anliegen Ludwig Telekys, dem er oft recht aggressive Publikationen gewidmet hat, war die Schularztfrage. Er begann in seinen „Ketzerischen Betrachtungen zur Schularztfrage"[57] mit der Erklärung, „dass ich diese Frage für eine Frage der Volkshygiene halte" und er sie daher auch von diesem Gesichtspunkt behandelte. Und er erwähnte, dass ihm Berufskollegen das Recht absprachen, in Fragen der sozialen Medizin und Hygiene eine Meinung zu äußern, weil er in Standesfragen nicht ihrer Ansicht war. In oft sehr kämpferischer Weise hat Teleky bereits 1913 für vollbeamtete Schulärzte plädiert. Ihm schwebte dabei anfangs vor, dass „die Behandlung kranker Kinder nicht nur eine Ergänzung, sondern eine Voraussetzung für den vollen Nutzen schulärztlicher Tätigkeit ist."[58]

Teleky erkannte den praktischen Wert der Untersuchung von „Schulrekruten", wie er die in die Volksschule eintretenden Kinder in seiner Publikation für unsere Ohren etwas befremdlich nannte. Bei einer solchen Aufnahmeuntersuchung könnten Leiden entdeckt, Abnormitäten festgestellt, für den Schulbetrieb Ungeeignete ausgeschieden, in Schulen für Schwachsinnige untergebracht oder durch Behandlung schulfähig gemacht werden, u.s.w. Der volle Nutzen dieser Tätigkeit sei seiner Meinung aber erst dann gegeben, wenn der Untersuchung die Behandlung folgt, um das vorhandene Leiden zu beheben, bzw. die Verminderung der Schulfähigkeit nach Möglichkeit zu beseitigen. Teleky beschäftigte sich sehr ins Detail gehend mit dieser Materie und man spürte in seinen Darlegungen, dass ihm das Problem wohl eine Herzensangelegenheit war. Nachstehend eine Kostprobe seiner minutiösen Ausschöpfung dieses Themas:

„Nun ist ja in Wien (nicht so in den meisten anderen Städten und auf dem Lande) theoretisch die Möglichkeit der unentgeltlichen Behandlung unbemittelter Kinder, denen vom Schularzt Behandlung empfohlen worden war, gegeben, aber auch in Wien nur theoretisch. Der Besuch eines unserer Kinderambulatorien kostet Mutter uns Kind einen Vormittag (in vereinzelten Fällen – die meisten Ambulatorien sind ja nur vormittags geöffnet – nur einen Nachmittag); die Mutter versäumt einen halben Tag lang die Möglichkeit, für die übrigen Kinder zu sorgen, versäumt meist die Möglichkeit, das Mittagessen gewohnheitsgemäß zu bereiten, geht sie in Arbeit, so verliert sie einen halben Arbeitstag; - da ist gar nicht zu erwarten, dass die Mutter wegen eines Leidens, das so wenig beunruhigende Erscheinungen macht, dass erst der Schularzt auf die Notwendigkeit einer Behandlung aufmerksam machen muss, ein Ambulatorium

---

[57] Wiener Klinische Wochenschrift 22,(1913), S.894
[58] Teleky Ludwig: Ketzerische Betrachtungen zur Schularztfrage, Wiener Klinische Wochenschrift, 22, 1913, S. 895.

aufsucht und dort das Kind einer eventuell langdauernden Behandlung unterziehen lässt. Ganz abgesehen davon, dass jeder Besuch im Ambulatorium für das Kind meist einen versäumten halben Schultag bedeutet. Wo – wie bei Augenfehlern – zunächst nur ein einmaliger Besuch des Ambulatoriums notwendig ist, müssen der Ordination weitere kostspielige Anschaffungen (Brillen) folgen. "[59]

Die Langatmigkeit und Ausfeilung der Begründung eines Ludwig Teleky interessierenden Problems kam nicht von ungefähr. Sie nahm Bedacht auf die sozialen Hintergründe, auf die Benachteiligung der arbeitenden Mutter. Bei medizinischen Sachthemen bestimmte soziales Denken Telekys Engagement. Er lenkte die Aufmerksamkeit auf Unzulänglichkeiten und Missstände und er trat vehement für deren Beseitigung ein. Darüber hinaus hatte er Visionen, deren Durchführbarkeit oft über die Grenzen des Möglichen hinausgingen, mitunter auch die persönliche Freiheit und eigenständige Handlungen beeinträchtigt haben.

In seinen Publikationen zur Schularztfrage skizzierte Teleky einen umfangreichen Forderungskatalog von notwendigen, erst zu schaffenden Maßnahmen. Er verlangte – im Bewusstsein, dass die Behandlung aller bei Schülern auftretenden Erkrankungen nicht im Schularztsystem erfolgen kann – zunächst die Zuwendung besonderer Fürsorge den Augenleiden und Augenfehlern, den Ohrenleiden und Gehörstörungen. Die Behandlung dieser Erkrankungen und Behebung dieser Leiden schienen ihm vordringlich für den Schulbetrieb. Daher sollten – vorerst, wie er betonte - Schulpolikliniken, in denen Spezialärzte für Augenleiden, für Ohren- und Nasenbehandlung tätig sind und in denen unentgeltliche Abgabe von Augengläsern erfolgt, geschaffen werden.

Schulzahnkliniken und orthopädische Turnkurse, Ferienkolonien, Tageserholungsstätten, Seehospize, Waldschulen u.s.w. schwebten Teleky vor. Resignierend einsichtig bemerkte er, dass solche Visionen in absehbarer Zeit zu verwirklichen ganz unmöglich sei; vor allem aber nicht in einem solchen Umfang, um sie der großen Masse der Bedürftigen zukommen zu lassen.

In diesem Zusammenhang verwendete Ludwig Teleky den Begriff „Behandlungsschularzt". So etwas gab es damals in einigen deutschen Städten, welche Behandlungsmöglichkeiten für ihre Schulkinder geschaffen haben.[60] In weiterer Folge entwickelte er die Idee eines sogenannten „Gesundheitsscheines", in dem Körperfehler, Krankheiten und Krankheitsanlagen vermerkt werden sollten, ebenso wie Behandlungserfolge und Änderungen dieser Zustände. Von

---

[59] wie oben, S.895
[60] Köln, Hamburg, Fürth, Breslau, Bonn, Bromberg, Potsdam, Karlsruhe, Charlottenburg und andere Städte.

Bedeutung war dies seiner Ansicht nach für den Schüler vor dem Schritt ins Erwerbsleben. Es gipfelte in seiner These: „Die Berufswahl der aus der Schule zu Entlassenden muss organisiert werden."[61]

In allen Verästelungen der Detailproblematik spürt man aber den unbeugsamen Willen Ludwig Telekys, den Schulkindern in der Gesundheitsvorsorge und in der sozialen Fürsorge der Unbemittelten zu helfen.

Ein unermüdlicher Befürworter der Einführung von Schulärzten war auch Prof. Schattenfroh[62], der bereits 1908 in Verhandlungen mit der „Österreichischen Gesellschaft für Kinderforschung" Leitsätze über die Schularztfrage aufgestellt hatte. Darin ist vor allem die unentgeltliche Behandlung von Kindern unbemittelter Eltern verlangt worden. Punkt 6 lautete:

„Es genügt nicht, dass der Schularzt die Krankheiten der Schulkinder erkenne und dass eine diesbezügliche Verständigung an die Eltern oder Pflegepersonen gelange. Es muss auch unbedingt dafür Vorsorge getroffen werden, dass die Kinder unbemittelter Eltern über deren Wunsch unentgeltlich behandelt werden. Die armenärztliche Organisation, wie sie in den Städten derzeit funktioniert, ist dieser neuen Aufgabe nicht ohne weiteres gewachsen und es müssen besondere Einrichtungen, eine Art von Schulambulatorien oder Schulpolikliniken hiefür ins Leben gerufen werden. Eine zwangsweise Behandlung der Schulkinder bleibt selbstverständlich ebenso ausgeschlossen wie eine schulärztliche Behandlung der Kinder bemittelter Eltern."[63]

Auch der Grazer Ärztekammertag 1912 hat sich des Themas angenommen, diskutiert und das Ergebnis lapidar formuliert: „Der arme Schüler soll an die Klinik gewiesen werden."[64] Allerseits bestand wohl die einhellige Ansicht, dass Behandlung selbstverständlich erforderlich ist, allerdings, wer sie durchführen soll oder darf und vor allem wer sie bezahlen soll, darüber herrschten die gegensätzlichsten Meinungen. In einer Debatte in der Wiener Ärztekammer wurde der sehr harte Standpunkt vertreten, die Schulärzte von der Behandlung auszuschließen. Zweifelsohne war die Sorge vor eventuellen Honorarverlusten der tiefere Grund dieser Haltung. Kompromissbereitschaft zeigte sich nicht und soziales Empfinden war nicht erkennbar. Ein Kammervertreter präzisierte den „Standpunkt der Wiener Kammer" gleich zu Beginn folgendermaßen: „Ich müsste diesen Standpunkt auch dann vertreten, wenn sich in der Enquete die Majorität

[61] Teleky Ludwig, Ketzerische Betrachtungen zur Schularztfrage, S. 896.
[62] Vorstand des Universitätsinstitutes für Hygiene in Wien, hat Ludwig Teleky die Habilitation für das Fach Soziale Medizin ermöglicht
[63] Wiener Klinische Wochenschrift 1913, Nr. 39, S.1578
[64] Teleky Ludwig: Zur Schularztfrage, Wiener Klinische Wochenschrift, 1913, Nr.39, S. 1578.

dagegen ergeben würde, denn die Kammer könnte einen gegenteiligen Standpunkt unter keiner Bedingung zugeben."[65]

---

[65] Zit. Ludwig Teleky in Wiener Klinische Wochenschrift 1913, Nr. 39, S. 1579

4 Anforderungen an die Medizin im Ersten Weltkrieg

4.1 Memorandum über die Heilung sanitärer Kriegsschäden

Sozialwissenschaftliches Interesse und soziales Engagement waren die Triebfeder für Ludwig Teleky, sich auch mit vielen anderen Problemen der Volkswohlfahrt auseinander zu setzen. Der Verwaltungsrat der k. k. Gesellschaft der Ärzte in Wien beauftragte im Frühjahr 1916 mit der Erstellung eines Memorandums über die Heilung der sanitären Kriegsschäden ein Ärztekomitee, und zwar den Anatomen Prof. Dr. Julius Tandler, den Vorstand der II. Universitätsklinik für Haut- und Geschlechtskrankheiten Prof. Dr. Ernst Finger und den Sozialmediziner Dozent Dr. Ludwig Teleky. Die Anregung hiezu bot ein Vortrag Prof. Tandlers am 24. März 1916 in der Gesellschaft der Ärzte mit dem Titel: „Über die Auswirkungen des Krieges in der Bevölkerung."[66] Den betrauten Ärzten wurde die Aufgabe gestellt, Möglichkeiten zu diskutieren, in welcher Art und Weise durch den Krieg verursachte Schäden nach dem Friedensschluss wieder gut gemacht werden könnten. Das Ärztekomitee betonte schon in der Einleitung des Memorandums – immerhin mitten im Ersten Weltkrieg – dass man nach Kriegsende der Volkswohlfahrt einen viel größeren Stellenwert geben müsse als vor dem Krieg. In vielen Belangen, vor allem in der sog. „Krüppelfürsorge" – wie die damals nicht sehr mitfühlende Bezeichnung gelautet hat - sei die staatliche Fürsorge erforderlich. Die private Fürsorge trage nämlich zu sehr den Charakter der Wohltätigkeit und sei zudem unverlässlich.[67]

Das Ärztekomitee der k. k. Gesellschaft der Ärzte in Wien erstellte in diesem Memorandum Leitsätze mit vier Kategorien,[68] und zwar Bekämpfung der Geschlechtskrankheiten, der Tuberkulose, des Alkoholmissbrauches sowie der Säuglings- und Kindersterblichkeit. Dabei wurden detaillierte Vorschläge gemacht, Anregungen gegeben, Fürsorgemaßnahmen aufgezählt sowie umfassende Aufklärung und Belehrung von Gesunden und Kranken gefordert, sinnvollere Behandlungsmaßnahmen und die Errichtung von Heilstätten verlangt. Es wurden sogar Übernahmemöglichkeiten der Therapiekosten diskutiert, spezielle Regelungen über Alkoholabgabe und Alkoholverbote besprochen. Außerdem beschäftigten sich die beauftragten Ärzte mit der Einführung einer Betreuung von Schwangeren und der Unterstützung von Wöchnerinnen, mit der Ausgestaltung und Neuschaffung von Mütterberatungs- und Säuglingsfürsorgestellen in Städten, aber auch auf dem Lande, unter Mitwirkung von Vereinen und Institutionen, welche bisher schon auf diesem Gebiete tätig

---

[66] Tandler Julius, Krieg und Bevölkerung, S. 533.
[67] Die Heilung der sanitären Kriegsschäden, Memorandum herausgegeben von der k. k. Gesellschaft der Ärzte in Wien, Wiener Klinische Wochenschrift, Nr. 29, 1916, S. 913.
[68] Wiener Klinische Wochenschrift, 1916, Nr. 29, S. 912 - 915

waren, Ausweitung der Stillpropaganda und der eventuellen Einführung von Stillprämien. Die Forderung nach Einsetzung von Schulärzten und unentgeltlicher Behandlung unbemittelter Schulkinder mit Hilfe von Schulpolikliniken zeigte deutlich die Handschrift Ludwig Telekys, der ja schon früher sehr in die Schularztfrage involviert war und dabei sehr hartnäckig eine ihm am Herzen liegende Verpflichtung gezeigt hat.

Weitere Vorschläge und Forderungen waren das Verbot, bzw. die Einschränkung der Kinderarbeit, die Wiederinkraftsetzung der für die Kriegszeit aufgehobenen Arbeitsschutzbestimmungen und als ganz wesentlicher Punkt die Schaffung verschiedener Fürsorgemaßnahmen. Folgerichtig wurde von den Verfassern darauf hingewiesen, dass zur Verwirklichung der Vorschläge genügend entsprechend vorgebildete Ärzte, Beamte und Fürsorgeschwestern benötigt würden. Für die spezielle Ausbildung der Ärzte habe die Universität zu sorgen und die Weiterbildung gut geschulter Fürsorgeschwestern wäre im Anschluss an die Pflegeausbildung an den bestehenden Krankenpflegeschulen durchzuführen.[69]

4.2   Krieg und Bevölkerung

Der von Julius Tandler am 24. März 1916 in der Wiener Gesellschaft der Ärzte gehaltene Vortrag „Über die Auswirkungen des Krieges in der Bevölkerung" hat große Beachtung gefunden, Diskussionen ausgelöst und sowohl positive als auch negative Reaktionen bewirkt. Um Missverständnisse, Unklarheiten und unterschiedliche Deutungen klarzustellen, hat Tandler in dem Artikel „Krieg und Bevölkerung" sich um eine Klarstellung seiner Ideen und Vorstellungen bemüht. Da auch der Vorwurf von mangelndem Patriotismus erhoben worden ist, rechtfertige Tandler seinen Standpunkt mitunter mit scharfer Entgegnung: „Die Wahrheit zu sagen, auf Schäden hinzuweisen und Vorschläge zu ihrer Gutmachung zu bringen, ist meines Dafürhaltens patriotisch, wenn auch vielfach nicht im Sinne jener Patrioten, welche an der Verschleierung der Wahrheit und am Verschweigen der Schäden ein kurzsichtiges, aber lebhaftes Interesse haben."[70]

In seinen Ausführungen verwies Tandler auf die quantitativen und qualitativen Kriegsschäden, entwickelte Gedankengänge über deren Folgezustände und befasste sich letztlich mit den Möglichkeiten der Schadensgutmachung und der Notwendigkeit einer staatlich geregelten sozialen Fürsorge.

---

[69] Ebenda, Punkt 8, S.915.
[70] Tandler Julius, Krieg und Bevölkerung, S. 533.

Unter den quantitativen Kriegsschäden verstand er alle durch den Krieg mittelbar und unmittelbar verursachten Todesfälle. Diese betrafen nicht nur an Kriegshandlungen Beteiligte, sondern auch die erhöhte Mortalität der Zivilbevölkerung infolge Kriegsnebenwirkungen wie Krankheiten, verursacht durch Mangelernährung und Seuchen. Hinzu kam noch die gesteigerte Säuglingssterblichkeit im Gefolge der Armut, oftmals mit verursacht durch die Erwerbstätigkeit der Mutter, begünstigt durch mangelnde Aufklärung und geringe soziale Hilfestellung. Unverhältnismäßig viele Todesfälle waren bei unehelichen Kindern zu verzeichnen. Immerhin gab es in Österreich jährlich rund 120.000 uneheliche Geburten.[71] Die Sterbeziffern in diesen Bereichen konnten halbwegs genau erhoben werden. Eine zahlenmäßige Erfassung der qualitativen kriegsbedingten Schäden war aber naturgemäß nicht möglich. Verminderung der Arbeitsfähigkeit, der Lebensqualität und der Lebenserwartung als Folge des Krieges entzogen sich jeglicher Messung.

Qualitative Schäden betrafen alle jene Menschen, welche mittelbar oder unmittelbar durch den Krieg Verletzungen und Erkrankungen erlitten, die zur Invalidität geführt haben, und die nicht abschätzbare Zahl von Herz- und Lungenkranken, von Nierenkranken, Rheumatikern, Nerven- und Geisteskranken. Eine mögliche Schadensgutmachung wäre in diesen Fällen mehr als problematisch und äußerst schwierig, wenn nicht gar unmöglich.

Die während des Krieges bestehende Unterernährung der Bevölkerung führte Tandler auf „die uns ganz plötzlich aufgezwungene Autarkie" zurück, er war allerdings der Ansicht: „Wir sind und bleiben vor der Aushungerung wohl bewahrt."[72] Diese Hoffnung konnte man 1917 vielleicht noch hegen, wenn sie auch mit Kriegsende grausam zerstört worden ist. „Ob aber" – kommentierte Tandler weiter – „der durch die Unterernährung gesetzte Schaden wirklich einer Restitutio ad integrum Platz machen wird, das wissen wir nicht."[73]

Sehr deutlich, aber auch eigenwillig hat sich Tandler auch zur Bevölkerungspolitik mit einer Befürwortung der qualitativen Eugenik[74] geäußert mit der Bemerkung: „Der Krieg .....wirkt auch selektionistisch im Sinne der Erhaltung der Minusvarianten, d. h. er begünstigt außerdem die Erhaltung und Fortpflanzung der Minderwertigen." Die Sterblichkeitsziffer der somatisch Tüchtigeren wurde durch den Krieg gehoben und demnach die

---

[71] Ebenda, S. 556.
[72] Ebenda, S. 547.
[73] Ebenda, S. 547.
[74] Auf Anregungen von Charles Darwin fußende, von Francis Galton begründete Erbgesundheitslehre mit Einflussnahme auf die Zusammensetzung der Bevölkerung.

Fortpflanzungsmöglichkeit der körperlich Untüchtigeren begünstigt.[75] Dadurch sei eine weitergehende Vermehrung der Minusvarianten in der folgenden Generation zu erwarten. Tandler war sich klar darüber, dass Kultur und Humanität die Anwendung spartanischer Mittel verbieten, brachte aber doch zum Ausdruck, „dass die sich fortwährend steigernde Unterstützung der Minusvarianten menschenökonomisch unrichtig und rassenhygienisch falsch" sei.[76]

Eine Möglichkeit zur Schadensgutmachung von Kriegsschäden in der Bevölkerung sah Tandler in der Verbindung von sozialer und medizinischer Hilfeleistung. Seiner Ansicht nach sei dies die Aufgabe einer vernünftigen, staatlich geregelten Fürsorge, daher müsse man die Wohltätigkeit ausschalten und an ihrer Stelle die Fürsorge anwenden. Er veranschaulichte diese seine Position mit der Bemerkung, „der Leierkastenmann als staatlich autorisierter Parasit soll nicht wieder in Erscheinung treten."[77] Tandler entwickelte somit schon während des Ersten Weltkrieges die Idee seiner später als Wiener Stadtrat für das Wohlfahrtswesen durchgeführten umfassenden Fürsorgeeinrichtung.

4.3 Zunahme von Geschlechtskrankheiten und die Frage ihrer Zwangsbehandlung

Die rapide Zunahme der Geschlechtskrankheiten schon in den ersten Jahren des Weltkrieges war erschreckend. Allen mit dieser Problematik befassten Verantwortlichen war die unbedingt notwendige Bekämpfung der venerischen Erkrankungen, dieses tristesten Kapitels im damaligen Gesundheitswesen, ein dringendes Anliegen. Bereits am 17. Mai 1916 hatte bei der Budgetdebatte der Wiener Gemeinderat Medizinalrat Dr. Heinrich Loewenstein darauf hingewiesen, dass die Anzahl der Geschlechtskranken im Heere auf ungefähr 800.000 zu schätzen und angenommen werden musste, dass nach dem Kriege die Grenze von einer Million erreicht werden dürfte[78] - und niemand konnte damals wissen, wie lange der Krieg noch dauern würde, von dem man ein baldiges Ende erwartet hatte.

Leider musste die Ärzteschaft damals zur Kenntnis nehmen, dass die Behandlung einer großen Anzahl geschlechtskranker Frauen und Männer nicht in derjenigen Weise durchgeführt wurde, wie es erstrebenswert war. Wegen des bestehenden

---

[75] Tandler Julius, Krieg und Bevölkerung, S. 548.
[76] Ebenda, S. 559.
[77] Ebenda, S. 557.
[78] Rede des Gemeinderates Medizinalrat Dr. Heinrich Loewenstein, betreffend die Belegung des städtischen Epidemiespitales Triesterstraße mit geschlechtskranken Frauen. Gemeinderatssitzung vom 17. Oktober 1916, Separatabdruck aus dem „Amtsblatt der k. k. Reichshaut- und Residenzstadt Wien", Nr. 84 vom 20. Oktober 1916.

Mangels an Spitälern konnte die Behandlung der venerischen Erkrankungen nicht bis zur Heilung durchgeführt werden. In seiner Rede vor dem Wiener Gemeinderat am 17. Oktober 1916 betonte Loewenstein eindringlich, dass eine nicht vollständig genesene Frau stets eine gewisse Gefahr für die Bevölkerung biete.

Besonders bedauerte er, dass die Polizeiorgane nicht das Verfügungsrecht besaßen, geschlechtskranke Prostituierte zu internieren; denn diese mussten oft in noch ansteckungsfähigem Zustand wegen Platzmangel aus dem Spital entlassen werden. Selbst gegenüber geheimen, sog. „unkontrollierbaren" Prostituierten waren polizeiliche Zwangsmaßnahmen mangelhaft, weil dazu keine gesetzmäßige Handhabe gegeben war. Loewenstein forderte deshalb in seiner Rede von der Regierung energische und zielbewusste Maßnahmen zur Eindämmung der Geschlechtskrankheiten, Maßnahmen, welche nur auf gesetzlichem Wege erfolgen konnten.

Die Gemeinde Wien begann mit einem guten Beispiel. Sie stellte 250 Betten im Epidemiespital in der Triesterstraße (im Bereiche des Kaiser Franz Joseph Spitals) für die Behandlung geschlechtskranker Frauen zur Verfügung. Dies war zwar ein notwendiger und erfreulicher Anfang zur Bewältigung dieses sozialmedizinischen Problems, doch wäre eine weit höhere Bettenanzahl hiefür erforderlich gewesen.

Vorausschauend wurde auch die Frage andiskutiert, die für die Behandlung der Heeres-angehörigen errichteten Epidemiebaracken nach dem Kriegsende zur Unterbringung von Geschlechtskranken zu verwenden.[79]

Julius Tandler bezog in der Frage der Geschlechtskrankheiten, welche durch den Krieg vielfach seuchenartigen Charakter angenommen haben, den Standpunkt, dass „die Seuchenbehandlung aber meist Zwangsbehandlung in sich schließe."[80] Wenn eine solche Zwangsbehandlung auch auf enorme Schwierigkeiten stoße, müssten Mittel und Wege gefunden werden, sie zu überwinden, um eine ordnungsgemäße Behandlung der geschlechtskranken Personen zu ermöglichen und damit eine Weiterverbreitung dieser Erkrankungen möglichst zu verhindern. Tandler gab zu, dass ihm das immer wieder angeführte „Argument der Wahrung der persönlichen Freiheit" schon früher „nicht geläufig" war und in der Kriegszeit mit großen Einbußen an Leben und Gesundheit diese Art von persönlicher Freiheit unbegreiflich erschien. Er veranschaulichte seine Meinung mit dem Satz: „So wenig in einem Staate Leben eine Privatsache ist, so wenig ist Gesundheit eine solche." Im Übrigen seien die Zwangsmaßnahmen auch für die Vorbeugung,

---

[79] Ebenda.
[80] Tandler Julius: Krieg und Bevölkerung, S. 558.

also die Impfung gegen Blattern und die Immunisierung gegen andere Infektionen anzuwenden.[81]

Am Ende seiner Ausführungen in dieser Problematik gab Tandler der Hoffnung Ausdruck, dass dieser Krieg „der zukünftigen Generation die unumgängliche Notwendigkeit sozial gerechter und ökonomisch vernünftiger Organisation" einprägen möge, denn „dann folgt vielleicht auf den Homo politicus et bellicosus der Homo socialis et oeconomicus, eine höhere Stufe in der Entwicklung zum Homo sapiens."[82]

Der Weltkrieg erbrachte für die Medizin im weitesten Sinne vorher ungeahnte Anforderungen und Zwänge nicht nur in therapeutischen Belangen. Vor allem hinsichtlich notwendig gewordener fürsorgerischer Maßnahmen, kriegsbedingter sozialer Probleme ergaben sich völlig neue Aufgabenstellungen. Wiedereingliederung von Verwundeten, Versehrten und Kranken, Hilfe für Hinterbliebene und vieles andere mehr musste und sollte von der Medizin und hier im besonderen Maße von der Sozialmedizin bewältigt werden. Der durch den Krieg hervorgerufene gewaltige Einbruch in die Strukturen des Gesundheitssystems, welches ja im Wesentlichen auf Friedenszeiten ausgerichtet gewesen ist, hat aber auch Unzulänglichkeiten in Administration und Organisation aufgezeigt. Es schien immer mehr vorausschauend und sozialmedizinisch denkenden Ärzten die Notwendigkeit geboten, den geänderten Verhältnissen und Gegebenheiten entsprechend Maßnahmen zu setzen.

4.4   Julius Tandlers Audienz bei Kaiser Karl I.

Einige Professoren der Medizinischen Fakultäten der Universitäten Wien und Budapest haben die Initiative ergriffen und Vorschläge zur Mängelbehebung, Strukturanpassung und Organisationsreform erbracht. Ansprechpartner waren das Kriegsministerium und letztendlich der Kaiser selbst. Als Sprecher und Bevollmächtigter wurde der Dekan der Wiener Medizinischen Fakultät, der Universitätsprofessor für Anatomie Dr. Julius Tandler auserwählt. In einem Gedächtnisprotokoll, angelegt nach einer Audienz bei Kaiser Karl am 29. Jänner 1917, schildert Tandler sehr anschaulich und penibel, wie er in der Villa des Kaisers in Baden bei Wien empfangen worden ist.[83] Im Verlaufe der Unterredung berichtete Prof. Tandler dem Kaiser zunächst von den Vorstellungen des Professorenkollegiums über die militärärztlichen Akademien. Verbesserungen, Reformen und Fortbildung wurden dabei einvernehmlich besprochen. Über das

---

[81] Ebenda, S. 558 – 559.
[82] Ebenda, S.560.
[83] Gisel Alfred, Julius Tandlers Beitrag zur Schaffung eins österreichischen Gesundheitsministeriums, „Die Zukunft", Jg. 1972, H. 7 – 8, S. 23 - 25

weitere sehr offene Gespräch, ärztliche Probleme im Krieg betreffend, notierte Tandler im Gedächtnisprotokoll:

„Wir kommen nun auf die Frage der Leistungen der Ärzte in diesem Kriege zu sprechen. Ich bin bestrebt, dieselben im günstigsten Lichte erscheinen zu lassen. Das Gespräch gelangt zur Frage der Invalidität und anderer Kriegsfolgen. Ich teile Majestät mit, dass ich mich mit dieser Frage beschäftigt habe, ...dass man mir die Nennung von Verlustziffern als unpatriotisch übel genommen habe. "
„Bei der Besprechung der Invalidenversorgung fragt mich der Kaiser, für wie groß ich die Zahl der Invaliden ansehe. Ich antworte: „circa dreimal so groß als die Zahl der Toten, " worauf er bestürzt ist. "[84]

Bemerkenswert erschien, dass Tandler in dieser Audienz dem Kaiser gegenüber nach eigener Angabe seine sozialdemokratische Ideologie bekannte und in diesem Zusammenhang betonte, „dass Fürsorge vor allem eine ärztliche Angelegenheit" sei. In weiterer Folge vertrat er die These, dass die gegenwärtige Handhabung des Wohltätigkeitssystems direkt schädlich sei. Kaiser Karl hingegen trat für die Wohltätigkeit ein, worauf Tandler replizierte, dass sie nur unter der Kontrolle des Staates geduldet werden könne.[85]

Zu erwähnen ist auch die Bemerkung des wohl sicher nicht monarchistisch gesinnten Prof. Tandler, dass der Kaiser „während der ganzen Unterredung mit Aufmerksamkeit gefolgt und äußerst lebhaft mitgearbeitet" habe. Das gute Gesprächsklima mit dem Monarchen nutzend, empfahl Tandler die notwendige Gründung eines Sanitätsministeriums. Diesem Vorschlag stimmte Kaiser Karl sofort zu, machte sich Notizen und sagte: „Sie haben vollkommen recht, ich werde sofort mit dem Ministerpräsidenten[86] sprechen ..."

Es erstaunt beim Lesen des Gedächtnisprotokolls Prof. Tandlers, mit welcher Offenheit und Unkompliziertheit diese Audienz abgelaufen ist. Man gewinnt den Eindruck einer beinahe amical verlaufenen nüchternen Arbeitsbesprechung, welche schließlich durch Tandlers Bekenntnis zu seiner sozialdemokratischen Einstellung sogar einen politischen Akzent erhalten hat. Zum Thema Verwaltung und Verantwortung sagte Prof. Tandler:

---

[84] Geschrieben auf 6 Blättern Konzeptpapier, 262 Zeilen maschingeschrieben mit handschriftlichen Korrekturen. Herrn Prof. Dr. Alfred Gisel von privater Seite zur Verfügung gestellt.
[85] Gisel Alfred: Julius Tandlers Beitrag zur Schaffung eines österreichischen Gesundheitsministeriums. „Die Zukunft", Jg. 1972, H. 7-8, S. 24.
[86] Heinrich Graf Clam-Martinic, 1863 - 1932

„Majestät, ich fühle mich verpflichtet, folgendes zu sagen: Ich bin ein Mann von streng demokratischer Gesinnung und stehe in dieser Gesinnung am sozialistischen Flügel, dementsprechend erwarte ich alles von der Organisation, deren Wichtigkeit dieser Krieg gezeigt hat." Und der Kaiser antwortete: „Ich bin der Meinung, dass der zukünftige Staat sich viel mehr der sozialistischen Form wird nähern müssen." [87]

Stünde dieser Satz Kaiser Karls nicht in dem von Julius Tandler unmittelbar nach seiner Audienz beim Monarchen angelegten Gedächtnisprotokoll, könnte er vielleicht als wenig glaubwürdig empfunden werden. Denn so manche erst viel später niedergeschriebene Erinnerung ist mitunter einer unbewussten Verschmelzung mit dem eigenen Wunschdenken anheim gefallen.

Jedenfalls veranlasste diese Antwort Prof. Tandler, zum Fragenkomplex Verwaltung und Verantwortung die Einberufung des Parlamentes zu empfehlen. Dabei zeigte er diplomatisches Geschick mit der Anführung dynastischer Gründe. Es schien ihm nicht vorstellbar, dass ein einzelner Mensch die Verantwortung für alles, was in Österreich geschehe, tragen könne. Die Gesamtheit der Parlamentarier solle hiefür einstehen. Der Kaiser stimmte dem zu, reichte Tandler die Hand und sagte: „Sie schreiben mir die Sache von dem Sanitätsministerium ausführlich zusammen und bringen sie mir." Tandler bejahte und versicherte am Ende der Audienz dem Monarchen, dass er seine Überzeugung wahrheitsgetreu wiedergegeben habe. An dieser Überzeugung könne manches falsch sein, aber er trage die volle Verantwortung dafür. Daraufhin umfasste der Kaiser mit beiden Händen Tandlers Rechte und sprach: „Herr Professor, ich weiß das sehr genau, weiß Ihre Überzeugung zu schätzen und danke Ihnen; wenn Sie mir wieder etwas zu sagen haben, kommen Sie ganz ungescheut, ich werde Sie jederzeit hören."[88]

Das waren die wesentlichen Aussagen im Gedächtnisprotokoll Prof. Tandlers. Daneben gab es aber noch etliche, gar nicht so unwesentliche, denn Tandler war ein scharfer und exakter Beobachter, der auch anscheinende Nebensächlichkeiten beschrieb. Die Ankunft mit der „Elektrischen" in Baden, das Warten im Kaffeehaus erwähnte er und bemerkte den am Tor des Kaiserhauses postierten Korporal, den Detektiv im Glasverschlag des Hausflurs und er schilderte in jeder Einzelheit die Zeremonie seines Empfanges. Während des Abschiedsgespräches beobachtete er auch sein Gegenüber und empfand den Kaiser als „einen Menschen, der zuwenig isst und zuwenig schläft." [89]

---

[87] Zit. in: Gisel Alfred, Julius Tandlers Beitrag zur Schaffung eines österreichischen Gesundheitsministeriums, S. 24.
[88] Ebenda, S. 25.
[89] Ebenda, S. 25.

5 Errichtung eines Ministeriums für Volksgesundheit und Soziale Fürsorge

Der Denkanstoß Prof. Tandlers wurde ziemlich rasch verwirklicht. Am 1. Juni 1917 erschien folgendes kaiserliches Handschreiben, welches die Errichtung eines Ministeriums für Volksgesundheit und soziale Fürsorge anordnete:

Lieber Graf Clam-Martinic!

Von dem Wunsche geleitet, den Einbußen an Volkskraft, die der lange während Krieg im Gefolge hat, nach Möglichkeit zu begegnen und eine Zusammenfassung von Staat, Selbstverwaltung und Gesellschaft in dieser Richtung entfalteten Tätigkeit zu sichern, habe ich mich entschlossen, ein Ministerium für Volksgesundheit und soziale Fürsorge zu schaffen. In den Wirkungskreis dieses Ministeriums werden außer den durch den Krieg unmittelbar hervorgerufenen Aufgaben der Bekämpfung der Kriegsseuchen und der sozialen Fürsorge für die Kriegsbeschädigten und für die Hinterbliebenen der Gefallenen, auch jene großen, in untrennbarem Zusammenhang stehenden Angelegenheiten fallen, die sich auf die Volksgesundheit, die über die Vormundschaftspflege hinausgehende Jugendfürsorge, das Wohnungswesen und die Sozialversicherung beziehen.

Ich beauftrage Sie, die erforderlichen Einleitungen zu treffen, den notwendigen Gesetzentwurf vorzubereiten und gewärtige die Erstattung Ihrer Vorschläge.
Laxenburg, am 1. Juni 1917.

Karl m. p.
Clam-Martinic m. p.[90]

Damit wurde die Schaffung nur eines Ministeriums angeordnet, für dessen Wirkungskreis eine zweifache Aufgabe gestellt wurde, welche, wie es ausdrücklich hieß, in „untrennbarem Zusammenhang" miteinander stehen. Doch in den folgenden Wochen war es zu wesentlichen und einschneidenden Änderungen gekommen. Anstatt eines wurden nämlich doch zwei Ministerien geschaffen.

Das „Allerhöchste Handschreiben" vom 30. August 1917 schuf nämlich nun ein eigenes Ministerium für Volksgesundheit und ein eigenes Ministerium für soziale Fürsorge. In der Sitzung des Herrenhauses bedauerte Hofrat Prof. Dr. Anton Weichselbaum, „dass die beiden Zweige der Staatsverwaltung

---

[90] In: Separatabdruck aus der Wiener klinischen Wochenschrift 1917, Nr. 24, Bemerkungen von Ludwig Teleky, Ein Ministerium für Volksgesundheit und soziale Fürsorge.

auseinandergerissen wurden, vielleicht nicht so sehr aus sachlichen, als vielmehr aus politischen Momenten, die ja leider bei uns in so viele unpolitische Angelegenheiten hineingetragen werden." Das Sitzungsprotokoll vermerkte Zustimmung.[91]

Prof. Weichselbaum stellte für das Ministerium für Volksgesundheit noch vor dessen Errichtung die „Kardinalforderung" auf, „dass das genannte Ministerium das gesamte Sanitätswesen zu umfassen habe." „ Diese Forderung ist eigentlich so selbstverständlich," wetterte er, „dass man eine Begründung derselben für überflüssig halten könnte. Es wird doch niemand beispielsweise eine Begründung dafür verlangen, dass das Finanzministerium das ganze Finanzwesen, das Justizministerium das ganze Justizwesen zu umfassen habe."[92]

Als weitere „unerlässliche Forderung" hinsichtlich der Organisation des Ministeriums für Volksgesundheit postulierte Weichselbaum in sehr bestimmter und kämpferischer Weise, „dass die rein oder vorwiegend sanitären Agenden desselben ausschließlich ärztlichen Fachmännern zur Bearbeitung und Erledigung zugewiesen werden."[93]

Bereits am 1. Oktober 1917 erhob Weichselbaum im Tuberkulose-Fürsorgeblatt in einer Stellungnahme zum neuen „Ministerium für Volksgesundheit" und zur Reform des Sanitätswesens die vorausblickende sozialmedizinische Forderung nach der Schaffung eines Sozialversicherungsgesetzes. Eines Gesetzes, welches das ganze große Gebiet der sozialen Fürsorge, nämlich die Kranken-, Unfall-, Alters- und Invaliditätsversicherung für Angestellte, die Privatversicherung, den Mutter-, Säuglings- und Kinderschutz und die gesamte Jugendfürsorge einschließlich der Kriegsinvaliden-, Kriegerwitwen- und Kriegerwaisenfürsorge usw. zu umfassen habe. Ausserdem verlangte er als Notwendigkeit ein Gesetz über das Wohnungswesen und die Bodenreform, sofern das Sozialversicherungsgesetz diese beiden Punkte nicht berücksichtige.[94]

Am 7. Oktober 1917 wurde das neue „Ministerium für soziale Fürsorge" errichtet und als Leiter Dr. Viktor Mataja[95] berufen. Nach seinem Rücktritt am 27. Oktober 1918 betreute bis zum Ende der Monarchie Dr. Ignaz Seipel als

---

[91] Sitzungsprotokoll des Herrenhauses, 18. Sitzung der XXII. Session am 29. Oktober 1917, S. 468.
[92] Ebenda.
[93] Ebenda, S. 469.
[94] Weichselbaum Anton: Das neue Ministerium für Volksgesundheit und die Reform unseres Sanitätswesens, Tuberkulose-Fürsorgeblatt des Österreichischen Zentralkomitees zur Bekämpfung der Tuberkulose, 1. Jg., Nr. 3, 1917, S. 28.
[95] 1857 – 1934, Volkswirtschaftler und Sozialpolitiker

Ressortchef das Ministerium. Die Bildung des „Ministeriums für Volksgesundheit" wurde durch kaiserliche Entschließung vom 24. November 1917 verfügt. Zum Minister wurde Dr. Johannes Horbaczewski bestellt, gebürtiger Ruthene, Mitglied des Obersten Sanitätsrates und gewesener Professor für Chemie an der tschechischen Universität Prag.[96]

In der Vollsitzung des Herrenhauses am 16. Juli 1918 nahm Minister Horbaczewski zum Wirkungskreis des Ministeriums Stellung. In den Vordergrund seiner Überlegungen stellte er „die Abwehr der großen gesundheitlichen Kriegsschäden, die Sorge um die Bekämpfung der so überhandnehmenden Volkskrankheiten, zumal der Tuberkulose und der Geschlechtskrank- heiten, die Sorge um die gesundheitliche Jugendfürsorge und Kriegsbeschädigtenfürsorge, um die Wiederherstellung und Erneuerung unserer Volksgesundheit überhaupt...". Die endliche Schaffung des Ministeriums trotz verschiedener Einwände begrüßte Horbaczewski, doch bemerkte er in klarer Erkenntnis der Realität, dass leider „ja die Errichtung des Ministeriums für Volksgesundheit erst der Grundstein und noch lange nicht der Schlussstein des so dringenden Ausbaues der öffentlichen Gesundheitspflege" sei.[97]

Ein Sanitätsministerium mit einem Arzt an der Spitze war die Forderung weiter ärztlicher Kreise gewesen ebenso wie die Zusammenfassung des gesamten Sanitätswesens in einer Zentralstelle. Dies sei nicht erreicht worden, bedauerte Doz. Dr. Ludwig Teleky resignierend. Man wagte es nicht, die Kompetenzen einzelner Ministerien einzuschränken und durch die Schaffung zweier neuer Ministerien wurde der Verwaltungsapparat in unnötiger Weise kompliziert. Teleky führte an, dass die Mütter-, Säuglings- und Kleinkinderfürsorge in sozialer und rechtlicher Beziehung zum Ministerium für soziale Fürsorge und in medizinischen Angelegenheiten zum Ministerium für Volksgesundheit gehörte und zeigte noch weitere ungereimte Kompetenzteilungen auf.

Schließlich nahm er auch noch Stellung zur Frage, ob ein Arzt an der Spitze eines Sanitätsministeriums stehen solle. Wirkliche Fachleute, meinte er, sollte man gar nicht der Gefahr einer kurzen Ministerschaft aussetzen. Vernünftiger wäre es, sie zu Leitern großer Sektionen zu bestellen. Seine Ansicht gegen die Zweckmäßigkeit ärztlicher Minister schilderte er mit dem nachstehenden Satz: „Ich würde es als einen erstrebenswerten Zustand ansehen, wenn der ordentliche öffentliche Professor mit der Erreichung dieser akademischen Würde das Höchste erreicht hätte, was er zu erreichen vermag."[98] Prof. Dr. Julius Tandler war

---

[96] Sablik Karl, Julius Tandler, Mediziner und Sozialreformer, Wien, 1983, S. 148
[97] Sitzungsprotokoll des Herrenhauses, 33. Sitzung der XXII. Session am 16. Juli 1918, S. 995.
[98] Teleky Ludwig: Das Ministerium für Volksgesundheit und das Ministerium für soziale Fürsorge, Wiener Klinische Wochenschrift, 1918, Nr. 16, S. 448 - 450

wiederholt im Gespräch für den Ministerposten. Ob Teleky mit seiner Bemerkung an ihn gedacht haben könnte, muss man dahingestellt sein lassen. Denn das ursprünglich sehr gute Verhältnis zwischen Teleky und Tandler hatte sich verschlechtert. Prof. Dr. Julius v. Hochenegg, Nachfolger Theodor Billroths als Vorstand der II. chirurgischen Klinik, vertrat zunächst ebenfalls den Standpunkt, nicht zwei neue Ministerien für ein Gebiet zu schaffen, das eigentlich ein organisatorisches Ganzes darstellt. Er wolle nicht annehmen, dass diese Zweiteilung mehr politischen als sachlichen Erwägungen entsprang, sagte er in der Sitzung des Herrenhauses am 17. Juli 1918[99]. Doch fand er sich schließlich mit der nicht abzuändernden Tatsache zweier Ministerien ab und führte die Wichtigkeit der Volksgesundheit als Argument für die Zweiteilung an.

Den beiden Ministerien war keine lange Dauer ihres Bestandes beschieden. Der Zerfall der österreichisch-ungarischen Monarchie hatte zu ihrer Auflösung geführt. Zunächst änderte die provisorische Nationalversammlung am 30. Oktober 1918 nur die Bezeichnungen. Aus dem Ministerium für Volksgesundheit wurde das gleichnamige Staatsamt mit dem bisherigen Sektionschef Dr. Ignaz Kaup als Staatssekretär. Der sozialdemokratische Abgeordnete Ferdinand Hanusch wurde mit der Leitung des Staatsamtes für soziale Fürsorge betraut. Durch Beschluss der konstitutionellen Nationalversammlung vom 14. März 1919 wurden sodann die beiden bisherigen Staatsämter für soziale Fürsorge und für Volksgesundheit unter Einbeziehung des am 30. Oktober 1918 neugeschaffenen Staatsamtes für Volksernährung zum Staatsamt für soziale Verwaltung zusammengefasst. Zum Leiter wurde Ferdinand Hanusch bestellt. Am 1. Oktober 1919 schließlich wurde dieses Staatsamt in das Bundesministerium für soziale Verwaltung umgewandelt unter Beibehaltung seines bisherigen Aufgabenbereiches.[100]

---

[99] Hochenegg Julius von: Das Ministerium für Volksgesundheit, Wiener Medizinische Wochenschrift, Nr. 3o, 1918, S. 1334
[100] Sablik Karl, S. 151

6 Heilpädagogik, eine spezielle und eigenständige Form der Sozialmedizin

Als eine der hervorragendsten und eigenständigsten sozialmedizinischen Schöpfungen, welche ihren Ursprung in Wien hatten, kann mit Fug und Recht die Heilpädagogik angesehen werden. Sie wurde von Prof. Dr. Erwin Lazar nicht nur als ein ganz spezieller Bereich der Kinderheilkunde, sondern vielmehr auch als einzigartig dastehende und sehr singuläre interdisziplinäre Wissenschaft verstanden. Dieses Gebiet zwischen Pädiatrie, Pädagogik, Fürsorge und psychologischer Hilfestellung für Kinder und Jugendliche hat er zu einer hervorragenden Institution auf- und ausgebaut. Die Idee der Heilpädagogik wurde von Erwin Lazar in sehr ambitionierter Weise mit seiner wissenschaftlichen Arbeit in die Welt getragen.

Frau Prof. Dr. Erna Lesky wies in dankenswerter Weise in ihrem Buch „Meilensteine der Wiener Medizin" darauf hin, dass Wien im Umgang mit behinderten und verhaltensgestörten Kindern auf eine jahrzehntelange Tradition zurückblicken konnte. Denn schon im Jahre 1857 gründeten in Liesing bei Wien Jan Daniel Georgens und Heinrich Marius Deinhardt die Heilpflege- und Erziehungsanstalt Levana „für geistes- und körperschwache Kinder". Und es ist viel zu wenig bekannt, dass der Begriff „Heilpädagogik" von diesen beiden Männern geprägt worden ist.[101]

6.1 Schöpfer der wissenschaftlichen Heilpädagogik, Professor Dr. Erwin Lazar

Erwin Lazar war Arzt und universell gebildeter Gelehrter. Geboren am 7. Jänner 1877 in Wien, erfuhr er hier seine Schulbildung, maturierte am Schottengymnasium und wurde 1901 an der Wiener Universität zum Doktor der Medizin promoviert. Er blieb dieser Stadt und der Universität mit seiner ärztlichen Tätigkeit und seiner wissenschaftlichen Arbeit treu und verbunden. Sein Interesse, seine Liebe, seine Zuwendung und seine Sorge bzw. Fürsorge galt den Kindern, die auf der Schattenseite des Lebens standen.

Der Vorstand der Universitätskinderklinik, Prof. Dr. Franz Hamburger, beschrieb Erwin Lazar als einen Gelehrten und Arzt von außerordentlich vielseitiger Vorbildung, dessen Wissen nicht oberflächlich, sondern tiefgründig war. Lazar war ein Mann, der als Wissenschaftler eigene originelle Wege ging und „der von

---

[101] Lesky Erna: Meilensteine der Wiener Medizin, S. 200.

den beiden höchsten Eigenschaften des Arztes sehr viel in sich hatte, nämlich von kluger Objektivität und von starkem Helferdrang".[102]

Nach seiner Promotion arbeitete Lazar unter Prof. Dr. Theodor Escherich an der Wiener Universitäts-Kinderklinik, der damals führenden Institution der Welt auf dem Gebiet der Kinderheilkunde.[103] Seine psychiatrische Ausbildung erfuhr er bei Prof. Dr. Julius Wagner von Jauregg. Entscheidend für seinen beruflichen Lebensweg, der für ihn zur Berufung geworden ist, war seine ehrenamtliche Mitarbeit als Kinderarzt beim „Pestalozzi-Verein[104] zum Schutz verwahrloster und misshandelter Kinder". Gemeinsam mit Prof. Escherich war Erwin Lazar Begründer der Vereinigung. In dieser privaten Institution arbeiteten Männer und Frauen in uneigennütziger Weise zum Wohle der geschädigten Kinder. Sie bemühten sich, mit menschlicher Zuwendung deren Not zu lindern und wenn möglich die psychischen Schäden zu heilen. Diese Menschen hatten erkannt, dass nicht nur rein materielle Not, sondern auch große soziale Spannungen, mitbedingt durch die rapide Technisierung am Beginn des 20. Jahrhunderts, zu mannigfachen Störungen in der Kindesentwicklung, besonders zu schwerer Verwahrlosung geführt hatten. Es gab damals keine Hilfsorganisationen der öffentlichen Hand, nur private Wohltätigkeitsinstitutionen, welche einfach helfen wollten. Dass dies zu wenig war, lag auf der Hand. Aber es war ein Anreiz für Erwin Lazar, bei dieser Organisation als Kinderarzt zu arbeiten, weil ihn die ärztliche Tätigkeit allein in seiner Ordination nicht ausfüllte. Seit 1906 war er maßgebender Mitarbeiter im „Pestalozzi-Verein." Heime und Horte wurden vom Verein betrieben, ambulante Arbeit geleistet, ja sogar logopädische Betreuung durchgeführt und man befasste sich auch mit Jugendgerichtsproblemen .[105]

6.2   Schwachsinnsforschung an den Schulen

1907 betrieb Erwin Lazar Schwachsinnsforschung an der damals einzigen Hilfsschule in Wien 18., Anastasius Grüngasse 10, und erarbeitete Prüfungsmethoden zur Feststellung des kindlichen Schwachsinns. Der Direktor der Erziehungsanstalt in Wien-Grinzing, Dr. Theodor Heller, verwies stolz darauf, dass Wien eine Hilfsschule besitzt, „die als Musteranstalt bezeichnet werden kann und schöne Erfolge aufzuweisen hat."[106] Der Verein „Fürsorge für

---

[102] Hamburger Franz, Prof. Erwin Lazar, Sonderabdruck aus der Wiener klinischen Wochenschrift, 1932, Nr.17.

[103] Damals war die Kinderklinik noch im alten St. Anna Kinderspital untergebracht

[104] Johann Heinrich Pestalozzi, 1746 – 1827, Sozialreformer und Erzieher, geistiger Schöpfer der modernen Volksschule und Initiator einer europäischen Erziehungserneuerung.

[105] Asperger Hans, Heilpädagogik, S. 2.

[106] Heller Theodor: Über Hilfsschulen für Schwachsinnige, in: Der Stand der Schularztfrage in Österreich, Wien, 1908, S. 85.

Schwachsinnige" organisierte für die Hilfsschüler die spezialisierte ärztliche Hilfe in der Person von Erwin Lazar.[107] Diese Tätigkeit als Hilfsschularzt führte er ehrenamtlich aus, war überdies an der Schriftleitung der „Heilpädagogischen Schul- und Elternzeitung" beteiligt und hielt Vorträge auf österreichischen Kongressen für Schwachsinnigenfürsorge.

Im Rahmen der „Österreichischen Gesellschaft für Kinderforschung"[108] berichtete Erwin Lazar zum Thema: „Der Stand der Schularztfrage in Österreich" im Jänner 1908 in Wien über die ärztlich-pädagogische Beurteilung geistig abnormer Schulkinder. Durch die Bemühungen des Vereins „Fürsorge für Schwachsinnige und Epileptische" wurde im Mai 1907 eine bemerkenswerte sozialmedizinische Institution ins Leben gerufen und zwar die „Ärztlich-pädagogische Auskunftsstelle für geistig abnorme Kinder." Die Aufgabe dieser Institution war es, das „geistige Inventar"[109] der Schulkinder festzustellen und bei erkannten Defekten den Ursachen nachzugehen, „Pathologisches von Normalem zu unterscheiden, rein somatische Einflüsse vom Psycho-Pathologischen zu trennen, kurzum Gebiete zu betreten, in denen die ärztliche, respektive ärztlich-psychiatrische Tätigkeit am Platze ist."[110] Für die ärztlichen Agenden dieser Stelle war Erwin Lazar zuständig und für die pädagogischen Agenden der Bezirksschulrat Schiner.

Die Tätigkeit der „Ärztlich-pädagogischen Auskunftsstelle" gliederte sich in drei Aufgabenbereiche. An erster Stelle stand die ärztliche Untersuchung mit Berücksichtigung von Familiengeschichte, äußeren Verhältnissen, Verhalten des Kindes im Elternhaus und Untersuchung des Körperzustandes, besonders der Sinnesorgane. Als nächstes erfolgte die pädagogische Untersuchung in Gegenwart des Arztes mit Prüfung im Lesen, Rechnen, Untersuchung der Zahlbegriffe usw. Letztlich ergab sich daraus die Ausstellung eines Gutachtens aus der gemeinsamen Überlegung der beiden Untersucher. Darin sollte eine Prognose für die weitere Schulzeit gefunden werden und die Empfehlung für die dem untersuchten Kind zumutbare Art der Schule.

Lazar ging von der Überlegung aus, dass die Schule der erste Ort ist, wo der Verdacht auf geistige Minderwertigkeit auftaucht, da den Angehörigen meist nur

---

[107] Ebenda.

[108] Lazar Erwin: Die ärztlich-pädagogische Beurteilung geistig abnormer Schulkinder, in: Der Stand der Schularztfrage in Österreich. Verhandlungen der „Österreichischen Gesellschaft für Kinderforschung" in Wien unter Vorsitz von Hofrat Prof. Dr. Th. Escherich im Jänner 1908. Bericht der Schriftführer der Gesellschaft Dr. Th. Heller und Dr. Freiherr v. Pirquet, Wien 1908, Moritz Perles, k. u. k. Hofbuchhandlung, S. 85-93.

[109] Ebenda, S. 86.

[110] Ebenda, S. 86.

schwerere geistige Störungen beim Kind auffallen. Leichtere Fälle von Schwachsinn wurden ja häufig erst dadurch erkannt, dass die Kinder Schwierigkeiten hatten, dem normalen Volksschulunterricht zu folgen. Fielen diese Kinder „außerdem durch ihr disziplinwidriges Betragen, durch Unreinlichkeit sowie durch krankhafte Symptome nervöser Art"[111] auf, waren sie für Lehrer und Mitschüler eine störende Belastung. Es war ein Anliegen Lazars, durch exakte Abklärung ungerechtfertigte Abschiebung von Kindern in die Hilfsschule zu vermeiden. Er verwies darauf, dass solche Fälle eine besondere ärztliche und pädagogische Erfahrung erfordern, bei denen Schwachsinn auf irgendeine Weise vorgetäuscht wird wie bei stark physisch und psychisch vernachlässigten Kindern, welche wegen ihrer schlechten Schulerfolge häufig als geistig minderwertig betrachtet wurden. Nur eine eingehende psychiatrische Analyse verhinderte bei einer derartigen Situation eine folgenschwere Fehldiagnose. „Eine der erstaunlichsten Erfolge heilpädagogischer Bemühungen" lag nach Ansicht Theodor Hellers darin, dass es Lazar gelungen war, „die überwiegende Mehrzahl dieser scheinbar ganz unzugänglichen Imbezillen[112] zu disziplinieren und für Erziehung und Unterricht tauglich zu machen."[113]

Außerdem wies Lazar darauf hin, dass häufig Kinder wegen geistiger Rückständigkeit als Folge defekter Sinnesorgane wie Schwachsichtigkeit, Taubheit oder mangelhafter Sprachentwicklung als fälschlich schwachsinnig an die Hilfsschule verwiesen wurden. Besonders tragisch erschien es ihm, wenn ein schweres körperliches Leiden als Hindernis für einen erfolgreichen Unterricht betrachtet wurde: denn hier war eine rein ärztliche Behandlung angezeigt.[114] Auch der Direktor der Erziehungsanstalt Wien-Grinzing wies darauf hin, dass sich bei den Hilfsschülern auffallend häufig Augen- und Ohrenerkrankungen vorfanden. Und die Sinnesdefekte der seh- und hörschwachen Hilfsschüler waren in vielen Fällen als eine der Ursachen geistigen Zurückbleibens anzusehen.[115]

Neben der Behandlung körperlicher Leiden oder Erkrankungen wurde auch eine pädagogische Therapie mit zweckmäßiger Beschäftigung bei schlechten Lernerfolgen infolge neurotischer Störungen vermittelt. Um fortwährend über den Verlauf der vorgeschlagenen Therapie unterrichtet zu sein und eventuell beratend eingreifen zu können, bemühte man sich um einen regelmäßigen Kontakt

---

[111] Ebenda, S. 87.

[112] Imbezillität ist der mittelschwere Grad von angeborenem Schwachsinn.

[113] Heller Theodor: Über Hilfsschulen für Schwachsinnige, in: Der Stand der Schularztfrage in Österreich, Wien, 1908, S. 80.

[114] Lazar Erwin: Die ärztlich – pädagogische Beurteilung geistig abnormer Schulkinder, in: Der Stand der Schularztfrage in Österreich, Wien, 1908, S. 89.

[115] Heller Theodor: Über Hilfsschulen für Schwachsinnige, in: Der Stand der Schularztfrage in Österreich, Wien, 1908, S. 79-80.

zwischen Schule und der ärztlich-pädagogischen Auskunfts-stelle,[116] einer sehr engagierten, heute kaum mehr bekannten sozialmedizinischen Institution mit hoher menschlicher Qualität.

Wichtig und bedeutungsvoll erschien Lazar der Hinweis, dass der Aufbau der ärztlich-pädagogischen Auskunftsstelle getragen sei von dem „Prinzipe der gemeinschaftlichen Arbeit zwischen Pädagogen und Arzt." „Dies ist," betonte er eindringlich, „wohlgemerkt, nicht ein Parallelarbeiten, sondern ein Ineinandergreifen, eine organische Vereinigung beider Faktoren. Nur auf diesem Wege scheint ein gedeihlicher Fortschritt auf dem Gebiete der Heilpädagogik, die sich im erweiterten Sinne auch auf die Schwachbefähigten der Normalschule erstreckt, zu erwarten sein."[117]

6.3   Pädagogisch-psychiatrische Jugendgerichtsarbeit

Bereits 1911 wurde Erwin Lazar als pädagogisch-psychiatrischer Sachverständiger beim Landesgericht für Strafsachen in Wien berufen. Damals begann seine Jugendgerichtsarbeit. Hand in Hand damit interessierte er sich für die Situation in den Besserungsanstalten Wiener Neudorf, Theresienfeld und Eggenburg.[118] Im gleichen Jahr schuf er das „Komitee für Jugendgerichtshilfe."[119]

Gerade bei Gericht und in den Fürsorgeerziehungsanstalten hat sich eine hervorstechende menschliche Seite Erwin Lazars gezeigt wie sonst nirgends, nämlich die des Menschenfreundes. Dabei war er aber keineswegs sentimental. Doch war er der Vorkämpfer für die Abschaffung der Prügelstrafe in den österreichischen Anstalten. Er stellte sich von Anfang an auf den Standpunkt, dass bei Kindern und Jugendlichen nicht Sühne und Strafe, sondern nur Hilfe und Besserung anzuwenden seien. Aus dem Aussehen des zu Untersuchenden, aus der Art seines Auftretens und Benehmens bei Gericht und aus den Angaben des Aktes über sein bisheriges Schicksal   konnte Lazar die Gesamtpersönlichkeit mit Neigungen und Bedürfnissen, mit Fähigkeiten und Gefahren erfassen. Seine geradezu intuitive Fähigkeit ließ ihn mitunter sogar das zukünftige Schicksal des von ihm zu Beurteilenden erkennen.[120]

Sehr intensiv hat sich Lazar mit den Aufgaben der Heilpädagogik beim Jugendgericht beschäftigt und immer wieder hingewiesen auf die Störung des

---

[116] Lazar Erwin: Die ärztlich- pädagogische Beurteilung geistig abnormer Schulkinder, in: Der Stand der Schularztfrage in Österreich, S. 87 – 92.

[117] Ebenda, S. 92 – 93.

[118] Gnam Karl: Professor Erwin Lazar, S. 2.

[119] Hamburger Franz: Prof. Erwin Lazar, S. 2.

[120] Bruck V., Frankl G., Weiss A., Zak V.: Erwin Lazar und sein Wirken, S. 214.

seelischen Gleichgewichtes bei ursprünglich normaler Veranlagung, auf die ungesunden Verhältnisse eines gestörten Familienlebens, auf schwere Schäden der Misshandlung, der Verleitung und der Verwahrlosung. Auch als Sachverständiger bei Gericht war es ihm immer ein großes Anliegen, Bestrafung zu vermeiden und Hilfe anzubieten. Zur Rückfalltäterschaft hat er sich in einem Vortrag des Komitees für Jugendgerichtshilfe sehr engagiert und modern denkend kraftvoll geäußert:

„Dass der Bestrafte...unter der Wucht seines psychischen Traumas das Gleichgewicht für immer verlieren muss, liegt an der Art der bisherigen Behandlung, über die wir hoffentlich in kurzer Zeit als einen mittelalterlichen Blödsinn nur noch werden staunen können. Wenn sich dann noch Rückfälle zeigen, werden wir nach anderen Ursachen zu forschen haben; wir werden sie in den heilbaren Fällen finden, die durch ihre familiäre Konstellation entwurzelt sind und unter den krankhaften, die man ja ganz anders zu behandeln hat. Wenn wir das rechtzeitig erkennen, wenn wir wirklich beim erstenmal ordentlich nachsehen und dem Jugendlichen die Fürsorge zukommen lassen, die er als Mensch und nicht als Krimineller verdient, dann werden wir uns alle Rückfälle ersparen. Das muss natürlich unser letztes Ziel sein.“[121]

Lazars visionäre Gedanken und Ideen entsprangen zweifelsohne seiner tätigen Humanität und seiner engagierten Hilfsbereitschaft. Ob alle Illusionen und Visionen umsetzbar waren, blieb der Beurteilung durch spätere Generationen vorbehalten.

Erwin Lazar hat es auch verstanden, eine Reihe von hervorragenden ärztlichen Mitarbeitern heranzubilden, unter ihnen Dr. Josef Feldner, der seit 1920 mit ihm in gemeinsamer Arbeit verbunden war. Der spätere Ordinarius der Wiener Universitätskinderklinik, Hans Asperger[122], war selbst der Heilpädagogik sehr verbunden und bezeichnete Josef Feldner als seinen in besonderer Weise verehrten Lehrer.[123]

Als langjähriger Mitarbeiter Lazars mit gleicher oder ähnlicher Denkweise konnte Josef Feldner seinen Chef mit bemerkenswerter Präzision und Klarheit beschreiben:

---

[121] Lazar Erwin: Die Aufgaben der Heilpädagogik beim Jugendgericht, S. 8.
[122] Hans Asperger, 1906 – 1980, beschrieb 1944 ein später nach ihm benanntes Syndrom. Es bezog sich auf verhaltensgestörte, aber oft hochbegabte Kinder mit Kommunikationsproblemen in sozialen Beziehungen. Asperger bezeichnete die durch genetische Bedingtheit Gestörten als „autistische Psychopathen.“
[123] Asperger Hans, Heilpädagogik, S. 5.

„Lazar sah Menschen. Er sah sie nicht im Querschnitt des Augenblicks, er sah ihre Lebenskurve von Anfang zu Ende. Er sah sie nicht losgelöst von ihrer Umgebung, sondern verwurzelt in ihrem Milieu, verstrickt in die Verzweigungen ihres Stammbaumes. Die heiß umstrittene Frage nach Anlage und Milieu löste Lazar wohl so, dass er in seiner weiteren Auffassung vom Wesen der Persönlichkeit beide als untrennbare Einheit empfand, beide einander konstitutionell eng verbunden. So klar konnte Lazar dies sehen, dass er zum Staunen seiner Umgebung häufig sogenannte Milieuwirkungen physiognomisch feststellen konnte. Es gelang ihm mit verblüffender Sicherheit, misshandelte Kinder, einzige Kinder, Kinder geschiedener Eltern, Großmuttererziehung und vieles andere blickdiagnostisch zu erkennen; ein Zeichen, wie Konstitution und Milieu einander durchdringen, organisch eins sind."[124]

Diese Fähigkeit, den Menschen als Ganzes zu erfassen, ermöglichte Erwin Lazar auch zu berufsberatender Tätigkeit. Er erkannte mit außerordentlicher Sicherheit, welcher künftige Beruf – ob Bäcker, Friseur, Schuster oder Schwerarbeiter – dem einzelnen Kind bzw. Jugendlichen angemessen sei. Mit dieser Gabe konnte er speziell in den Erziehungsanstalten Außerordentliches leisten.[125] Josef Feldner meinte sogar, dass Lazar in den Kindertypen schon den späteren Erwachsenen vorausschauend erkennen konnte, den „künftigen Hofrat, den Marktfieranten und den Katecheten, die Hausmeisterin,...den Ausrufer der Straße, aber auch die geschiedene Frau, den Selbstmörder und den Hochstapler ebenso wie den braven und rechtschaffenen Bundesbürger." Nach Ansicht Feldners konnte Lazar dies alles aus seiner Erfahrung und klaren Naturbetrachtung, ohne Scharlatanerie oder Hellseherei erkennen.[126]

Das Jugendamt der Stadt Wien wurde 1916 gegründet, mitten im Ersten Weltkrieg mit schweren fürsorgerischen und sozialen Problemen. Schon in den ersten Jahren nach Beendigung des Krieges hat dieses Amt einen rasanten Aufschwung genommen und grandiose Leistungen vollbracht. Erwin Lazar war als Konsulent im Volksgesundheitsamt tätig und zugleich arbeitete er als Konsiliararzt am 1919 gegründeten Wiener Jugendgericht. In dieser Funktion war er auch wesentlicher Mitarbeiter am Jugendgerichtsgesetz. Die Reformierung des Betriebes und der Aufbau heilpädagogischer Anstalten der Stadt Wien und des Landes Niederösterreich, vor allem in Hollabrunn, später fortgeführt in Eggenburg, wurden ihm übertragen. Entsprechende Anstalten in anderen Ländern wurden nach seinen Vorschlägen neu organisiert oder erst geschaffen.[127]

---

[124] Feldner Josef, S. 4.
[125] Bruck V., Frankl G., Weiß A., Zak V.,: Erwin Lazar und sein Wirken, S.214.
[126] Feldner Josef, S.4.
[127] Hamburger Franz, S. 3.

6.4 Die Heilpädagogische Abteilung an der Wiener Kinderklinik

Im Jahre 1911 wurde die neue, noch von Prof. Theodor Escherich geplante Universitätsklinik für Kinderheilkunde eröffnet. Der neue Klinikvorstand, Prof. Dr. Clemens v. Pirquet, stand neuen Ideen und originellen Gedanken stets aufgeschlossen gegenüber. Er verfügte über medizinischen Weitblick und ausgeprägtes soziales Empfinden. In seiner Klinik sollte die körperliche und seelische Betreuung der Kinder gemeinsam erfolgen. Der naturwissenschaftlich ausgerichteten Kinderklinik wurde eine Abteilung für verhaltensgestörte und behinderte Kinder angeschlossen. Prof. Pirquet hat die Arbeit und die Zielvorstellungen Erwin Lazars für so wesentlich und wichtig erkannt, dass er ihm die Leitung der neugeschaffenen „Heilpädagogischen Abteilung der Wiener Kinderklinik" übertrug.

In der Bezeichnung „Heilpädagogik" waren der medizinische und erzieherische Aspekt bereits bewusst vereint. Lazar hat die medizinischen Grundlagen der Heilpädagogik erarbeitet, indem er die endogenen und exogenen Wurzeln der Dissozialität, der gestörten Verhaltensweise im sozialen Umfeld, aufgedeckt hat. Zuvor war man der Ansicht, dass allein exogene, also äußere Momente Verwahrlosung mit Dissozialität bedingten. Lazar konnte als erster einwandfrei nachweisen, dass endogene Ursachen, nämlich Erblichkeit oder erworbene Hirnerkrankungen, eine große, wenn auch bei weitem nicht die einzige Rolle bei der Entstehung der Dissozialität spielen. Mit dieser Arbeit habilitierte sich Erwin Lazar im Jahre 1913. Seine Erkenntnisse hat er komprimiert mit wenigen klaren Worten beschrieben:

„Durch die psychiatrische Untersuchung der dissozialen Kinder kommt man zu dem Resultat, dass ein sehr großer Prozentsatz abnorm veranlagt ist, dass aber auch sehr viele abnorm zu sein scheinen, die es in Wirklichkeit nicht sind. Die Differentialdiagnose hat also stets zu berücksichtigen, dass ein dissoziales Verhalten ebenso gut das Symptom einer kranken Veranlagung als der Effekt einer schlechten Erziehung sein kann." [128]

Im Mittelpunkt der Arbeit Erwin Lazars stand zweifelsohne seine durchaus originelle Schöpfung der heilpädagogischen Abteilung der Kinderklinik. Dort konnte frei von Routine, ohne erzwungene Eile oder vorgefasste Meinung gearbeitet werden. Durch unermüdliche praktische Tätigkeit wurde von Lazar ein pädagogisches Klima geschaffen, welches ganz auf die Bedürfnisse der Kinder ausgerichtet war. Spiel und erzieherische Arbeit gingen fließend ineinander über. Natürlicher, selbstverständlicher Umgang mit den Kindern, unaufdringliche

---

[128] Ebenda, S.2.

Beobachtung und Einfühlung waren oberstes Prinzip. Besonders ausgebildete Schwestern, getragen von einem Teamgeist eines engagierten Helferwillens, haben wesentlich zu den Erfolgen dieser Abteilung beigetragen. In besonderem Maße war dies der Stationsschwester Viktorine Zak, der späteren pädagogischen Leiterin der Abteilung Prof. Lazars zu verdanken. Sie verfügte über ein sicheres Einfühlungsvermögen in die verhaltensgestörten Kinder, konnte intuitiv deren Wesen erkennen und sie in ihrer Gesamtheit erfassen.

Die heilpädagogische Abteilung war eine Beobachtungsstation im besten Sinne des Wortes. Die Kinder lebten dort unbehelligt ihr ganz eigenes Leben wie daheim, aber meist friedlicher. Die Beobachtung vollzog sich ohne Hast, keine Reaktion wurde forciert, kein Erfolg beschleunigt, man wartete ruhig ab, was man beobachten sollte. So beschrieb Viktorine Zak die Arbeitsmethode Prof. Lazars. Und weiter:

„Dabei kam immer mehr heraus als der eigentliche Gegenstand der Beobachtung, ja der geriet oft ganz in eine Nebenbedeutung, man wusste manchmal kaum, weshalb das Kind gekommen war und wurde erst durch die Notwendigkeit einer schriftlichen Gutachtenabgabe an den Einlieferungsgrund wieder erinnert. Oft war auch die beanstandete Unart, Eigenheit oder krankhafte Störung gar nicht gesehen worden, weil sie unter der Beobachtung, sozusagen durch die Beobachtung verschwunden war. Aus solchem Verschwinden wurde niemals eine große Sache gemacht, man sprach nie mit selbstgefälligen Worten von Heilung, auch dann nicht, wenn es sich um die Beseitigung schwerer Neurosen handelte.“[129]

Die Arbeitsweise an der heilpädagogischen Abteilung, die Beobachtung der Kinder mit Fehlverhalten oder mit krankhaften Störungen wurde von Viktorine Zak in einfacher Weise klar und liebevoll, fast berührend geschildert. Der Therapieerfolg zeigte sich auch darin, dass nach der Entlassung aus der stationären Behandlung die Kinder immer wieder, oft noch nach Jahren, selbst als Erwachsene gekommen sind, wenn sie das Gefühl hatten, dass sie es brauchten, manchmal aus Dankbarkeit oder aus Verbundenheit. Denn das Kind wurde in seiner Gesamtheit erfasst und das Erlebnis des Aufenthaltes in der heilpädagogischen Abteilung hat zweifelsohne prägende Wirkung entfaltet.

Die Milieuänderung als Heilfaktor war nicht zu übersehen. Bei Kindern mit unzureichender Pflege und Ernährung im Elternhaus ließ sich oft durch eine

---

[129] Zak Viktorine Luise, Die heilpädagogische Abteilung unter Lazar, Sonderabdruck aus der „Eos“, Heft 2, 1932, S. 1.

Besserung der Lebens-verhältnisse eine in einzelnen Fällen geradezu erstaunliche Hebung des Geisteszustandes bewirken.[130]

In zahlreichen Vorträgen und Schulungen hat Erwin Lazar die Lehre der Heilpädagogik weitergegeben an Mediziner und Psychologen und er hielt Kurse für Sonderschullehrer und Sonderkindergärtnerinnen. Es ist bemerkenswert, dass fast alle Wiener Sonderschullehrer und viele aus den Bundesländern diesen Unterricht erfahren haben. An Fürsorge- und Kinderschwesternschulen hat Lazar gelehrt, in Jugendämtern Kinder begutachtet und in Heimen der öffentlichen und privaten Hand eine beratende Tätigkeit entfaltet.[131]

Der österreichische Psychoanalytiker, Psychologe und Neurologe Dr. Alfred Adler (1870-1937), Schüler Sigmund Freuds und Begründer der Individualpsychologie, forderte schon 1920 die Errichtung einer eigenen Lehrkanzel für Heilpädagogik, weil er von deren Notwendigkeit überzeugt war.[132]

Für Julius Tandler war ebenso wie für Erwin Lazar die wissenschaftliche Aufarbeitung der Fürsorge ein eminent wichtiges Thema. Dieses Bemühen schlug sich nieder in seinem Artikel „Die wissenschaftliche Methode in sozialer Wohlfahrtsarbeit." [133] Darin forderte er für die soziale Fürsorge wissenschaftliche Voraussetzungen. Erwin Lazar schloss sich der Meinung Tandlers an, er sprach von der naturwissenschaftlichen Einstellung der Wiener Fürsorge.[134]

Am 4. April 1932 starb Professor Dr. Erwin Lazar im Alter von 55 Jahren nach langem Leiden. Seine Arbeit wurde weitergeführt, nicht nur in Wien, sondern weltweit. Prof. Dr. Franz Hamburger hat Lazar als „guten Menschen mit Verstand und Helferwillen" gesehen und seine Arbeit als außerordentliche Leistung gewürdigt.[135]

---

[130] Heller Theodor: Über Hilfsschulen für Schwachsinnige, in: Der Stand der Schularztfrage in Österreich, Wien, 1908, S. 83.

[131] Asperger Hans, S. 8.

[132] Sablik Karl: Julius Tandler, Mediziner und Sozialreformer, S. 214.

[133] Sonderabdruck aus „Österr. Blätter für Krankenpflege", Nr. 10, Oktober 1929.

[134] Blätter für das Wohlfahrtswesen der Stadt Wien, Nr.28, 1928, S.177.

[135] Hamburger Franz: Prof. Erwin Lazar, Sonderabdruck aus der Wiener klinischen Wochenschrift, 1932, Nr. 17, S.4.

7 Sozialmedizinische Leistungen und Errungenschaften im Bereiche der Kinderheilkunde

Kinderärzte zeigten wohl seit jeher in hohem Maße soziale Motivation aus dem Bemühen um die Gesundheit und das Wohlergehen der ihnen anvertrauten Kinder. Besonders seit Beginn des 20. Jahrhunderts durfte sich Wien glücklich schätzen, eine große Zahl hervorragender Pädiater aufzuweisen mit sehr viel Verständnis für die umweltbedingte Not vieler Kinder. Fürsorge und Wohltätigkeit waren gerade in der Kinderheilkunde unabdingbare Erfordernisse in Prophylaxe und Therapie. Geradezu wie selbstverständlich wurden sie in der Arbeit der Pädiater gehandhabt. Das soziale Empfinden, die soziale Fürsorge in Gemeinsamkeit mit hervorragenden medizinischen Leistungen haben bedeutende sozialmedizinische Erfolge auf dem Gebiete der Kinderheilkunde hervorgebracht. Es war zudem die Zeit einer Aufbruchsstimmung für soziales Tun. Ärzte verschiedenster Fachrichtungen machten sich Gedanken und entwickelten Ideen für eine Besserung manch trister Lebensverhältnisse. Die Erkenntnisse mehrten sich, dass die rasche Industrialisierung und Technisierung der vorangegangenen Jahrzehnte in nicht unbeträchtlicher Weise zur Gesundheits- und Krankheitsproblematik in manchen Bevölkerungskreisen beigetragen haben. Neue, bisher nicht bekannte und nicht erkannte sozialmedizinische Probleme taten sich auf.

An der Wiener Kinderklinik waren ausgezeichnete Ärzte tätig. Alle Klinikvorstände und viele der hier ausgebildeten Mediziner waren außerdem von hoher sozial-pädiatrischer Verantwortung geprägt. Es musste ein Fluidum, eine Aura, ein Etwas vorhanden gewesen sein, von dem die an der Klinik Tätigen erfasst worden sind. Sie vermochten es auch, das ethische Vermächtnis an die nächste Generation weiter zu geben. Man konnte die Kinderklinik geradezu als ein sozialmedizinisches Kraftzentrum bezeichnen.

Eine Reihe von Kinderärzten in Wien schufen aus medizinischen Überlegungen, gepaart mit sozialem Selbstverständnis eine große Anzahl von sozialmedizinischen Maßnahmen, welche sich bald als sehr segensreich erwiesen. Zusätzlicher Antrieb ergab sich aus dem 6o-jährigen Regierungsjubiläum Kaiser Franz Joseph I. im Jahre 1908. Es stand unter der ausdrücklichen Devise „Für das Kind" und bedeutete einen gewaltigen Schub für den Fürsorgegedanken in Wien.

Professor Dr. Theodor Escherich war von 1902 bis zu seinem Tod im Jahre 1911 Leiter der Kinderklinik in Wien, welche damals noch im St. Anna Kinderspital untergebracht war.[136] Escherich war nicht nur ein Kinderarzt, der sich einen

---

[136] Im 9. Wiener Gemeindebezirk, Kinderspitalgasse 6.

ausgezeichneten Namen in der internationalen Pädiatrie erworben hat. Er hat auch die bakteriologischen Methoden Robert Kochs in die Kinderheilkunde eingeführt und das nach ihm benannte Bakterium Escherichia coli, einen Darmkeim, entdeckt.

Wie epochal diese Entdeckung war, ergab sich aus dem Zusammenhang mit der früher enormen Sterblichkeit im Säuglings- und Kleinkindesalter. Vor der Jahrhundertwende starben von 100 Kindern durchschnittlich 23 vor der Erreichung des ersten Lebensjahres.[137] Deren Tod war zum überwiegenden Teil durch Darmstörungen bedingt. Die Untersuchung und Erforschung der krankhaft veränderten Stühle dieser Kinder hatte aber keine wesentlichen Erkenntnisse erbracht. Theodor Escherich beschritt einen anderen Weg, indem er die normale Darmflora der Säuglinge erforschte. Dabei entdeckte er deren Abhängigkeit von den Stoffwechsel- und Ernährungsvorgängen und hat damit die Basis für eine sinnvolle Säuglingsernährung geschaffen.

Frau Prof. Dr. Erna Lesky, die bedeutende Medizinhistorikerin Wiens, würdigte Theodor Escherich in einem undatierten maschinegeschriebenen Artikel mit folgenden Worten:

„Alle großen Kinderärzte Österreichs waren gleichzeitig energische Organisatoren und weitblickende Volkshygieniker. Escherich war es in besonderem Maße. Er baute in Graz und in Wien die Kinderspitäler modern aus, leitete in Wien die ganze Planung für den Neubau der Kinderklinik und sammelte alle Kinderärzte in einer wissenschaftlichen Gesellschaft. Den vorbeugenden Gedanken trug er tief in das Volk hinein."[138]

Schon 1903, im zweiten Jahr seiner Wiener Tätigkeit[139] gründete Escherich den Verein „Säuglingsschutz" und organisierte eine groß angelegte Campagne zum Selbststillen, damals absolut keine Selbstverständlichkeit. Erst drei Jahre später hat diese Idee auch in Deutschland ihre Ausbreitung gefunden.. Im Rahmen dieser Stillpropaganda wurde vom Verein „Säuglingsschutz" im St. Anna Kinderspital die erste Mutterberatungsstelle in Wien und ganz Österreich geschaffen. Als geschickter Organisator hat es Escherich verstanden, von privaten Sponsoren und von der Gemeinde Wien Geldmittel hiefür aufzubringen. Im Jahre 1910 verfügte die Mutterberatungsstelle bereits über vier Nebenstellen in Wien und hat mit diesen 1200 Säuglinge betreut. Den damaligen Assistenten Prof. Escherichs und

---

[137] Lesky Erna: Theodor Escherich, undatierter Artikel, (Nr.855 in der Bibliothek des Instituts für Geschichte der Medizin).

[138] Aufgefunden in der Bibliothek des Institutes für Geschichte der Medizin.

[139] Seit 1890 war Escherich Vorstand der Grazer Kinderklinik, zunächst als Dozent, dann als außerordentlicher und ab 1894 als ordentlicher Universitätsprofessor.

späteren Nachfolger nach seinem Tod, Clemens von Pirquet, hat das finanzielle Geschick seines Chefs so sehr beeindruckt, dass er darüber folgendes geschrieben hat: „...es ist das Muster einer Organisation, weil in dieser Weise die private Initiative für jenen Teil der Arbeit verwendet ist, für den die Bürokratie zu schwerfällig ist."

Escherich hat durch diese Maßnahmen und 1904 durch die Schaffung der ersten modernen Säuglingsstation mit separierten Boxen neue sozialmedizinische Einrichtungen geschaffen und sich auch für die öffentliche Kinderfürsorge eingesetzt. Er war Wegweiser für seine Schüler, die in seinem Sinne ebenfalls eine sozialpädiatrische Arbeitsweise erlernt und geübt haben. Sein Assistent Dr. August Reuss – auch er wurde später Ordinarius der Wiener Universitäts-Kinderklinik – hat 1911 eine Neugeborenen-Station an der 1. Universitäts-Frauenklinik begründet. Fußend auf dieser Tätigkeit wurde August Reuss mit seinem Buch „Die Krankheiten der Neugeborenen" aus dem Jahre 1914 zum Wiener Pionier der Neonatologie.

7.1   Das Erste Öffentliche Kinder-Kranken-Institut

Das „Erste Öffentliche Kinder-Kranken-Institut" im ersten Wiener Gemeindebezirk in der Tuchlauben Nr.9 war ein Kinderambulatorium mit philantropischen und avantgardistischen Zügen, eine Poliklinik für Kinder mit sozialmedizinischer und humanitärer Ausrichtung. Seit 1882 war der Wiener Kinderarzt Dr. Max Kassowitz (1842 – 1913) Direktor dieser Einrichtung.

Im Statut für das Erste Öffentliche Kinder-Kranken-Institut in Wien aus dem Jahre 1904[140] wurden die für die damalige Zeit erstaunlich modernen sozialmedizinischen Richtlinien festgelegt. Das Institut betrachtete es als seine vornehmste Aufgabe und verfolgte in erster Linie den Zweck, kranken Kindern mittelloser Eltern ärztliche Hilfe unentgeltlich angedeihen zu lassen.
In den dazu bestimmten und behördlich als geeignet anerkannten Räumen hatten die Abteilungsvorstände des Institutes zu bestimmten Zeiten die kranken Kinder zu untersuchen und ärztlich zu behandeln. Es wurden in diesem Institut jedoch nur Kinder bis zum vollendeten 12. Lebensjahr zur Behandlung übernommen.

In besonders berücksichtigungswürdigen Fällen und soweit es die Mittel des Institutes gestatteten, stand es sogar den Abteilungsvorständen frei, die notwendigen Heilmittel auf Kosten des Institutes unentgeltlich zu verordnen. Allerdings musste in jedem einzelnen Fall die Bewilligung des Direktors oder

---

[140] Gedruckt in der k. u. k. Hofbuchdruckerei und Lithographie Emil M. Engel, Wien, und am 5. Juni 1904 vom Direktor des Instituts, Prof. Dr. Max Kassowitz und dessen Stellvertreter Dr. Karl Hochsinger gezeichnet.

dessen Stellvertreters zur unentgeltlichen Arzneiverabreichung eingeholt werden. So genau und korrekt, fast pedantisch war die Verfügung über die finanziellen Mittel dieser Kinderkrankenanstalt statutenmäßig geregelt.

Um Missbräuchen vorzubeugen, war „die weitere Behandlung von der Beibringung eines die Armut sicherstellenden Dokumentes abhängig zu machen,"[141] wenn die Mittellosigkeit der Kindeseltern in Zweifel gezogen wurde.

Eine klare Regelung gab es für den Ausschluss von der Behandlung im Ersten öffentlichen Kinder-Kranken-Institut. Davon betroffen waren Kinder bemittelter Eltern, Kinder in einem Alter über 12 Jahren, sodann mit ansteckenden Krankheiten Behaftete und schließlich Kinder, welche größeren Operationen unterzogen werden mussten, die im ambulatorischen Behandlungsbereich nicht möglich waren.

Zum Aufgabenbereich des Kinder-Kranken-Institutes kam neben der unentgeltlichen Unter- suchung und Behandlung kranker Kinder noch die Kuhpockenimpfung durch speziell ausgebildete Ärzte, da das Institut auch als öffentliche Impfstelle tätig war.[142]

Die Kinderheilkunde begann sich in dieser Anstalt zu spezialisieren mit eigenen Abteilungen für Kinderchirurgie, für Kinderorthopädie, für Augenheilkunde, für Hautkrankheiten und für Hals-Nasen-Ohren-Erkrankungen des Kindesalters sowie für Neurologie. Übrigens war Sigmund Freud zehn Jahre lang Leiter der Abteilung für Nervenkrankheiten in diesem Kinder-Ambulatorium.

Jede Abteilung wurde von einem Abteilungsvorstand geleitet, dem ein Assistent und Hilfsärzte unterstanden. Diese mussten Doktoren der gesamten Heilkunde und zur Praxisausübung in Wien berechtigt sein. Die Abteilungsvorstände hatten zusätzlich eine abgeschlossene Ausbildung in ihrem Spezialfach nachzuweisen. Dieser Modernisierungsschub vollzog sich unter der Direktion von Professor Dr. Max Kassowitz zwischen 1886 und 1904.[143] Das Institut war für damalige Verhältnisse sehr großzügig ausgebaut, verfügte über acht Ordinationsräume, einen eigenen Operationssaal und vor allem über ambitionierte engagierte Ärzte.[144] Es galt daher das Erste öffentliche Kinder-Kranken-Institut als Modellanstalt der europäischen Kinderheilkunde.

---

[141] Punkt I des Statuts, Ärztliche Angelegenheiten, Ziffer 5.
[142] Punkt I, Ziffer 7 des Statuts.
[143] Lesky Anna: Meilensteine der Wiener Medizin, S. 192.
[144] Spitzy Karl H. – Lau Inge: Van Swietens Erbe, S.66.

In korrekter Weise war auch die ökonomische Gebarung des Instituts geregelt. Ein dreigliedriger Ausschuss und für ihn der Direktor hatte „für die Behebung der fälligen Zinsen der bei der Statthalterei deponierten, dem Institute gehörigen Obligationen, für die Einkassierung der regelmäßigen Beträge, welche dem Institute von Seiten des Armenfonds des Wiener Magistrates, von Vereinen und Wohltätern zufließen," zu sorgen. Aus diesen Eingängen mussten die Ausgaben für Zins, Instrumente, Verbandsmaterialien, Drucksorten, Wärterinnengehälter und sonstige Verwaltungsauslagen sowie die Medikamentenkosten für unbemittelte Patienten in berücksichtigungswürdigen Fällen bestritten werden.[145] Mit dieser wohlüberlegten finanziellen Struktur war die Aufrechterhaltung der Tätigkeit dieser sozial-medizinischen Institution gesichert.

7.2 Die Phosphorbehandlung der Rachitis durch Dr. Max Kassowitz

Phosphor spielte um die Jahrhundertwende in der Form des Weißphosphors eine schreckliche krankheits- und todbringende Rolle. Aber Phosphor kam auch – natürlich in seiner ungiftigen Form – in der Medizin als Medikament zur Anwendung. Ein Kuriosum aus heutiger Sicht war die Phosphorbehandlung der Rachitis.

Der Wiener Kinderarzt Dr. Max Kassowitz (1842 – 1913) behandelte erstmals 1881 nach vorangegangenen vielversprechenden Tierversuchen rachitische Kinder mit Phosphor. Bei rachitischen Kindern, welche nicht aufrecht stehen und gehen konnten, erzielte er mit seiner Phosphorbehandlung innerhalb von ein bis zwei Monaten völlige Bewegungsfähigkeit. Das waren triumphale und überzeugende Anfangserfolge.

1883 gab Max Kassowitz auf der Naturforscher-Versammlung in Freiburg seine Phosphor- therapie der Rachitis bekannt. Daraufhin gab es sowohl viel Kritik als auch viel Zustimmung für die neue Form der Behandlung und viele lebhafte Debatten darüber bei den Kinderärzten. Viele Pädiater bezweifelten nämlich die antirachitische Wirkung von Phosphor, Theodor Escherich, der nachmalige Ordinarius der Wiener Universitäts-Kinderklinik, aber war Befürworter dieser Behandlungsmethode der Rachitis.[146]

Der Zustrom an Rachitis erkrankter Kinder in die Ambulanz des „Ersten Öffentlichen Kinder-Krankeninstituts" nahm rapide zu, der Andrang war von Jahr zu Jahr größer, so dass neue interne Abteilungen geschaffen werden mussten. Von

---

[145] Punkt 23 des Statutes regelte in ausführlicher Weise die finanzielle Gebarung.

[146] Lesky Erna: Ein fruchtbarer Irrtum: Die Phosphortherapie der Rachitis, Österreichische Ärztezeitung, Nr. 24, 1976, S. 1.

1881 bis 1899 wurden 95.088 Kinder der Phosphorbehandlung mit Erfolg unterzogen, allein im Jahre 1902 bereits 21.600.

Kassowitz verabreichte den rachitischen Kindern täglich ½ Milligramm Phosphor in Lebertran, dem geeignetsten Lösungsmittel als „antirachitisches Specificum".[147] Das war es auch, aber nicht im Sinne der Idee und des ursprünglichen theoretischen Ansatzes von Max Kassowitz. Jahrzehnte später erst, nach dem Ersten Weltkrieg, erkannte man, dass nicht Phosphor das wirksame Agens war, sondern der als Lösungsmittel verwendete Lebertran als Träger des antirachitischen Vitamins.

Im ambitionierten Bemühen, den vielen Tausenden von rachitischen Kindern zu helfen, gelang Kassowitz wohl ein äußerst erfolgreicher Wurf in der Behandlung der Rachitis, der sogenannten „Englischen Krankheit."[148] Auch in sozialmedizinischer Hinsicht war die Phosphortherapie der Rachitis ein großartiger Erfolg und bewahrte Abertausende Kinder vor Deformitäten des Skelettsystems, wie Verkrümmungen der Wirbelsäule, Verbiegungen der langen Röhrenknochen vorwiegend an den Beinen, Beckenveränderungen und Zurückbleiben im Wachstum.

Dass der Weg zur Heilung der Rachitis ein falscher oder zumindest ein sehr verschlungener blieb, war eine andere Tatsache, musste aber aus dem Wissenstand der damaligen Zeit begriffen werden. Die Avitaminose, der Mangel an Vitamin D, als Ursache der Rachitis konnte noch gar nicht erkannt werden, denn es gab noch nicht einmal den Begriff „Vitamin". Die ersten Vitamine [149] wurden erst 1911 und 1916 entdeckt, nämlich die Vitamine A und B. Adolf Windaus[150] erkannte, dass die Vorstufe des antirachitischen Vitamin D in der Haut vorkommt und durch Sonnen- oder Ultraviolettbestrahlung aktiviert wird

---

[147] Kassowitz Max: Zur Theorie und Behandlung der Rachitis, Separatabdruck aus der „Wiener Medizinischen Wochenschrift", Nr. 28 und Fortsetzungen, 1889. Darin ging der Autor (auf den Seiten 40 und 41) auch noch ein auf „die in den letzten Jahren vielfach ventilirte Frage...,ob man den Phosphor als ein Specificum gegen die Rachitis bezeichnen dürfe oder nicht. Ich habe es in meiner ersten Mittheilung und auch späterhin absichtlich vermieden, diese Behandlungsmethode als eine spezifische zu bezeichnen, weil es mir nicht um Worte, sondern nur um die Thatsachen zu thun war. Erst später wurde von anderen Autoren, welche auf meine Angaben hin den Phosphor in Anwendung gezogen und glänzend bewährt gefunden hatten,...diese Heilwirkung als eine spezifische bezeichnet..."
[148] Benannt nach dem englischen Anatomen und Physiologen Francis Glisson, 1597-1677, welcher 1650 als erster in einer bemerkenswerten Abhandlung die Rachitis ausführlich beschrieben hat.
[149] Vitamine sind für den richtigen Stoffwechselablauf unentbehrliche Nahrungsbestandteile, welche aber im Gegensatz zu den Nährstoffen wie Eiweiß, Fette und Kohlenhydrate keine Energielieferanten sind.
[150] Chemiker und Mediziner, geb.1876 in Berlin, Professor in Göttingen und dort 1959 gestorben, erhielt 1928 den Nobelpreis.

zum Vitamin D. Der Schöpfer der Bezeichnung „Vitamin" war im Jahre 1913 Casimir Funk, Mitarbeiter am Lister Institute in London.[151]

So sehr der in der Zündholzfabrikation verwendete Weißphosphor Krankheit, Leid und vielfach auch Tod gebracht hat und *furchtbar* war, konnte der *fruchtbare* Irrtum bei der Phosphorbehandlung der Rachitis im medizinischen und sozialen Bereich heilsam wirken. Übrigens fand sich die Phosphor-Lebertran Therapie nicht nur in den Rezeptbüchern des ausklingenden 19. Jahrhunderts,[152] sondern auch noch als Rezeptur gegen Rachitis in medizinischen Taschenbüchern der zweiten Hälfte des 20. Jahrhunderts,[153] eine heute völlig obsolete Therapie.

Über die Ursachen der Rachitis war sich die Ärzteschaft auch nach dem Ende des Ersten Weltkrieges noch nicht einig, bemühte sich jedoch um eine Klärung dieser Frage. Sehr traurig stimmte aber in diesem Zusammenhang, dass eine englische Untersuchungskommission die Wiener Bevölkerung des Jahres 1919 als das geeignetste Versuchsobjekt zur Entscheidung dieser Frage betrachtete.[154]

7.3 Die Reichsanstalt für Mutter- und Säuglingsfürsorge in Wien

Die schwedische Pädagogin Ellen Key[155] rief im Jahre 1900 zum „Jahrhundert des Kindes" auf. Dass die humanistische Vision dieser bedeutenden Schwedin nicht Wirklichkeit wurde und zumindest die erste Hälfte des 20. Jahrhunderts Not, Hunger, Grauen, Siechtum und vielfachen Tod für zahlreiche Kinder gebracht hat, wurde leider zur traurigen Tatsache. Aber vielleicht bewirkte die Idee Ellen Keys, dass für das 60- jährige Regierungsjubiläum Kaiser Franz Joseph I. im Jahre 1908 die Devise „Für das Kind" ausgerufen wurde. Aus diesem Anlass brachte die Bevölkerung zwei Millionen Kronen an Spenden auf. Der „Kaiser Jubiläumsfonds für Kinderschutz und Jugendfürsorge" sollte aus diesen Mitteln zunächst eine Institution schaffen, welche der Fürsorgeerziehung als einem Zweig der allgemeinen Jugendfürsorge hätte dienen sollen. Doch dieser anfänglichen Idee standen nicht nur administrative und organisatorische Schwierigkeiten entgegen. Der wiederholte eindringliche Hinweis von Professor Dr. Theodor Escherich auf die hohe Säuglingssterblichkeit in Österreich führte zur Erkenntnis, dass bei der

---

[151] Lesky Erna: Vom Aderlaß zur Schluckimpfung, Therapie im Wandel der Zeit, Materia therapeutica, 11. Jg., Folge 5, 1965, S. 145-146.

[152] Liebreich Oscar und Langgaard Alexander: Medicinisches Recept-Taschenbuch, Verlag Theodor Fischer, Berlin, 1884, S. 156.

[153] Konsilium, Diagnostisch-therapeutisches Taschenbuch, Hrsg. Pokorny Franz, Verlag Urban & Schwarzenberg, Wien-Innsbruck-München-Berlin, 1954, S.1095.

[154] Lesky Erna: Vom Aderlaß zur Schluckimpfung, Therapie im Wandel der Zeit, Materia therapeutica, 11. Jg., Folge 5, 1965, S. 145.

[155] 1849-1926, Lehrerin und Schriftstellerin, Werke: „Das Jahrhundert des Kindes" und „Seelen und Werke."

Begründung einer Kinderschutzaktion mit der Säuglingsfürsorge begonnen werden müsse. Denn bisher gab es ja in Wien nur wenige zarte Anfänge einer Tätigkeit für den Säuglingsschutz außer den von Escherich selbst ins Leben gerufenen Maßnahmen. Eine Fürsorge für die am meisten einer solchen Bedürftigen, nämlich der Neugeborenen, gab es nicht. Schließlich entschied sich die Kommission des Kaiser Jubiläumsfonds im Jahre 1910 für die Gründung einer großen Zentralanstalt für Mutter- und Säuglingsfürsorge in Wien. Die ursprüngliche Idee Professor Escherichs, im Anschluss an das St. Anna-Kinderspital eine „Mutterschule", welche sich der Erziehung von Müttern zur Pflege ihrer Kinder hätte dienen sollen, fand nicht den vollen ungeteilten Beifall der Kommissionsmitglieder.[156]

7.3.1 Leopold Moll, Seele und Motor der Anstalt

Mit der Organisation dieses großartigen Projektes wurde über Vorschlag Prof. Escherichs nicht einer seiner Schüler, sondern der damals erst kürzlich habilitierte Dozent Dr. Leopold Moll betraut. Er war bis dahin Assistent bei Professor Dr. Alois Epstein an der Universitäts- Kinderklinik der Landesfindelanstalt[157] in Prag. Dies hat unter den jungen aufstrebenden Kinderärzten an der Wiener Universitätsklinik Verärgerung und Unmut bewirkt, wurde diese Empfehlung ihres Chefs doch als unverdiente Kränkung und Zurücksetzung empfunden. Dass nicht nur rein fachliche, sondern neben politischen auch manch andere Beweggründe, wie machtbedingte Eingriffe einflussreicher Persönlichkeiten bei der Stellenbesetzung eine Rolle gespielt haben, mochte aus einer Bemerkung von Professor Dr. August Reuss[158] hervorgegangen sein. Er berichtete, „um der Wahrheit die Ehre zu geben", dass Professor Escherich nicht ganz frei gehandelt habe, als er den Assistenten einer anderen Klinik seinen eigenen vorgezogen hatte. Denn Moll verdankte seine Berufung trotz seiner guten Arbeiten nicht diesen allein, sondern in erster Linie einflussreichen Gönnern[159]

Es schienen also auch damals schon politische Protektion und Machtausübung von an den Schalthebeln der Gesellschaft tätigen Personen für eine Karriere ausschlaggebend gewesen zu sein.

Durch seine Arbeit, seine Leistungen, seine zahlreichen Initiativen und seinen unermüdlichen Einsatz nicht nur für die Reichsanstalt, sondern auch für

---

[156] Moll Leopold: Die Reichsanstalt für Mutter- und Säuglingsfürsorge in Wien, Wien, 1919, S. 6.

[157] Soziale, ursprünglich meist kirchliche Einrichtung zur Aufnahme von Findelkindern, also von unbekannten Eltern ausgesetzte Säuglinge.

[158] 1879-1954, von 1944-1952 Vorstand der Universitäts-Kinderklinik in Wien.

[159] Reuss August: Leopold Moll und sein Werk, Die österreichische Krankenhausverwaltung, Sonderdruck aus dem 4. Jg., Folge April 1937, S. 2.

Säuglinge, Kleinkinder und Mütter in schweren Kriegszeiten und in der oft noch schwereren Nachkriegszeit hat sich Moll jedoch unbedingte Anerkennung erworben. Die Wertschätzung erfuhr er sowohl in der Kollegen-schaft, - sogar auch von seinen einstigen Widersachern, - als auch von der Bevölkerung. Am Beginn seiner Tätigkeit allerdings war es für Moll nicht gerade leicht, sich durchzusetzen und sich zu behaupten.

Die Aufgabe, welche Moll in Wien erwartete, war eine ganz gewaltige. Mit den gespendeten und gesammelten zwei Millionen Kronen sollte die Kinderfürsorge von Grund auf organisiert werden und der Bau der Reichsanstalt erfolgen. Diese wurde als „Motor der Fürsorgearbeit" betrachtet, die sich über das – so war es geplant - zum damaligen Zeitpunkt gesamte Habsburgerreich erstrecken sollte. Der Wirkungsbereich der „Reichsanstalt für Mutter- und Säuglingsfürsorge", der nachmaligen Kinderklinik Glanzing, war weitgezogen. Drei Aufgabengebiete sollten mit der Schaffung einer Lehranstalt, einer Fürsorge- und Krankenanstalt und eines Organisationsinstitutes erfüllt werden.

Durch Heranbildung von Säuglingsfürsorgerinnen und durch die Fortbildung für Ärzte und Hebammen sollte erfolgreich der Kampf gegen die damals im Volk bestehenden Missbräuche und Unsitten bei der Aufzucht der Kinder geführt werden. Die Schaffung des Berufsbildes einer Säuglingsfürsorgerin war als erste Bedingung einer erfolgreichen Bekämpfung der Säuglingssterblichkeit erkannt worden, ebenso wie eine Fortbildung der Ärzte auf dem Gebiete der Säuglingsheilkunde eine unbedingte Notwendigkeit war. Denn damals ließ in diesem Bereich die Ärzteausbildung noch viel zu wünschen übrig.

Die zweite wichtige Aufgabe der Institution als Fürsorgeanstalt bezog sich auf alle Kinder im Säuglingsalter, welche eines besonderen Schutzes bedurften. Säuglinge und z.T. auch solche Kleinkinder sollten aufgenommen werden, welche infolge Krankheit, Unterstandslosigkeit, Hilflosigkeit, Tod der Mutter oder sonstiger anderer wichtiger Gründe dringend sozialmedizinischer Hilfe benötigten.[160] Es sollten aber auch Mütter mit ihren Kleinkindern Aufnahme in der Anstalt finden, welche besonders schutzbedürftig waren oder sich in einer schweren wirtschaftlichen Notlage befanden.

Als Musteranstalt für Fürsorge- und Krankenbehandlung wurde diese „Reichsanstalt", wie sie verkürzt genannt wurde, vorbildlich eingerichtet und auch mit allen Behelfen der wissenschaftlichen Forschung versehen, denn sie sollte auch als Forschungsanstalt dienen. Dies alles waren neue, geradezu revolutionäre Ideen und Maßnahmen, welche weit entfernt waren von einer Brosamen

---

[160] Moll Leopold: Die Reichsanstalt für Mutter- und Säuglingsfürsorge in Wien, S. 7.

verteilenden Wohltätigkeit vergangener Zeiten und den Willen der weitgespannten Fürsorgetätigkeit für bedürftige Menschen bekundeten.

Der Bau der Anstalt wurde im Herbst 1912 begonnen, und nach zweijähriger Dauer bei Kriegsausbruch 1914 waren die Arbeiten bis auf einen kleinen Teil der Inneneinrichtung abgeschlossen. Bemerkenswert war, dass der Bau in seiner Gänze samt Einrichtung ohne Überschreitung des präliminierten Kostenvoranschlages hergestellt werden konnte. Der Betrieb der Anstalt wurde am 1. Oktober 1915 aufgenommen. Ergänzend wäre noch zu erwähnen, dass damals die Aufgaben der sozialen Fürsorge und der Gesundheitspflege in den Wirkungskreis des Ministeriums des Inneren gefallen sind.

7.3.2 Kriegspatenschaft und Mutterberatungsstellen

Der Erste Weltkrieg hat eine Umschichtung des Aufgabenbereichs der Reichsanstalt mit sich gebracht. Immerhin aber hat sich die Einsicht durchgesetzt, dass nicht nur für die Soldaten im Felde, sondern auch für ihre zurückgebliebenen Frauen und Kinder Sorge getragen werden müsse. Unter der Führung Molls entstand eine den Kriegsverhältnissen angepasste Fürsorgeaktion für die Angehörigen der an der Front befindlichen Soldaten, nämlich die Kriegspatenschaft.[161]

Dabei wurden die Mütter nicht nur materiell unterstützt, nämlich mit Nahrungsmitteln, Säuglingswäsche usw. versorgt, sondern sie erhielten auch Arbeit, welche es ihnen ermöglichte, ihre Kinder zu erhalten. Die erste Mutterberatungsstelle der Kriegspatenschaft wurde an der Universitäts-Kinderklinik Prof. Dr. v. Pirquets unter der Leitung von Dozent Dr. Leopold Moll eingerichtet. Sie entwickelte sich bald zur ärztlichen Zentralstelle der Kriegspatenschaft. Dort erfolgte die ärztliche Untersuchung, vor allem im Hinblick auf Stillfähigkeit der Mütter und den Gesundheitszustand der Säuglinge. Dabei hat sich die Verbindung ärztlicher Beratung mit sozialer Hilfstätigkeit ausgezeichnet bewährt. Vor allem wurde darauf gedrungen, dass die Frauen nicht nur ihren Stillpflichten nachkommen, sondern auch Verständnis hiefür aufbringen konnten. Auf diese Weise war es möglich, eine größere Stillhäufigkeit und eine längere Stilldauer bei Kriegspatenkindern zu erzielen. Dieser hervorragende Erfolg war sowohl auf die ärztlichen und fürsorgerischen Beratungen, als auch auf die Verteilung von Unterstützungsgeldern zurückzuführen. Letzteres hat immer mehr den Charakter von Stillprämien angenommen und ließ Gedanken an ein Empfangen von Almosen gar nicht aufkommen.

---

[161] Moll Leopold: Mutter- und Säuglingsschutz in der Kriegszeit, S. 1 – 15.

Bewährt im Rahmen dieser kombinierten Betreuung hat sich auch die Verteilung eines „Merkbüchleins" für Mütter über Pflege und Ernährung des Kindes. Verfasst wurde es von kompetenten Fachleuten, herausgegeben und in großer Anzahl zur Verfügung gestellt vom Sanitätsdepartement des k. k. Ministerium des Innern.[162]

Bald nach Eröffnung der Zentralstelle der Kriegspatenschaft wurden auch in den Peripheriespitälern und in den Kinderambulatorien Filialstellen der Mutterberatung errichtet. In kurzer Zeit organisierte Leopold Moll in Wien 11 Mutterberatungsstellen.[163]

Leopold Moll verstand die Kriegspatenschaft nicht als eine einfache Armenunterstützung, sondern als eine systematisch betriebene sozialhygienische Institution und als solche wurde sie wohl auch allgemein angesehen. Es war der Wunsch Leopold Molls schon 1916, dass diese Einrichtung nicht nur die Kriegszeit überdauere, sondern sich zu einer bleibenden und sich immer erweiternden gestalten sollte, wenn danach auch mit geändertem Namen.[164] Dem war dann auch so. Aus der Kriegspatenschaft wurde die Volkspatenschaft. Moll bekräftigte seine Idee mit dem Satz: „Wir wollen der Hoffnung Ausdruck geben, dass nach Beendigung des Krieges, wenn die Segnungen des Friedens wieder zur Geltung kommen werden, die einmal ausgesprochene Losung: „Für das Kind", aber auch die Losung: „Für Säuglings- und Mutterschutz" weiter schöne und erfolgreiche Verwirklichung finde."[165]

Das Gesamtergebnis dieser grandiosen sozialmedizinischen Tätigkeit war glänzend und konnte sich sehen lassen. Trotz der kriegsbedingten ungünstigen Verhältnisse gelang es, in Wien 88% der befürsorgten Mütter zum Stillen zu bewegen und auf diese Weise die Säuglingssterblichkeit in Wien spektakulär zu senken. Betrug diese früher 19%, konnte sie bei den unter Fürsorge stehenden

---

[162] „Das Österreichische Sanitätswesen", 1915, Nr. 14/15, Beiheft VI: „Säuglingsschutz und Jugendhygiene"
[163] Die Filialen der Kriegspatenschaft waren in folgenden Anstalten untergebracht:
1. Leopoldstädter Kinderspital, II., Obere Augartenstraße 22.
2. Kaiser Franz Joseph Ambulatorium, Vi., Sandwirtgasse 5
3. St. Josef Kinderspital, IV., Kolschitzkygasse 9
4. Wilhelminenspital, Kinderabteilung, XVI., Montleartgasse
5. Kaiser Franz Joseph Spital, Kinderabteilung, X., Triesterstraße
6. Allgemeine Poliklinik, IX., Mariannengasse 10
7. Verein „Säuglingsfürsorge", X., Buchengasse 54
8. Verein „Säuglingsfürsorge", V., Arbeitergasse 54
9. Bund für Mutterschutz, XVI., Madersbergergasse
10. Reichsanstalt für Mutter- und Säuglingsfürsorge, XVIII., Glanzinggasse 37.
[164] Moll Leopold: Mutter- und Säuglingsschutz in der Kriegszeit, S. 14.
[165] Ebenda, S. 15.

Kindern auf 3% vermindert werden.[166] Zuwendung und Interesse Molls galt aber auch den schwangeren Frauen, weshalb er die sehr bedeutungsvolle Schwangerenfürsorge ins Leben gerufen hat.[167] In der Erkenntnis, dass die Schonung der Mutter in den letzten Monaten der Schwangerschaft sowohl im Interesse des Kindes als auch der Mutter so wichtig ist, stellte Moll die Forderung auf: „Darum muss jeder rationelle Säuglingsschutz schon vor der Entbindung beginnen und mit Schwangeren- und Wöchnerinnenfürsorge verbunden sein."[168]

Das von Moll aus der Notsituation des Weltkrieges geschaffene Fürsorgewerk hat bis Kriegsende 31.669 Säuglinge und 7.755 Schwangere umfasst. Es ist so populär geworden, dass es nach dem Kriege unter der Bezeichnung „Volkspatenschaft" mit 16 Mutterberatungs- und 9 Schwangerenfürsorgestellen weitergeführt worden ist. Diese Institution konnte sich sehr wohl neben der von Professor Dr. Julius Tandler geschaffenen Organisation behaupten.[169]

Wie umtriebig Leopold Moll war und sich um geringste Kleinigkeiten gekümmert hat, zeigen seine Bemühungen, den Müttern den richtigen Umgang mit ihren Säuglingen mit ganz einfachen Worten sehr eindringlich zu erläutern. In der schweren Nachkriegszeit verfasste er ein kleines Merkbuch, welches vom Volksgesundheitsamt verlegt worden ist. Darin verwies er auf die damals sehr häufig vorkommende englische Krankheit, nämlich die Rachitis, erklärte auch die für Laien erkennbaren Symptome, gab Ratschläge für die Lagerung des Kindes und seine Ernährung und er schloss mit dem Satz: „Die besten Mittel zur Verhütung dieser folgenschweren Krankheit sind Brustnahrung und viel Aufenthalt in freier und frischer Luft."[170]

Ein anderes, ganz besonderes Anliegen war ihm die Verhütung der Tuberkulose. Moll war sich nicht zu schade, auf heute wohl selbstverständliche, aber im Jahre 1920 doch nicht allgemein bekannte Vorsorgemaßnahmen hinzuweisen und gesundheitsgefährdendes Verhalten zu brandmarken. Die Ansteckungsgefahr für das Kind durch lungenkranke Personen, das Küssen auf den Mund durch Fremde, das Anfeuchten des Kinderlöffels oder Lutschers mit dem eigenen Speichel, das Belecken der Speisen und das nachherige Füttern des Kindes, das Auskehren des Zimmers in Anwesenheit des Kindes, ja das Ausspucken auf den Fußboden, all

---

[166] Ebenda, S. 13.
[167] In der Gedenkrede, gehalten anlässlich der Enthüllung des Denkmals von Prof. Leopold Moll in der Reichsanstalt für Mutter- und Säuglingsfürsorge am 2. März 1937, würdigte Prof. Dr. August Reuss die für das Schicksal der Kinder so wichtige Schwangerenfürsorge ganz besonders. In: Sonderdruck aus „Die österr. Krankenhausverwaltung", 4. Jg., Folge April 1937, S. 3.
[168] Moll Leopold: Mutter- und Säuglingsschutz in der Kriegszeit, S.11.
[169] Lesky Erna: Meilensteine der Wiener Medizin, S. 196.
[170] Moll Leopold, Ratschläge zur Pflege und Ernährung des Säuglings, S. 15.

das und vieles anderes kritisierte und verurteilte Leopold Moll in dieser Schrift. Er empfahl zudem das Auskehren erst nach Befeuchten des Fußbodens und mit nass umwickeltem Besen. Und er sprach die ganz besondere Empfänglichkeit für Tuberkulose im frühesten Kindesalter an.[171]

Diese Dinge den Müttern nahe zu bringen in den entbehrungsreichen Nachkriegsjahren, als es noch keine Medikamente gegen die Tuberkulose gab, war nötiges sozialmedizinisches Handeln aus einer Haltung heraus, die jeder Banalität entbehrte. Dies war mehr als volksnahe Eindringlichkeit im Bemühen um das Verständnis bei den Müttern und um das Wohl der Kinder.

Wichtig und hilfreich aus der Sicht der damaligen Notzeit war auch die Verbreitung des „Leitfadens für die Zubereitung der diätetischen Säuglingsnahrungen" im Verlag der Reichsanstalt für Mutter- und Säuglingsfürsorge im Jahre 1922. Darin fanden sich Rezepte für die Zubereitung von Zuckerlösungen, Schleimen, Mehlabkochungen, Breien, für konzentrierte Ernährung, für die Eiweißmilch nach Moll und für die ebenfalls von Moll entworfene Milchlose Diät sowie die berühmt gewordene und noch von vielen Müttergenerationen verwendete Karottensuppe bei Darmstörungen.[172] Alle diese für Säuglinge und Kleinkinder ernährungsphysiologisch wichtigen Dinge sind vorher nicht in annähernd vergleichbarer Form den Müttern dargeboten worden.

Daneben entwickelte Moll die unter seinem Namen allbekannte Calcia-Milch, das Moll'sche Keksmehl und die Moll'sche „Einstellungsdiät" mit Mandelmilchgemischen. Moll hatte zudem ein ganz besonderes Talent im Erfinden praktischer und origineller methodischer Neuheiten. Weite Verbreitung hat seine Wasserstrahl-Milchpumpe gefunden und der bekannte Moll'sche Wärmeschirm für Frühgeborene. Der Moll'sche Nabelverband wurde in der Säuglingspflege allgemein angewendet.[173]

In der unmittelbaren Nachkriegszeit war das Kinderelend sehr groß. Durch die intensive Säuglingsfürsorge in Wien während des Krieges haben die Wiener Säuglinge den Ersten Weltkrieg besser überstanden als die Wiener Schulkinder und Kleinkinder. Dies war zweifellos mit ein Verdienst Prof. Molls. Im Jahre 1918 haben Untersuchungen an der Wiener Universitäts-Kinderklinik erschreckende Ergebnisse von Unterernährung gezeigt. Das Untergewicht bei 1 Jahr alten Kindern betrug durchschnittlich 4,2 kg, bei 9-jährigen 7,2 kg und bei

---

[171] Ebenda, S. 15.
[172] Moll Leopold: Leitfaden für die Zubereitung der diätetischen Säuglingsnahrungen, verlegt von der Reichsanstalt für Mutter- und Säuglingsfürsorge in Wien, XVIII, Glanzinggasse, 1922, S. 1-3.
[173] Reuss August, Leopold Moll und sein Werk, S. 4.

11-jährigen 5,7 kg.[174] In Erkenntnis dieser Situation wurde schon während der Kriegszeit auf Initiative Molls begonnen, an der Reichsanstalt der Säuglingsfürsorge die Kleinkinder-Fürsorge anzuschließen, doch musste deren Ausbau wegen der unzureichenden finanziellen Mitteln verschoben werden.[175]

7.3.3 Die britische Hilfsaktion für die Wiener Kleinkinder und die sog. „Moll-Aktion"

Unter dem Eindruck des großen Elends unter der Wiener Bevölkerung und namentlich der Kinder fasste der militärische Vertreter Großbritanniens in Wien, Oberstleutnant Sir Thomas Cunninghame, Mitte November 1919 den bemerkens- und dankenswerten Entschluss, eine großzügige Hilfsaktion für die Wiener Kinder ins Leben zu rufen. In kurzer Zeit wurde eine der größten Kleinkinder-Fürsorgeaktionen geschaffen. Nach Gründung des „Britischen Hilfswerkes für Wiener Kinder" setzte eine rege Sammeltätigkeit in allen Gesellschaftskreisen ein, welche einen Betrag von mehr als 12 Millionen österreichischer Kronen ergab. Trotz der Opferwilligkeit der Österreicher schmolz die hohe Summe durch die Entwertung der österreichischen Krone. Zu Hilfe kam der Mitte Dezember 1919 in London gegründete „Vienna Emergency Relief Fund", der aus in England getätigten Sammlungen zur Hilfeleistung in Wien mehr als 500.000 englische Pfund zur Verfügung stellte, ein Betrag, der durch die englische Regierung verdoppelt wurde. Hinzu kamen noch Naturalspenden der „Society of Friends", des „Save the Children Fund" und des Amerikanischen Roten Kreuzes.[176]

Vom Beginn der Aktion an galt der Grundsatz, an Kinder im Alter vom ersten bis zum sechsten Lebensjahr allwöchentlich Lebensmittelpakete abzugeben und diese Abgabe unter ärztliche Aufsicht zu stellen. Dabei erfolgte die ärztliche Untersuchung in den Beratungsstellen der bisherigen Säuglingsfürsorge und in einigen neu gegründeten Stellen. Die erste dieser Kleinkinder-Fürsorgestellen wurde in der Mutterberatungsstelle der Reichsanstalt für Mutter- und Säuglingsfürsorge eröffnet. Ein Haupteinwand gegen die Verteilung der Lebensmittel war, dass diese nicht den Kindern zugute kämen, sondern im Schleichhandel verschwinden würden. Allerdings widerlegten die Kontrollen der betreuten unterernährten Kinder, welche eine stete Gewichtszunahme boten, die zum großen Teil unberechtigten Bedenken.[177]

---

[174] Lesky Erna: Meilensteine der Wiener Medizin, S. 196.
[175] Moll Leopold: Die britische Hilfsaktion für die Kleinkinder Wiens, Zeitschrift für Kinderschutz und Jugendfürsorge, Separatdruck aus Nr. 11, XII. Jg., S. 3.
[176] Moll Leopold, Die britische Hilfsaktion für die Kleinkinder Wiens, S. 4 – 6.
[177] Ebenda, S. 6.

Mit den ersten günstig ausgefallenen Ergebnissen dieser Aktion konnte Professor Dr. Moll bei den Sitzungen des Komitees des britischen Hilfswerkes mit Nachdruck die Fortführung der Verteilung von Lebensmitteln an die Kleinkinder empfehlen. Denn die große amerikanische Kinderhilfsaktion unter der Leitung von Professor Dr. Clemens v. Pirquet erstreckte sich fast ausschließlich auf Schulkinder.[178]

Neben den vielen Entbehrungen bedeutete in der Nachkriegszeit besonders die Tuberkulose für die Kinder eine große Gefahr. Moll hatte die Idee, eine großangelegte Erholungsaktion für gefährdete Kinder zu schaffen, um sie für mehrere Wochen aufs Land, ins Hochgebirge oder an die See zu schicken. Das war ein äußerst glücklicher Gedanke, aber der Plan bedurfte zur Realisierung finanzieller Mittel. Durch die intensiven Bemühungen Prof. Molls konnten die Leiter der Krankenkassen für diese Kindererholungsfürsorge gewonnen werden und so entstand im Jahre 1921 die „vereinigte Krankenkassenhilfe für tuberkulosegefährdete – in einer späteren erweiterten Fassung: für gesundheitsgefährdete – Kinder." Dass die Krankenkassen damals der Anregung Molls gefolgt sind, zeugte von großem sozialen Verständnis und rascher Entschlusskraft. Fünfzehn Jahre hindurch hat diese Einrichtung Bestand gehabt, wurde allgemein als „Moll-Aktion" bezeichnet und hat viele tausend Kinder von Arbeitern und Angestellten in ihrer Gesundheit gefördert.[179]

Diese von Prof. Moll erdachte .Fürsorgeidee hat viel für die Gesunderhaltung der Kinder erwirkt. Das hiefür aufgewendete Geld konnte wohl kaum sinnvoller und nutzbringender angelegt werden. Es waren vorzugsweise Schulkinder, welche zur Erholung in Heime geschickt worden sind, auch einige ältere Kleinkinder sind in diese „Moll-Aktion" eingebunden gewesen. Dies zeigte, dass die Fürsorgetätigkeit Molls nicht nur auf das Säuglingsalter beschränkt war, denn er hat in der Reichsanstalt auch eine Abteilung für ältere Kinder errichtet.[180]

Professor Dr. Leopold Moll war durch seine Fürsorgetätigkeiten und seine vielfältigen Aktivitäten im Bemühen um eine Besserung der tristen Situation der Kinder Wiens ein populärer Mann, nicht nur eine Wiener Lokalberühmtheit, sondern auch im Ausland ein sehr geschätzter Kinderfacharzt. Im Februar 1933 ist der 1877 in Böhmisch-Leipa geborene Leopold Moll im Alter von 56 Jahren verstorben. „Er zählte auch im fernen Ausland zu den besten seines Faches und

---

[178] Ebenda, S. 7.
[179] Reuss August, Leopold Moll und sein Werk, S. 3.
[180] Moll Leopold: Die britische Hilfsaktion für die Kleinkinder Wiens, Zeitschrift für Kinderschutz und Jugendfürsorge, Separatdruck aus Nr.11, XII. Jg., S. 7.

wird in der Geschichte der Kinderheilkunde sicherlich einen Ehrenplatz einnehmen." [181]

---

[181] Reuss August. Leopold Moll und sein Werk, Sonderdruck aus „Die österreichische Krankenhausverwaltung", 4. Jg., Folge April 1937, S. 4.

8 Das sozialmedizinische Wirken von Professor Dr. Clemens v. Pirquet

Clemens Freiherr von Pirquet war wohl einer der allen Ärzten am besten bekannte Kinderarzt, denn er hat im Jahre 1906 den fachübergreifenden Begriff „Allergie" geschaffen und in die klinische Medizin eingeführt. Der Name Pirquet geht auf eine alte Lütticher Patrizierfamilie zurück, deren Angehörige seit 1818 dem Freiherrenstand angehörten.[182] Clemens von Pirquet wurde am 12. Mai 1874 in Hirschstetten bei Aspern in Niederösterreich am Wohnsitz seiner Familie als viertes von sieben Kindern geboren. Seine Erziehung genoss er in der k. u. k. Theresianischen Akademie, und „sie vermittelte ihm jene Werte, die den Edelmann von Geburt zu einem solchen des Geistes und des Herzens formten" wie Erna Lesky es ausdrückte.[183] Ursprünglich für den geistlichen Stand bestimmt, wandte sich Pirquet aber schließlich dem Medizinstudium zu und promovierte im Jahre 1900 an der Universität Graz. Nach kurzer Zeit in Berlin ging er 1902 nach Wien, wo Theodor Escherich an der Kinderklinik, welche damals noch im St. Anna Kinderspital untergebracht war, sein die ärztliche Persönlichkeit prägender Lehrer wurde. Nach seiner Habilitation in Wien im Jahre 1908 unterrichtete Pirquet zwei Jahre lang an der John Hopkins University in Baltimore. 1910 kehrte er nach Europa zurück, übernahm die Leitung der Universitätskinderklinik in Breslau und wurde ein Jahr später nach dem Tode seines Lehrers Theodor Escherich an dessen verwaisten Lehrstuhl in Wien berufen.

An der Wiener Universitätskinderklinik, seiner ehemaligen Ausbildungsstätte, fungierte Pirquet als hervorragender Reorganisator und verwies in seiner Eröffnungsrede nicht ohne Stolz auf die zahlreichen Neuerungen und Verbesserungen in der neuerbauten Klinik.[184] Eine Sonnenkuranstalt auf dem Dachgarten war eine neuartige Institution zur Behandlung von an Tuberkulose erkrankten Kindern. Das flache Dach hatte einen Aufbau, der mehrere einfache Krankenzimmer und alle erforderlichen Nebenräume enthielt. Die Kinder sollten soviel Zeit des Tages wie nur möglich im Freien auf der geschützten Sonnenseite in Liegehallen verbringen. Damit wurde eine ganz außerordentliche sozialmedizinische Einrichtung geschaffen, denn in der Vor-Antibiotica-Ära standen nicht sehr viele Behandlungsmöglichkeiten für die damals zur Volksseuche angewachsenen Erkrankung zur Verfügung. Erst knapp nach dem Ende des Zweiten Weltkrieges kam auch das 1944 von dem Amerikaner Salman

---

[182] Oehme Johannes, Prominente deutschsprachige Pädiater des 20. Jahrhunderts: Clemens von Pirquet, S. 256.
[183] Lesky Erna, Clemens von Pirquet, S. 638.
[184] Pirquet Klemens, Freih. v.: Due neue Wiener pädiatrische Klinik, Wiener Klinische Wochenschrift, Nr. 46, 1911, S.1600.

(Salomon Abraham) Waksman entdeckte Streptomycin,[185] das erste wirksame Tuberkulostatikum, nach Europa. Aber bis zur Einführung dieses segensreichen und lebensrettenden Medikamentes in die Therapie standen den Ärzten nur sehr, sehr wenige Behandlungsmöglichkeiten zur Verfügung. Auch ich habe sie noch gelernt - die fünf „L", nämlich „ Licht, Luft, Lebertran, Landaufenthalt und Liebe."[186]

Um genügend Isolierzimmer zur Unterbringung infektionsverdächtiger Kinder oder Kinder mit unklaren oder kombinierten Infektionen zur Verfügung zu haben, wurde an das Hauptgebäude der Klinik eine moderne Boxenabteilung angegliedert, bestehend aus zwölf vollkommen isolierten Räumen in einem großen Saal. Diese Einrichtung beruhte auf einem Konzept Theodor Escherichs, der alle seine Erfahrungen als Kinderarzt und Klinikvorstand in die Planung eingebracht hatte. Pirquet bezeichnete die neue Klinik als „tatsächlich gegenwärtig die schönste Kinderklinik der Welt" und erwähnte ausdrücklich lobend in seiner Eröffnungsrede Prof. Escherich als den Mann, der „den Plan des Neubaues entworfen und bis in die Einzelheiten mit größter Liebe durchgearbeitet hat."[187]

Der Neubau der Kinderklinik ist in einem wesentlichen Maße Privatinitiativen zu verdanken, was als Beweis dafür angesehen werden kann, dass es eine große soziale Verantwortung in den Kreisen der Sponsoren gegeben hat. Zum überwiegenden Teil ist die Entstehung der Klinik dem „St. Annen Kinderspitalsverein" zu danken, der für den Bau und für die Inneneinrichtung über eine halbe Million Kronen aufgebracht hat. Die Kinderklinik ist also nicht vom Staate allein gebaut worden. Aber Prof. Escherich hat es durchgesetzt, dass durch eine Verständigung zwischen St. Annen Kinderspital und der Regierung der Neubau ermöglicht worden ist.

8.1   Die amerikanische Kinderhilfsaktion

Die schwerstwiegenden Probleme der unmittelbaren Nachkriegsjahre waren der Hunger und die unvorstellbare Sorge um das bloße Überleben. Private, halbstaatliche und staatliche Hilfsorganisationen aus Großbritannien, den Vereinigten Staaten von Amerika, aus Skandinavien, der Schweiz und aus Argentinien bemühten sich, die Hungersnot zu lindern. Betroffen waren

---

[185] Aus dem Keim Streptomyces griseum gewonnen.

[186] Dieses „Therapieschema" reduziert auf „Licht, Luft Liebe und Lebertran" wurde von Prof. Dr. Franz Hamburger, dem von der Grazer Universitätskinderklinik nach Wien berufenen Nachfolger Pirquets, auch als Rachitisbehandlung gefordert.

[187] Pirquet Klemens, Die neue Wiener pädiatrische Klinik, Wiener Klin. Wochenschrift, Nr. 46, 1911, S. 16oo.

vorwiegend Kleinstkinder, Kinder und Jugendliche, weshalb diesen Bevölkerungsgruppen die meisten Zuwendungen galten. Die ausländischen Hilfswerke arbeiteten mit heimischen Institutionen und Personen, vorwiegend Kinderärzten zusammen, welche die Organisation und Verteilung der Hilfsgüter übernahmen. Einer dieser hervorragenden Organisatoren war der Vorstand der Wiener Universitäts-Kinderklinik, Prof. Dr. Clemens v. Pirquet. Er verfügte über gute Beziehungen zu amerikanischen Kreisen seit seiner Professur in Baltimore in den Jahren 1908 bis 1910. Mit der Organisation amerikanischer Hilfsaktionen für die Kinder Österreichs und vor allem Wiens hat sich Pirquet unvergessliche Verdienste erworben.

Der damalige Lebensmittelkontrollor der Vereinigten Staaten von Amerika, Herbert Hoover,[188] welcher nach dem Ersten Weltkrieg das amerikanische Ernährungshilfswerk für Europa leitete, sandte Anfang 1919 den Professor für Physiologie in Philadelphia, Dr. Alonzo Taylor, nach Wien, damit er sich über die allgemeine Notlage unterrichten und einen Plan für die Kinderausspeisung entwerfen könne. [189]

Das von Pirquet entwickelte NEM-(Nahrungs-, Eiweiß-, Milch-)System interessierte den amerikanischen Physiologen und als im April 1919 die ersten Nahrungsmittel für die österreichischen Kinder abgeschickt wurden, wies er die Vertreter der „American Relief Administration" an, sich mit Prof. Pirquet ins Einvernehmen zu setzen. Er sollte als Vertreter Österreichs mit den Amerikanern zusammenarbeiten und die Ausgabe der Speisen nach dem NEM-System durchführen.

Schon nach seiner Bestellung zum Vorstand der Wiener Kinderklinik hat Pirquet begonnen, ein allgemein brauchbares Ernährungssystem für alle Stufen des Kindesalters zu erstellen. Es war dies das NEM-System, welches nicht auf der Kalorie, sondern auf der Milch als einer natürlichen Einheit beruhte. Dabei entsprach ein Kilo-NEM dem Nährwert von einem Liter Milch. Diese Idee, das Ernährungswissen populär zu machen, war zwar ein geistvoller Versuch, konnte sich aber letztlich nicht allgemein durchsetzen. Als Grundlage für die möglichst rationelle Verwendung und Verteilung der oft viel zu wenig vorhandenen Nahrungsmittel hat sich dieses System aber bei der amerikanischen

---

[188] Hoover Herbert Clark, 1874 – 1964, republikanischer Politiker, organisierte im Ersten Weltkrieg das Quäker-Hilfswerk für Belgien, Deutschland, Österreich, Russland und Polen. 1921 – 1928 Handelsminister, 1929 – 1933 der 31. Präsident der USA.
[189] Pirquet Clemens: Die Amerikanische Schulausspeisung in Österreich, Wiener klinische Wochenschrift, 34. Jg., Nr. 27, 1921, S. 323.

Kinderhilfsaktion sehr gut bewährt und war vor allem ausgezeichnet praktikabel.[190]

Denn es bedurfte eines genialen Organisationstalentes und spontaner Entschlussfreudigkeit, als Pirquet Mitte Mai 1919 von der Delegation der Amerikanischen Kinderhilfsaktion als deren Generalkommissar beauftragt wurde, innerhalb von zehn Tagen in Wien eine Massenausspeisung für Kinder zu organisieren. Und Pirquet setzte es in diesem kurzen Zeitraum, fernab jeder Bürokratie in bewundernswerter Weise durch. Sein kongenialer entschlussfreudiger Mitarbeiter Dozent Dr. Edmund Nobel hatte in kürzester Zeit die ersten Großküchen für die Ausspeisung aktiviert und den raschen Aufbau der inneren Organisation dieses sozialmedizinischen Werkes zu Stande gebracht.[191]

Die erste Ausspeisung für 500 Kinder gab es am 26. Mai 1919 im Schloss Schönbrunn. Überall dort, wo Großküchen und große Speisesäle vorhanden waren, wurden sie gleich zu Beginn der Ausspeisungsaktion für diesen Zweck genutzt. In anderen Schlössern, im Belvedere, im Augartenpalais, im Palais des Erzherzogs Eugen, aber auch im Meidlinger Kriegsspital und in anderen Barackenspitälern erhielten Wiener Kinder warme Mahlzeiten. Zwei Monate nach Beginn der Ausspeisungsaktion, am 16. Juli 1919, wurden bereits 106.478 Schüler und Schülerinnen verpflegt. Sehr rasch wurde diese humanitäre Verköstigung auch auf die Bundesländer ausgedehnt.

Es waren dann täglich 400.000 Kinder, welche in den schrecklichen Hungerjahren 1919 – 1921 mit einer kräftigen warmen Mahlzeit beteilt wurden.[192] Dies waren „400.000 Mahlzeiten nach ärztlichen Speiseplänen für 400.000 nach ärztlichen Vorschriften ausgesuchte Kinder, das bedeutet ein großes Arbeitsfeld für medizinische Ideen und zwar für Ideen der präventiven Medizin" bemerkte Pirquet nicht ganz ohne Stolz in einem Vortrag, gehalten in der Gesellschaft der Ärzte in Wien am 27.Mai 1921, fast auf den Tag genau zwei Jahre nach der ersten Ausspeisung für damals 500 Kinder im Schloss Schönbrunn.

In Kursen an der Kinderklinik Prof. Pirquets wurden Frauen in der Anwendung und Umsetzung des NEM-Systems gut geschult – man hat sie damals „NEM-Damen" genannt, - welche sodann als Küchenleiterinnen gearbeitet haben. Die von den Amerikanern zur Verfügung gestellten Lebensmittel wie Kondensmilch,

---

[190] Wagner Richard: Clemens v. Pirquet, Sonderdruck aus Wiener klinische Wochenschrift, 75. Jg., 1963, Nr.14, S. 241 – 243.
[191] Pirquet Clemens: Die Amerikanische Schulausspeisung in Österreich, Wiener klinische Wochenschrift, 34. Jg., 1921, Nr. 27, S. 323.
[192] Lesky Erna: 1919 _ 1921: Ein ernährungsmedizinisches Massenexperiment, Österreichische Ärztezeitung, Nr. 17, 1975, S.1.

Reis, Kakao, Mehl, Speck, Bohnen usw. mussten in 24 Zentralküchen zu fertigen Speisen mit einem bestimmten Nährwert verarbeitet werden. Die Küchenleiterinnen mussten besondere Erfahrung und Kenntnis des Nährwertbegriffes haben, vor allem bei der praktischen Anwendung in der Küche. Dabei hatte die leichte Verständlichkeit des NEM-Systems die praktische Durchführung dieser Aufgaben wesentlich gefördert, ja sogar ermöglicht.[193] Für ein Schulkind wurde 1 Kilo-NEM und für ein Kleinkind ½ Kilo-NEM als Standard angenommen. Von diesen 24 Zentralküchen wurden 534 Ausspeisestellen in Wien täglich beliefert,[194] in denen das fertig gekochte Essen abgegeben wurde. Eingenommen wurden die Mahlzeiten von den Kindern zumeist in Schulen und Turnsälen, welche zu diesem Zweck von der Unterrichtsverwaltung zur Verfügung gestellt wurden.[195]

Bemerkenswert ist auch, von wo und auf welchem Wege die Lebensmittelsendungen der Amerikanischen Hilfsaktion nach Österreich gelangten und welche Vorgaben von den österreichischen Behörden erfüllt werden mussten. Von Amerika kamen die Lebensmittel, nämlich Mehl, Reis, Kondensmilch Kakao und Bohnen nach Hamburg oder Rotterdam, wurden von dort nach Regensburg transportiert, auf Donauschiffe verladen und in Linz für die Alpenländer, in Wien für Niederösterreich abgegeben. Zucker hingegen wurde von den Amerikanern in der Tschechoslowakei gekauft.

Besonderer Wert wurde darauf gelegt, dass sich an den Kosten der Ausspeisung der österreichische Staat, die Bundesländer und Gemeinden beteiligten, um dadurch einen Beweis für ihr Interesse zu erbringen. Die Amerikaner sandten bloß die Nahrungsmittel und gaben keine Geldzuschüsse. Bloß die Gehälter der amerikanischen Repräsentanten wurden bezahlt. Für den Lebensmitteltransport innerhalb Österreichs hatten die Länder und Gemeinden zu sorgen. Den Spendern lag also daran, auch die österreichischen Behörden in die amerikanische Kinderhilfe aktiv mit einzubinden. Daher sollten auch die Bundesländer das zur Herstellung der Schulausspeisung erforderliche Mehl beisteuern. Nur in Wien, welches etwa die Hälfte aller für Österreich zur Verfügung gestellten Lebensmittel bekam, waren alle Nahrungsmittel, somit also auch das Mehl, ein

---

[193] Nobel Edmund: Einiges über die Amerikanische Kinderausspeisung in Wien und Niederösterreich, Wiener klinische Wochenschrift, 34. Jg., 1921, Nr.27, S. 325.
[194] Lesky Erna: 1919-1921: Ein ernährungsmedizinisches Massenexperiment, Österreichische Ärztezeitung, Nr. 17, 1975, S.1.
[195] Nobel Edmund: Einiges über die Amerikanische Kinderausspeisung in Wien und Niederösterreich, Wiener klinische Wochenschrift, 34. Jg., 1921, Nr. 27, S.325.

Geschenk der Amerikaner.[196] In Wien war ja auch die Hungersnot der Kinder am größten.

Mit der Umsetzung seines Ernährungssystems in die Praxis war Pirquet als Sozialreformer anerkannt.[197] 1919 konnten durch diese Aktion täglich 300.000 unterernährte Kinder in ganz Österreich an der Ausspeisung teilnehmen.[198] Bis 1920 ist deren Zahl bis auf etwa 400.000 pro Tag angestiegen.[199]

Schon zu Beginn der Kinderhilfsaktion erkannte Pirquet, dass damit die Möglichkeit gegeben war, in einem großen Umfang die Bewährung seines NEM-Systems zu erproben. Aber vor allem war es möglich, moderne sozialmedizinische humanitäre Tätigkeit großflächig den unterernährten und geschwächten Kindern angedeihen zu lassen. So etwas war vorher noch in keinem Land in diesem Ausmaß möglich gewesen.

Edmund Nobel, einer der engsten Mitarbeiter Clemens v. Pirquets, hob die grandiose Wirkung der amerikanischen Kinderhilfsaktion besonders hervor: „Wir müssen rückhaltlos den unendlichen Segen anerkennen, der unserem Nachwuchs durch die Amerikanische Kinderhilfsaktion gebracht wurde. Uns Österreichern aber kann es zur stolzen Befriedigung gereichen, dass wir durch widmungsgemäße Verwendung der reichen Gaben unseren Teil beigetragen haben zum Gelingen dieses größten Wohlfahrtswerkes der Geschichte."[200]

Im Schlussbericht in der Gesellschaft der Ärzte am 27. Mai 1921 bezeichnete Pirquet die Amerikanische Kinderhilfsaktion deutlich als „ein Beispiel der systematischen medizinischen Ernährungsfürsorge." Und er betonte, dass damit „sich die Medizin ein neues Gebiet, mittels welchem sie immer mehr in die Volkswirtschaft eingreifen wird," angeeignet habe, nämlich „durch Sicherung der ungestörten Entwicklung der Kinder und durch Unschädlichmachung unseres schlimmsten Feindes, der Tuberkulose."[201] Erna Lesky beantwortete die Frage nach dem ganz außerordentlichen Engagement und der Motivation Pirquets für

---

[196] Pirquet Clemens: Die Amerikanische Schulausspeisung in Österreich, Wiener klinische Wochenschrift, 34. Jg., 1921, Nr. 27, S. 323.

[197] Wagner Richard, Clemens von Pirquet, Sonderabdruck aus Wiener klinische Wochenschrift, 75. Jg.,, 1963, Nr. 14, S. 241 – 243.

[198] Lesky Erna, Clemens von Pirquet, S. 639.

[199] Lesky Erna, Meilensteine der Wiener Medizin, S. 196.

[200] Nobel Edmund: Einiges über die Amerikanische Kinderausspeisung in Wien und Niederösterreich, Wiener klinische Wochenschrift, 34. Jg., Nr. 27, 1921, S.330.

[201] Pirquet Clemens: Die Amerikanische Schulausspeisung in Österreich, Wiener klinische Wochenschrift, 34. Jg., Nr. 27, 1921, S. 323.

diese sozialmedizinische Pionierleistung mit ihrer Ansicht, es war „schlicht und altmodisch: Liebe zu Österreich und Liebe zu seinen hungernden Kindern."[202]

In diesem ernährungs- und sozialmedizinischen Massenexperiment bewährte sich das NEM-Ernährungssystem von Pirquet in einer praktischen Erprobung. Eine systematische Erhebung des Ernährungszustandes der Kinder und Jugendlichen war mit den Ausspeisungen der amerikanischen Kinderhilfsaktion verknüpft.[203]

Der Ernährungszustand der Wiener Kinder im Herbst 1919 wurde über Veranlassung Prof. Pirquets in allen Wiener Schulen untersucht. Ein solches Großprojekt dieses Ausmaßes war ebenfalls bisher noch nie durchgeführt worden. Das Ergebnis war erschütternd: 40% der Schüler waren ernährungsgestört, 50 % waren schlecht ernährt und nur 6.732 Kinder konnten als normal ernährt bezeichnet werden. [204]

Differenzierte Untersuchungen ergaben Ernährungsunterschiede zwischen Wiener Bezirken mit Mittelstandsbevölkerung (Josefstadt, Alsergrund) und vorwiegend von Arbeitern bewohnten Bezirken (Ottakring, Floridsdorf) als Musterbeispiel sozialer Forschung.

Die letzten Untersuchungen über den Zeitraum von Oktober 1920 bis Jänner 1921 erfassten 145.800 Schüler. Die Zahl schwerst ernährungsgestörter war auf 60.000 gesunken und jene mit normalem Ernährungszustand auf 15.300 angestiegen – wohl mit ein Erfolg der zweijährigen Kinderhilfsaktion. [205]

Eine systematische Massenausspeisung dieses Umfanges war einzigartig und in dieser Größenordnung auch erstmalig. Das organisatorische Genie Clemens von Pirquets hat mit seinen ebenfalls hochmotivierten Mitarbeitern an der Wiener Universitäts-Kinderklinik Edmund Nobel, Ernst Mayerhofer und Richard Wagner, dem späteren Biographen seines ehemaligen Chefs Pirquet die überantwortete Aufgabe in hervorragender Weise bewältigt. Der amerikanische Leiter des Hilfswerkes in Europa, der spätere Präsident der Vereinigten Staaten, Herbert Clark Hoover, hatte ursprünglich drei Monate für die Ausspeisung geplant. Die geradezu geniale Organisation und präzise Durchführung durch Prof. Clemens v. Pirquet hat Hoover bewogen, die Aktion auf zwei Jahre zu verlängern.[206]

---

[202] Lesky Erna: 1919 – 1921: Ein ernährungsmedizinisches Massenexperiment, Österreichische Ärzte Zeitung, Nr.17, 1975, S. 1.
[203] Hubenstorf Michael, Sozialmedizin, Menschenökonomie, Volksgesundheit, S. 255.
[204] Lesky Erna: 1919-1921: Ein ernährungsmedizinisches Massenexperiment, Österreichische Ärztezeitung, Nr. 17, 1975, S. 1.
[205] Ebenda.
[206] Lesky Erna, Meilensteine der Wiener Medizin, S. 196.

In seinem Vortrag in der Gesellschaft der Ärzte in Wien am 27. Mai 1921 erwähnte Pirquet einen bemerkenswerten zukunftsweisenden sozialmedizinischen Plan von Herbert Hoover, welcher ihm „am meisten am Herzen liegt."[207] Hoovers Vision war, aus der Ernährungsfürsorge des Kindesalters eine definitive Institution zu schaffen. Der Staat sollte sich nicht nur für die geistige, sondern auch für die körperliche Ausbildung der Kinder verantwortlich fühlen. Ebenso wenig wie der Staat es jetzt zulässt – meinte Hoover – dass ein Kind durch die Unkenntnis, durch das Unverständnis oder durch die Trägheit der Eltern ohne Schulbildung aufwächst, sollte er es auch nicht erlauben, dass ein Kind durch die Armut oder die Ungeschicklichkeit der Eltern unterernährt bleibt. Der Plan Hoovers umfasste im Wesentlichen folgende Punkte: Zweimal jährlich sollten alle Schulkinder ärztlich untersucht und die Unterernährten verhalten werden, eine Mahlzeit in der Schulküche einzunehmen. Die Kosten für die Mahlzeiten sollten die Eltern tragen, bei Zahlungsunfähigkeit allerdings die Aufenthaltsgemeinde. Ganz allgemein sollte es aber auch allen anderen Schulkindern freistehen, gegen Zahlung des Selbstkostenpreises die Schulküche zu besuchen. Pirquet selbst verwendete sich für dieses Projekt und eine Folge seines sozialpädiatrischen Wirkens war die Schaffung eines Gesetzes für die Schülerausspeisung unterernährter Kinder.[208]

Erna Lesky bezeichnete den großen Gelehrten Clemens v. Pirquet als einen hippokratischen Arzt und charakterisierte sein ärztliches und menschliches Handeln mit einem Satz von Hippokrates: „Wo Menschenliebe, da ist auch Liebe zur ärztlichen Kunst." Tatsächlich hat Pirquet im Sinne dieser Worte gelebt und als begeisternder Lehrer nicht nur sein enormes medizinisches Wissen auf dem Gebiete der Kinderheilkunde, sondern auch seine zutiefst menschliche und soziale Gesinnung an seine Schüler weitergeben können. Vielleicht hat auch seine solide humanistische Ausbildung zu dieser Charaktereigenschaft beigetragen; Pirquet hat vor seinem Medizinstudium zwei Semester an der theologischen Fakultät in Innsbruck und anschließend ebenfalls zwei Semester an der philosophischen Fakultät Löwen studiert. [209]

Von 1919 bis 1922 war Pirquet Generalkommissar der von Herbert Hoover organisierten „American Relief Administration – European Childrens Fund" in Wien.[210] Pirquet, der in seiner pazifistischen Einstellung der Ansicht war, die ärztliche Wissenschaft habe den Krieg verlängert, hat den Wunsch ausgesprochen: „Möge die ärztliche Wissenschaft in Zukunft nie mehr zur Verlängerung eines

---

[207] In : Wiener klinische Wochenschrift, 34. Jg., Nr. 27, 1921, S.324.
[208] Ebenda.
[209] Oehme Johannes, Clemens von Pirquet, S. 256.
[210] Hubenstorf Michael, Sozialmedizin, Menschenökonomie, Volksgesundheit, S. 255.

Massenmordes entweiht werden, sondern nur mehr friedlichen Zwecken dienen."[211]

1926 kam es zur Gründung einer „Österreichischen Gesellschaft für Volksgesundheit." Bei der Vorbereitung zur Wahl des ersten Präsidenten wurde Pirquet als der berufenste Mann für diese Stellung einmütig anerkannt, nicht nur seiner Leistungen als Forscher wegen, sondern wegen seiner tatkräftigen Auseinandersetzung mit sozialen Fragen und deren Lösung. Denn Pirquet konnte seine in Amerika gewonnenen Erfahrungen über die Anwendung sozialhygienischer Institutionen den hiesigen Verhältnissen entsprechend anpassen.[212]

8.2 Entdeckungen Pirquets von sozialmedizinischer Relevanz

In Erinnerung blieb Prof. Clemens von Pirquet den Wienern und Österreichern vor allem wegen seiner sozialfürsorgerischen Leistungen im Rahmen amerikanischer Hilfsaktionen in den Hungerjahren nach dem Ersten Weltkrieg. Seine medizinischen Großtaten waren wohl in Ärztekreisen international bekannt, sind aber der Fachspezifität wegen nicht unbedingt Allgemeinwissen geworden. Die ersten Jahre des 20. Jahrhunderts, da Pirquet als Assistent an der Wiener Universitäts-Kinderklinik unter seinem Lehrer – und übrigens auch Vorgänger als Klinikvorstand - Prof. Dr. Theodor Escherich tätig war, konnten wohl als seine wissenschaftlich fruchtbarsten bezeichnet werden. Bereits 1903 erkannte er gemeinsam mit seinem damaligen Mitarbeiter Béla Schick[213] das Wesen der Serumkrankheit, welche er 1905 in allen Einzelheiten in einer Monographie beschrieben hat.[214]

Die Entdeckung der Allergie, also der andersartigen Reaktion des Körpers auf Fremdstoffe, etwa Bakterien und artfremdes Eiweiß war wohl die bedeutendste wissenschaftliche Entdeckung Pirquets. Auch schuf er den fachübergreifenden Begriff „Allergie" und führte ihn in die Klinik ein. Damit wurde er zum Begründer eines neuen Wissenschaftszweiges, der Allergieforschung. Seine Erkenntnisse publizierte Pirquet erstmals im Jahre 1906.[215]

---

[211] Pirquet Clemens, Einleitung in: (ders .Hg.), Volksgesundheit im Krieg, 2 Bde., Wien – New Haven 1926, 1.Teil, S. 13.

[212] Zweymüller Ernst im Interview vom 24.5.1982. In Spitzy Karl und Lau Inge, Van Swietens Erbe, S. 68.

[213] Der spätere Entdecker des Diphtherie-Tests, 1877 – 1967.

[214] Pirquet Clemens und Schick Béla, Die Serumkrankheit, Leipzig und Wien, Franz Deuticke, 1905.

[215] Münchener Medizinische Wochenschrift 1906, Bd. 53, S. 1457.

Schließlich entdeckte und entwickelte Pirquet die cutane Tuberkulinprobe. Dabei wurde die Haut, meist am Unterarm geritzt und einige Tropfen Tuberkulin[216]aufgetragen. Bei einem mit Tuberkulose Infizierten erzeugte dies nach 24 bis 48 Stunden eine umschriebene Rötung. Damit war die Frühdiagnose der Volksseuche Tuberkulose in breitem Ausmaße erst möglich. Diese Methode war eine solide Basis für die Erfassung der Infektionsquellen und die Betreuung Erkrankter durch die Tuberkulose-Fürsorge. Von vielen wurde die Entdeckung der Tuberkulinreaktion sogar als die wichtigste praktische Tat Pirquets angesehen. Zu dieser Zeit war Wien das Medizinische Zentrum der Welt und Clemens von Pirquet der hervorragendste Vertreter der Pädiatrie.

Dr. Richard Wagner, der viele Jahre als Assistent an seiner Klinik gearbeitet hat, sah seinen ehemaligen Chef als einen Mann, der durch ein seltenes Zusammentreffen günstiger Umstände, sorgfältige Erziehung und hohe Begabung nicht nur zu einem berühmten Kinderarzt, sondern auch zu einem gefeierten Philanthropen geworden ist. Nach Meinung Wagners hatte Pirquet das erweiterte Bewusstsein des Genies und die zwangsartige Beharrlichkeit der großen Entdecker. Besonders aber hob er seine Einfachheit im Reden und Handeln, seine Naivität und seinen gesunden Sinn für Humor hervor. Alles in allem betrachtete er Pirquet als einen Menschen jener dünnen Oberschicht von Auserwählten, welche keiner Nation, sondern die der ganzen Welt angehörten.[217] Diese Worte gebrauchte Richard Wagner in seiner Biographie über Clemens von Pirquet, gehalten in einer Festrede anlässlich der Denkmalenthüllung in der Wiener Universität am 23. Oktober 1962. Bei der Präsentation sagte der emeritierte Professor der Universität Sorbonne Dr. Robert Debré vor den Festgästen, „dass man die weltumspannende Institution UNICEF (United Nations International Children`s Emergency Fund) als Erbe des großen humanitären Werkes für Kinder ansehen kann, das von Pirquet erstmals errichtet worden ist."[218]

Das Verhalten Pirquets zu seinen kleinen Patienten, seine warme Menschlichkeit, Liebenswürdigkeit und Aufrichtigkeit, seine „Ausstrahlung" machten ihn zum Liebling der Kinder. Er spielte mit ihnen, lehrte sie Kinderlieder und unterhielt sich mit den Kleinen, während er oft tagelang in der Masernbox verbrachte, um den Hautausschlag dieser Erkrankung genau zu beobachten und ihn zu zeichnen. Sein humanitäres Denken und Handeln vermochte er auch seinen Mitarbeitern zu vermitteln und seinen Schülern weiterzugeben. Überheblichkeit war ihm fremd und Achtung vor der Ansicht anderer gegeben. Oft hat er seinen Studenten gesagt:

---

[216] Die von Robert Koch 1890 aus der Nährflüssigkeit der Kulturen von Tuberkelbakterien gewonnene Flüssigkeit, welche als sog. „Alttuberkulin" zur Diagnostik verwendet wird.
[217] Wagner Richard, Clemens von Pirquet, Wiener klinische Wochenschrift, 75. Jg., Nr. 14, 1963, S. 241 – 243.
[218] Zweymüller Ernst in: Spitzy Karl H. und Lau Inge, Van Swietens Erbe, S. 68.

„Nichts blamiert einen jungen Doktor mehr, als wenn die Großmutter ihn in der Diagnose aussticht."[219]

Am 28. Februar 1929 hat Clemens von Pirquet zusammen mit seiner depressiven Frau durch den Freitod seinem Leben ein Ende gesetzt.

Wie sehr die Persönlichkeit Pirquet seine Mitarbeiter beeinflusst hat, zeigte sich an Béla Schick, seinem Mitarbeiter an den Studien über die Serumkrankheit, welcher auch den nach ihm benannten Test zur Feststellung fehlender Antikörper gegen Diphtherie entwickelt hat. Als Schick ein herzkrankes Kind vor einer Operation untersuchte, beugte er sich mit seinen Lippen zur Wange des Kindes, als ob er ihm einen Kuss geben wollte. Darauf angesprochen, sagte er: „Besser als Digitalis." [220] Zweymüller erinnerte auch an ein Zitat des 80-jährigen Schick: „To be a good pediatrician it helps to be a little childish yourself." [221] Dies zeigte, wie wichtig es war und nach wie vor ist, die menschliche Zuwendung unbedingt immer wieder neben – nicht über – die rein medizinische Behandlung zu stellen. Soziales Empfinden und Humanität waren und sind Bestandteile der Medizin.

8.3   Bekämpfung von Nachkriegsnot und Hunger der Wiener Kinder

Im Winter 1918/1919 und im Frühjahr 1919 war Wien von unvorstellbarer Hungersnot, Kälte und Krankheit betroffen. Unterernährung, schwerste gesundheitliche Schäden und fehlende Abwehrkräfte gegen Krankheiten waren die Folge der weit unter dem Existenzminimum liegenden Lebensmittelrationen.

Die in Wien schon bisher beheimatete Tuberkulose – die sog. „Wiener Krankheit" bzw. der „Morbus Viennensis" – breitete sich unter den katastrophalen Lebensumständen rasch aus, Ruhr trat immer wieder auf und eine die ganze Welt erfassende Influenzaepidemie, als „Spanische Grippe" bekannt, forderte in Wien Tausende Opfer in der geschwächten Bevölkerung ohne jede Widerstandskraft. Hunger, kaum vorhandene Milchprodukte und ungesunde Wohnungen waren mitverantwortlich für zahlreiche Erkrankungen der Wiener Kinder an Rachitis. Daher erschien einer englischen Ärztekommission im Jahre 1919 die Situation der Wiener Bevölkerung besonders geeignet, die noch nicht völlig abgeklärten Ursachen dieser Erkrankung zu erforschen. [222]

---

[219] Oehme Johannes, Prominente deutschsprachige Pädiater: Clemens von Pirquet, S. 258.
[220] Herzwirksames Glykosid aus den Blättern mancher Fingerhutgewächse.
[221] Zweymüller Ernst, in: Sitzy Karl H. und Lau Inge, Van Swietens Erbe, S. 68.
[222] Lesky Erna: Vom Aderlaß zur Schluckimpfung, Therapie im Wandel der Zeit, Materia therapeutica, 11. Jg., Folge 5, 1965, S.145.

Sozialmedizinisch denkende Ärzte trugen in dieser schrecklichen Periode mit massivem persönlichem Engagement viel zur Linderung der Not bei. Prof. Clemens v. Pirquet, der Vorstand der Wiener Universitäts-Kinderklinik, verfügte über gute amerikanische Beziehungen, welche er zum Wohl der Wiener Kinder einsetzte. Er organisierte und leitete die „Amerikanische Kinderhilfsaktion" im Jahre 1919. Seiner Initiative gelang es, bei Herbert Clark Hoover, dem amerikanischen Leiter des Hilfswerkes in Europa, eine Verlängerung der zunächst auf nur drei Monate befristeten Ausspeisung auf zwei Jahre zu erreichen.

Prof. Leopold Moll, der Leiter der Reichsanstalt für Mutter- und Säuglingsfürsorge in Wien war der österreichische Ansprechpartner des „Britischen Hilfswerks für Wiener Kinder", einer Fürsorgeaktion speziell für die Klein- und Kleinstkinder in Wien.

Der Bevollmächtigte der USA in der interalliierten Lebensmittelkonferenz Herbert Clark Hoover wurde nicht nur von Pirquet, sondern auch von dem in Amerika hochgeschätzten Orthopäden Prof. Adolf Lorenz kontaktiert. Am 29. Dezember 1918 schrieb er an ihn einen wortgewaltigen berührenden Bettelbrief:

„Lieber Mr. Hoover!
Sagen Sie beim Anblick dieser Zeilen nicht gleich: „how dare you!" Warten Sie, bitte, die Rechtfertigung derselben ruhig ab! Obzwar nur ein einfacher Wiener Arzt, ist der Briefschreiber als Besitzer des „Freedom of the city of New York" Ehrenbürger jener herrlichen Stadt...Als jenes kostbare Dokument seiner Ehrenbürgerschaft im ehrwürdigen Rathause der Stadt New York vom Schreibtische Washingtons gehoben und in seine Hände gelegt worden war, flüsterte ihm einer seiner amerikanischen Freunde launig zu: „All right, vor dem Verhungern brauchen Sie sich auf keinen Fall mehr zu fürchten! Bevor Sie so weit wären, brauchen Sie nur in New York City anzuklopfen." In diesen Zeiten unserer fürchterlichen Not habe ich mich oft an diese Episode erinnert. Zwar bin ich selbst noch nicht ganz so weit, aber ich sehe bei meiner ärztlichen Tätigkeit...in erschreckend sich steigernder Zahl viele Hunderte von armen Kindern, denen die rapid um sich greifende Tuberkulose nicht mehr die Zeit zum Hungertode lässt. Ob es nun „fair" ist oder nicht, ich muss für diese verhungernden Kinder das kostbare Gut meiner Ehrenbürgerschaft von New York in unerhörter Weise ausbeuten..." [223]

Adolf Lorenz beteiligte sich aber auch persönlich nach Eintreffen der großzügigen amerikanischen Hilfslieferungen in Wien an der Verteilungsarbeit. Für diesen Zweck wurde ein eigenes Verteilungskomitee gegründet, dem übrigens auch

---

[223] Zit. in: Lesky Erna: Meilensteine der Wiener Medizin, S. 196.

Marianne Hainisch, die Mutter des späteren österreichischen Bundespräsidenten Dr. Michael Hainisch angehörte.[224] Zwischengelagert wurden die Hilfslieferungen in einem kleinen Gymnastikzimmer der orthopädischen Abteilung und diese „wurde ein Lebensmittelmagazin, gefüllt mit Speckseiten, Bohnen, Mehl, Zwieback und Kondensmilch."[225] Nebenbei wurden auch getragene und neue Kleider sowie Schuhe von dieser uneigennützigen Verteilerstelle an Bedürftige abgegeben.

8.4 Schulausspeisung

Das sozialmedizinische Problem der Ausspeisung für Schulkinder wurde erstmals um 1880 in Deutschland aufgegriffen, interessanterweise nach dem Verbot der Kinderarbeit und der dadurch schlechteren Einkommensverhältnisse vieler Familien. Untersuchungen ergaben damals die erschreckende Tatsache, dass viele Schüler ohne Frühstück in die Schule kamen und manche nicht einmal ein warmes Mittagessen erhielten. Private karitative Einrichtungen und die staatliche Armenpflege führten Ausspeisungen durch und eine Statistik aus dem Jahre 1909 ergab, dass in 525 deutschen Städten 5,5% der Kinder an einer Schulausspeisung teilnahmen. Doch fehlte vor dem Ersten Weltkrieg noch jede systematische und durch klare Auswahlkriterien geregelte Norm dafür, welche bedürftigen oder gesundheitsgefährdeten Kinder in diese Verköstigung sinnvoll eingebunden werden sollten.[226]

Die große Nahrungsmittelknappheit in den letzten Kriegsjahren und die schwere Hungersnot in der Nachkriegszeit mit stark vermehrtem Auftreten von Tuberkulose auch im Kindesalter sowie die erschreckende Zunahme der Kindersterblichkeit daran und vor allem auch an der Unterernährung führten zu einem Umdenken. Die Gesellschaft war aufgerüttelt worden. Es musste rasch und effizient geholfen werden. In Wien besonders, aber auch in ganz Österreich wurde die Schulausspeisung durch die von Herbert Hoover initiierte Amerikanische Kinderhilfsaktion ermöglicht. Herbert Hoover war es auch, der sich für die Umsetzung der Idee, die Schulausspeisung weiterhin beizubehalten, engagiert ausgesprochen hat.[227]

Mit dem 18. Oktober 1922 ging die Verantwortung für die Ausspeisung der Schulkinder an die Gemeinde Wien über, welche diese dann mit Hilfe der

---

[224] Lorenz Adolf: Ich durfte helfen, S. 276.

[225] Ebenda, S. 275.

[226] Durig A.: Über die Schulausspeisung, Separatabdruck aus der Wiener Medizinischen Wochenschrift, Nr. 51, 1930, S.3.

[227] Pirquet Clemens: Die Amerikanische Schulausspeisung in Österreich, Wiener klinische Wochenschrift, 34. Jg., Nr. 27, 1921.

„Vienna Public Feeding" durchführte. Bald danach übernahm die „Wiener öffentliche Küchenbetriebsgesellschaft" (WÖK), an der Gemeinde Wien und Bund zu gleichen Teilen als Gesellschafter beteiligt waren, diese Aufgabe.[228]

Die Erfahrungen mit der Schulausspeisung in der Zeit der Hungersnot hatten gezeigt, dass diese sozialmedizinische Institution nicht entbehrlich sei und die Verantwortlichen dazu bewogen, sie als vorbeugende Gesundheitsfürsorge beizubehalten. Vor allem der Wille zur Bekämpfung der Tuberkulose stärkte diese Überzeugung, denn das enorme Anwachsen der Tuberkulose als Folge des Nahrungsmangels in der Kriegszeit war noch in wacher Erinnerung.

Der Landessanitätsrat Prof. Dr. A. Durig wies ausdrücklich darauf hin, dass auch die Pädagogen vom Standpunkt der Schule und des Unterrichts nachhaltig für die Beibehaltung der Schülerausspeisung eingetreten waren „in der Erkenntnis, dass Aufnahmsfähigkeit, Lerneifer und Frischheit schlecht ernährter Kinder durch die Schulausspeisung beziehungsweise das Schulfrühstück wesentlich gehoben werden können und dass das Schlaff- und Müdewerden der Kinder damit vermieden werden kann."[229]

Nach Meinung Durigs hatte die Schulausspeisung eine soziale, eine sozialhygienische und zugleich eine pädagogische Aufgabe zu erfüllen. Daher sollte die Auswahl der Kinder und die Erfolgskontrolle der Schulausspeisung durch drei Personen – in unentbehrlichem Zusammenwirken – erfolgen, nämlich den Arzt, die Fürsorgerin und den Lehrer.

Seit dem Jahre 1923 versorgte im Rahmen der Schulausspeisung die Gemeinde Wien pro Jahr rund 13.000 Schulkinder mit Mittagsmahlzeiten, das ergab im Jahresdurchschnitt etwa vier Millionen Mittagsmahlzeiten. Hinzu kamen noch jährlich 1,2 Millionen Mittagsmahlzeiten für 6200 Kleinkinder in den Kindergärten. Der finanzielle Aufwand für diese gesundheitspolitisch bedeutsame prophylaktische sozialmedizinische Maßnahme belief sich im Jahr 1929 für die Schulkinder auf 2,305.240 Schilling und für Kleinkinder, welche zusätzlich noch ein Frühstück erhielten, 621.441 Schilling, insgesamt also auf nahezu drei Millionen Schilling.[230]

Im Schuljahr 1928/29 nahmen in Wien 7% aller Schulkinder – in den Arbeiterbezirken X., XIV., XVII und XX sogar 10-12% - an den Ausspeisungen teil. Von diesen waren 88% von jeglicher Zahlung befreit, 9,6% zahlten nur ein

[228] Durig A.: Über die Schulausspeisung, Separatdruck aus der Wiener Medizinischen Wochenschrift, Nr. 51, 1930, S.5.
[229] Ebenda.
[230] Ebenda, S.8.

Viertel, 1,8% die Hälfte und nur 0,6% die vollen Gestehungskosten von 70 Groschen pro Mittagsmahlzeit. Dies wirft ein bezeichnendes Schlaglicht auf die Armut der Wiener Bevölkerung und die soziale Not im dritten Dezennium des 20. Jahrhunderts.

Die Zuweisung der Kinder zur Schulausspeisung erfolgte auf Grund der Erhebungen der Bedürftigkeit durch den Schularzt unter besonderer Berücksichtigung tuberkulosegefährdeter Kinder.[231] Diese sozialmedizinische Einrichtung einer gut geführten Schulausspeisung im Rahmen der prophylaktischen Gesundheitsfürsorge konnte neben der Hebung des Gesundheitszustandes der Kinder und der Erhöhung ihrer Leistungsfähigkeit auch als unterstützende Maßnahme im Unterricht aufgefasst werden.

---

[231] Ebenda, S.9.

9 Volksgesundheit

Eine grundlegende Säule der Sozialmedizin war es immer wieder, nicht nur medizinische, sondern auch gesellschaftliche und politische Wurzeln von Erkrankungen aufzufinden und zu untersuchen. Aus den gewonnenen Erkenntnissen dieser Spurensuche entwickelten sich Behandlungsgrundlagen, nicht nur für die körperlichen Schäden, sondern auch und vor allem für arbeitstechnisch und gesellschaftspolitisch bedingte Auslöser vieler Krankheiten und Leiden. Zwangsläufig ergab sich daraus auch die selbstverständliche Notwendigkeit, Ursachen, Anlässe und damit das Auftreten von Krankheiten zu unterbinden, somit sozialmedizinische Prophylaxe zu betreiben. Heilen und Helfen waren stets zwei Grundpfeiler ärztlichen Tuns und kamen im Laufe der Menschheitsgeschichte wohl auch immer wieder zur Anwendung. Dabei sind oft Warmherzigkeit, Wohltätigkeit, Bedürftigenhilfe und Armenversorgung wesentliche Triebfedern gewesen. Im Begriff Sozialmedizin wurden nun beide Tätigkeiten, nämlich Helfen und Heilen, in einem Namen vereint.

9.1 Soziale Fürsorge und Wohlfahrtsarbeit aus der Sicht Julius Tandlers

In einer Abhandlung über soziale Wohlfahrtsarbeit setzte Julius Tandler einen für ihn wohl bezeichnenden Satz an den Beginn seiner Überlegungen über die wissenschaftliche Methode in diesem Arbeitsbereich: „Soziale Fürsorge und Wohlfahrtspflege sind die modernen Offenbarungen uralten menschlichen Helfertums, denn so alt menschliche Kultur überhaupt ist, so alt ist menschliche Hilfsbereitschaft."[232]

Eine der ältesten und angesehensten Arten der Hilfeleistung war die ärztliche. Aus zunächst bloß individuellem Beistand wurden durch Sammlung gewonnener Erkenntnisse überlieferte Methoden und schließlich entwickelte sich eine ärztliche Wissenschaft. Die Medizin in ihrem heute großen Umfang war das Resultat dieser Fortentwicklung und die wissenschaftliche Voraussetzung ärztlicher Hilfe.

Tandler bekannte sich leidenschaftlich zur Wissenschaft und zur Medizin, überhöhte letztere aber und kleidete sein Empfinden und seine Ansicht in folgende Worte:
„Medizin ist mehr als Wissenschaft, ist Kunst und Wissenschaft, so wie der Arzt nicht nur ein Wissenschafter, sondern ein Künstler ist; weil überall dort, wo der Mensch dem Menschen gegenübersteht, er seine Einflussnahme nicht der Menge

---

[232] Tandler Julius, Die wissenschaftliche Methode in sozialer Wohlfahrtsarbeit, S. 1.

an Wissenschaft verdankt, sondern der Größe seiner Kunst; denn künstlerisch wirksam zu sein, heißt Menschenseelen erschließen."[233]

Tandler hat dies wohl nicht in Überwertung seines Stolzes auf den eigenen Beruf so formuliert. Vielmehr könnte er diese Sätze in wohlüberlegter Absicht geschrieben haben. Er wollte nämlich eine bestausgebildete, wissenschaftlich geschulte Gruppe von Sozialarbeitern – Sozialbeamte wurden sie damals genannt – und Fürsorgern schaffen. In enger Zusammenarbeit mit sozialmedizinisch ausgebildeten Ärzten könnten sie seiner Meinung nach das gesamte soziale Helfertum umfassen. Diesem Berufsstand sollte Kompetenz und Achtung verliehen werden. So etwas konnte aber nur erfolgen, wenn hohe Anforderungen an die Ausübung dieser Tätigkeiten gestellt würden. Daher forderte Tandler so wie für die Medizin auch für den Sozialberuf die Kombination von Wissenschaft und Kunst. Der Fürsorger und Sozialarbeiter müsste, solle er wirksam sein, auch ein Künstler sein.[234] Aus dieser Kombination erkläre es sich auch, warum so viele berufen und so wenige auserwählt seien.

Der Aufgabenbereich in der Sozialmedizin erweiterte sich immer mehr mit neuen Erkenntnissen der sozialen, ökonomischen, ethischen, pädagogischen und medizinischen Zusammenhänge. Tandler appellierte eindringlich, dass keine dieser Disziplinen zum Selbstzweck werden dürfe und die „gesamte soziale Arbeit auf bestimmten ethischen Fundamenten" beruhen müsse. Aber er fand auch klare Worte für echte Hilfsbedürftigkeit in Abgrenzung zum Missbrauch: „Ethische Selbstverständlichkeit ist die nachgewiesene Hilfsbedürftigkeit, soll Fürsorge nicht in blinde Wohltäterei ausarten, soll sie nicht zur Züchterin des Bettlerwesens werden."[235]

Zweifelsohne war sich Tandler der schwierigen Anforderungen in der praktischen Wohlfahrtsarbeit bewusst. Die Beurteilung der Ursache für Armut und Bedürftigkeit war für den Fürsorger sicher nicht immer leicht. Tandler hatte Verständnis dafür: „Arbeitslosigkeit als Grundlage familiärer Armut zu erkennen, ist leicht. Arbeitsscheu gegen Arbeitsmangel abzugrenzen ist schon manchmal sehr schwer."

Aus dem Anliegen der Wohlfahrtstätigkeit entwickelte Tandler zunehmendes Interesse an der Bevölkerungspolitik und er unterschied dabei zwischen der quantitativen und der qualitativen. Die quantitative Bevölkerungspolitik bezeichnete er auch als imperialistische, in welcher alle Bestrebungen auf die Volksvermehrung gerichtet waren. Die Bemühungen Tandlers jedoch bezogen

---

[233] Ebenda, S. 1-2.
[234] Ebenda, S.2
[235] Ebenda, S. 2.

sich auf die qualitative Art der Bevölkerungspolitik und er hat sie als soziale der imperialistischen gegenübergestellt. Das Kriterium hiefür war für ihn das menschenwürdige Dasein des einzelnen Menschen. Es war daher seiner Ansicht nach die Aufgabe des Bevölkerungspolitikers die „qualitative Hochzucht des von ihm verwalteten Menschenmaterials."[236] Eine derartige Wortwahl – heute als menschenverachtend abqualifiziert und daher unanwendbar – war in den Zwanzigerjahren des vergangenen Jahrhunderts aber nicht ungewöhnlich.

Die Wohlfahrtspflege wurde von Tandler als ausführende Tätigkeit der Bevölkerungspolitik angesehen. Diese hatte er als „Bewirtschaftung des organischen Kapitals" empfunden. Als „organisches Kapital" verstand Tandler „die innerhalb eines Staates oder einer Gemeinde lebende Menschheit aller Kategorien."

Obwohl sich Tandler immer wieder sehr engagiert und oft warmherzig für soziale Nöte und Sorgen und vor allem für sozialmedizinische Anliegen eingesetzt hat, erschrecken den heutigen Leser die oft schroffen und kalt – nüchternen termini technici. Viele Formulierungen und Bezeichnungen wurden jedoch in der Zwischenkriegszeit nicht als abwertend, demütigend oder herabsetzend empfunden und fanden dem Zeitgeist entsprechend im allgemeinen Sprachgebrauch Verwendung.

Der Weltkrieg hatte in grauenvoller Weise unzählige Tote gebracht und eine große Anzahl von Verwundeten, Versehrten, Amputierten sowie physisch und psychisch geschädigten Männern verursacht. Das Menschenleben hatte nur einen geringen Wert angesichts der riesigen Opferzahlen. Dennoch oder vielleicht gerade deshalb hat nach dem Kriegsende ein Umdenken eingesetzt, andere Werte bekamen Bedeutung und es sind zahlreiche lebensbewahrende, lebensverbessernde und gesundheitsfördernde Institutionen entstanden. „Der Krieg hat, so paradox es klingen mag, durch die Entwertung des Lebenswertes den Lebenswert erhöht."[237] So sah jedenfalls Julius Tandler die völlig veränderte Situation. Auf dem Boden dieses Umdenkens wurden zur qualitativ besseren Betreuung der Bedürftigen nach wissenschaftlichen Bedingungen verschiedene neue Lehranstalten gegründet, welche es vorher überhaupt nicht gegeben hat. Schulen für Fürsorgerinnen, für Krankenpflegerinnen und für Kindergärtnerinnen bemühten sich, den Schülerinnen ein profundes Wissen auf ihrem Arbeitsbereich zu vermitteln.

---

[236] Ebenda, S. 4.
[237] Ebenda, S. 5.

Denn die Sorge Tandlers galt in besonderer Weise der möglichst guten Ausbildung der in sozialmedizinischen Berufen Tätigen. Sie sollten die Fähigkeit erwerben, das theoretisch Erlernte optimal in die Praxis umzusetzen. In Erinnerung Tandlers war nämlich, dass wenige Jahrzehnte zuvor noch mit den Grundzügen medizinischer Hilfe überhaupt nicht vertraute Frauen in Krankensälen gearbeitet haben, um Geld zu verdienen. Außer Hilfsbereitschaft brachten sehr viele keine Vorkenntnisse mit. Durch die nunmehrige gediegene Ausbildung entstanden neue Berufszweige, welche Verlässlichkeit für Arzt und Patienten boten. Julius Tandler hat diese Entwicklung in einem klugen Satz zusammengefasst: „Zur Hilfsbereitschaft ist die Hilfsfähigkeit, zum guten Herzen das Gehirn gekommen."[238]

Von besonderer Bedeutung war auch die Erkenntnis, dass jegliche Art der Wohlfahrt und Fürsorge ihre Kulmination in der Familienfürsorge finden müsse. Und dieses Denkmodell sollte und musste dem Pflege- und Fürsorgepersonal vermittelt werden mit den Worten Tandlers: „Die Familie ist und bleibt nicht nur die biologische Keimzelle des Bevölkerungskörpers, sie ist auch die Zelle dieses Körpers, deren wir uns immer wieder annehmen müssen[239]

9.2 Das Volksgesundheitsamt

Bereits im Jahre 1920 gab Julius Tandler in seiner Funktion als Unterstaatssekretär einen Rechenschaftsbericht über Arbeit und Leistungen des „Volksgesundheitsamtes" heraus.[240] Wenn auch dieser Bericht in seinen sachlich – inhaltlichen Belangen von den leitenden Beamten des „Volksgesundheitsamtes" erarbeitet worden ist, waren doch die grundsätzlichen Leitlinien und allgemeinen Bemerkungen Julius Tandlers Werk und trugen seine persönliche Handschrift. Es sollte ein objektiver Tätigkeitsbericht dieses Amtes werden und dabei auf die Schwierigkeiten der unmittelbaren Nachkriegszeit hinweisen. Völlig neue Anforderungen sind entstanden. Nach den kriegsbedingten Notwendigkeiten mussten nun viele Institutionen, Einrichtungen und Spitäler liquidiert werden und dem „Volksgesundheitsamt" eine neue zielgerichtete Aufgabe gestellt werden.

Die Schwierigkeiten nach dem Weltkrieg und der anschließenden Revolution waren enorm, sodass die Anforderungen an das „Volksgesundheitsamt" äußerst umfangreich geworden waren. Die Institution war noch ganz jung, erst Ende des Jahres 1917 ins Leben gerufen, mit Anfangsschwierigkeiten und „Kinderkrankheiten" behaftet und mit einer Verwaltung auf kriegswirtschaftlicher Basis der zu Ende gehenden Monarchie besetzt. In der neugeschaffenen Republik

---

[238] Ebenda, S. 7.
[239] Ebenda, S. 5.
[240] Tandler Julius: Das Volksgesundheitsamt in der Zeit von Mitte Mai 1919 bis Mitte Mai 1920.

gab es andere Erfordernisse. Den zurückkehrenden, gesundheitlich oft sehr schwer geschädigten Soldaten sollte und musste Hilfe geboten werden. Anderseits gab es „Marodeure des Krieges und der darauffolgenden Revolution",[241] wie Julius Tandler es formulierte. Es kam zu begehrlichen Übergriffen in der oft falsch verstandenen neuen Demokratie. Das Volksgesundheitsamt sah sich riesigen, zunächst nicht oder kaum zu bewältigenden Aufgaben gegenüber.

Dies führte auch in der unruhigen und hektischen Atmosphäre der unmittelbaren Nachkriegszeit zu Kritik an der Institution bei oft sehr mangelnder Objektivität den zeitbedingten Schwierigkeiten gegenüber. Ein unvoreingenommenes Urteil über die Arbeit des Volksgesundheitsamtes war ohne zeitlichen Abstand wahrscheinlich auch nicht zu verlangen. Julius Tandler stellte sich in seinem Rechenschaftsbericht der Kritik. Erreichtes und Verfehltes, meinte er, könne in der Unmittelbarkeit nicht gerecht beurteilt werden. Aber „unter diesem Gesichtswinkel erhalten die vielen Anklagen und Beschuldigungen in der Öffentlichkeit ein etwas anderes Aussehen."[242]

Das Ende der Kampfhandlungen und die Rückkehr großer Massen von Kriegsteilnehmern aus den verschiedenen Frontabschnitten und aus der Gefangenschaft erforderten eine rasche und oft radikale Umstrukturierung im Bereiche der Spitäler, Lazarette, Heilanstalten und sonstigen Institutionen für Kriegsversehrte. Es ergab sich die dringende Notwendigkeit, Spitäler abzubauen, welche mit verwundeten und kranken Soldaten belegt waren. Manche Krankenanstalten konnten sodann Zivilkranken dienen und in vielen Spitälern wurden allgemein zugängliche Ambulanzen errichtet. Dass damit einem dringenden Bedürfnis entsprochen wurde, zeigte der ungeheure Andrang von Kranken und die Beliebtheit der Ambulanzen.

Die Patientenanzahl in den Heilanstalten für Kriegsbeschädigte konnte von Jänner 1919 bis zum Mai 1920 in den Anstalten Niederösterreichs von 8.596 auf 2.778, in den übrigen Ländern von 3.085 auf 1.286 und insgesamt von 11.681 auf 4.064 gesenkt werden.[243] Das bedeutete natürlich nicht, dass spitalsbedürftige Kranke entlassen und auf die Straße gesetzt worden sind. Ein Teil der Entlassenen konnte in Zivilspitälern untergebracht, andere in häusliche Pflege und Betreuung entlassen werden und außerdem kamen ja mit Beendigung der Kampfhandlungen auch keine Frischverwundeten mehr zur Aufnahme.

---

[241] Ebenda, S. 1.

[242] Ebenda, S. 2.

[243] Aus der 1. Tabelle: Darstellung des Krankenstandes und des Standes an Angestellten in den Heilanstalten für Kriegsbeschädigte. In: Julius Tandler: Das Volksgesundheitsamt in der Zeit von Mitte Mai 1919 bis Mitte Mai 1920.

Mit Vehemenz wurde aber auch von Tandler auf den Umstand hingewiesen, dass „die erdrückende Majorität aller Kriegsbeschädigten in den Spitälern nicht durch chirurgische Krankheiten invalid ist, sondern (sie) erfasst die große Zahl der Tuberkulosekranken".[244] Die Tuberkulose war ja in den ersten Dezennien des 20.Jahrhunderts eine Geißel der Menschen, besonders während des Weltkrieges und in den Hungerzeiten danach.

Im Bericht Tandlers wurde ausdrücklich lobend vermerkt, dass im Kampf gegen die Tuberkulose, - diese „völkermordende Erkrankung", wie er sie bezeichnete – schwere und vorbildliche Arbeit geleistet wurde. Gleichzeitig hat er aber auch bedauernd hinzugefügt, dass diese Arbeit umso schwerer war, als die für die Behandlung der Tuberkulose so sehr notwendige reichliche Ernährung immer schwieriger zu beschaffen war.

Vordringliche Doppelaufgabe aus der Sicht Julius Tandlers war einerseits die Organisation der Vorsorge zum Schutz der Gesunden, also der Prophylaxe im weitesten Sinne, anderseits die bestmögliche Heilbehandlung der Erkrankten in Spitälern, Heilstätten, Ambulatorien und Fürsorgeeinrichtungen. Ziel dabei war es, „die als Krankheiten in Erscheinung tretenden Störungen so rasch wie möglich zu beseitigen, um den Träger dieser Erkrankung so früh wie erreichbar wieder in die Reihe der Arbeitenden einzureihen."[245] Aus dieser Bemerkung und der Formulierung „Marodeure des Krieges und der darauffolgenden Revolution" war zu entnehmen, dass sich Julius Tandler strikt gegen Schmarotzertum und Missbrauch von sozialen und fürsorgerischen Einrichtungen gestellt hat – trotz, oder besser gesagt, gerade wegen seiner unbestrittenen hohen sozialen Einstellung. Aus dem zitierten Satz war aber auch der positive Gedanke der Rehabilitation herauszuhören.

Die Arbeitsbeschaffung für die aus dem Krieg heimgekehrten Soldaten war ein grundsätzliches Anliegen Julius Tandlers. Die Aufnahme als von der Gesellschaft wieder anerkannte vollwertige Arbeitskraft war für viele durch den Leidensdruck von Krieg und trister Nachkriegszeit abgestumpfter, verdrossener, verzweifelter, mitunter an sich selbst zweifelnder Menschen von wesentlicher psychologischer Bedeutung.

Nach Meinung Tandlers habe „in all diesen Bestrebungen uns die Monarchie des Guten nicht zu viel hinterlassen," doch gestand er auch ein, dass von dem, was noch gut war, durch den Krieg vieles beschädigt oder vermindert worden ist. Er musste einsehen, dass es viel Zeit und viel Geduld erforderte, alte eingewurzelte

---

[244] Tandler Julius: Das Volksgesundheitsamt in der Zeit von Mitte Mai 1919 bis Mitte Mai 1920, S. 5.
[245] Ebenda, S. 5.

Verwaltungsfehler durch neue und bessere Richtlinien zu ersetzen und beklagte den „langen Passionsweg eines Gesetzentwurfes vom Augenblicke des Entstehens bis zur Vollendung." Dabei bekannte er, dass dieser Weg durch die Demokratie nicht kürzer, sondern eher länger geworden ist.[246]

Ein enormes Arbeitspensum musste von den einzelnen Abteilungen des Volksgesundheitsamtes bewältigt werden. Erschwert war zudem die Aufarbeitung der Kriegsfolgen durch die in vieler Beziehung unklare Gesetzeslage. Denn durch die politische Situation im Nachkriegswien war vieles im Umbruch. Doch die anstehende Arbeit musste getan werden und erforderte oft Improvisation.

Eine vordringliche Aufgabe der „Abteilung für Seuchenbekämpfung und allgemeine Gesundheitspflege"[247] war die Verhütung von Infektionskrankheiten. Besonders wichtig war dabei die Information der Bevölkerung. Denn in Massenunterkünften, in Gefängnissen und bei Heimkehrern aus verseuchten Gebieten gab es Flecktyphus. Die große Gefahr des Übergreifens dieser Erkrankung auf die einheimische Bevölkerung musste vermieden werden. Sogenannte „Heimkehrerzerstreuungsstationen" mit entsprechender sanitärer Ausgestaltung wurden errichtet und Merkblätter mit Empfehlungen für Verhaltensweisen verteilt.

Immer wieder wurden aus Endemiegebieten benachbarter Staaten Blattern eingeschleppt. Mit umfassenden Notimpfungen, der Bestellung von Epidemieärzten und Entsendung von Epidemieschwestern wurde versucht, dieser Seuche zu begegnen und ihre Ausbreitung zu verhindern. Erfreulicherweise konnte vermerkt werden, dass es in Wien nicht zum Auftreten von Cholerafällen gekommen ist.

9.3 Die sogenannte „Spanische Grippe", eine sozialmedizinische Katastrophe

Verheerend ausgewirkt hat sich die bisher schwerste Grippeepidemie der Welt, welche in den Jahren 1918/1919 die Menschheit erfasste. Im Herbst 1918 hatte die sogenannte „Spanische Grippe" Wien erreicht, in einer Zeit des katastrophalen Nahrungsmittelmangels. Die durch ein Virus hervorgerufene Krankheit war äußerst gefährlich und lebensbedrohend. Besonders jüngere Menschen wurden befallen, aber natürlich auch Kinder und alte geschwächte Leute. Die Sterblichkeit lag sehr unterschiedlich zwischen 5% und 30% in Abhängigkeit vom Ernährungszustand und der medizinischen, bzw. pflegerischen Betreuung. Wegen

---

[246] Ebenda, S.6.
[247] Ebenda, S. 6-10.

Überfüllung der Krankenhäuser wurden in verschiedenen Spitälern für Kriegsbeschädigte zur Unterbringung ziviler Grippekranker 650 Betten zur Verfügung gestellt.[248] In Wien sind der Maler Egon Schiele und seine Frau Edith innerhalb von drei Tagen Ende Oktober 1918 an der grassierenden Influenza gestorben. Der spanischen Grippe sind schätzungsweise 20 Millionen Menschen, also etwa 1% der damals 2 Milliarden umfassenden Weltbevölkerung zum Opfer gefallen, weit mehr Tote als der Erste Weltkrieg gefordert hat. Bloß die Insel St. Helena ist von der Seuche verschont geblieben, denn kein Schiff ist damals dort gelandet und so blieb die Bevölkerung dieses Eilandes vor der Ansteckung bewahrt.

Übrigens rührt die Bezeichnung „Spanische Grippe" daher, dass im neutralen Spanien in den Zeitungen über die Massenerkrankungen berichtet werden konnte. Bei den Mittelmächten und den Alliierten verhinderte die kriegsbedingte Zensur eine Information über die rasant sich ausbreitende weltweite Erkrankung.[249]

Zu Beginn des Jahres 1920 war in Wien die Angst vor einem erneuten Auftreten einer Grippewelle sehr groß. Am 28. Jänner 1920 wurde durch eine Vollzugsanweisung, St. G. Bl. Nr. 37 zur „Verhütung des Aufkaufes und des übermäßigen Gebrauches von Aspirin" die Abgabe dieses Medikamentes geregelt. Die Abteilung für Seuchenbekämpfung des Volksgesundheitsamtes hat also sehr rasch vorsorglich gehandelt.[250]

9.4   Sonstige Agenden der Seuchenbekämpfung

Eine weitere wichtige Aufgabe dieser Abteilung bestand darin, das Desinfektionswesen neu zu organisieren. Andere allgemeine hygienische Maßnahmen, wie Wasserversorgung, Abwasserbeseitigung, Abfallstoff- und Müllentfernung etc. mussten gewährleistet werden, die Gefängnishygiene überwacht sowie das Leichen- und Friedhofswesen den geänderten Anforderungen angepasst werden.

In der Staatskommission für Kriegsgefangenen- und Zivilinternierten-Angelegenheiten gab es übrigens eine ständige Vertretung des Volksgesundheitsamtes. Deren Aufgabe war die Bekämpfung übertragbarer Krankheiten, welche auf den Transportwegen aus dem Osten und Süden (Russland, Polen, Balkanstaaten, Italien) eingeschleppt werden konnten.

---

[248] Tandler Julius, Das Volksgesundheitsamt, S. 20.
[249] Bankl Hans: Der Rest ist Schweigen, S. 141 – 142.
[250] Tandler Julius: Das Volksgesundheitsamt, S. 7.

Zur Bekämpfung der Haut- und Geschlechtskrankheiten hat eine eigene Abteilung den Ausbau und die Vermehrung der Behandlungsstellen für unbemittelte Geschlechtskranke durchgeführt. Dies war unter dem Blickwinkel der in ihre Heimatländer zurückflutenden Soldaten eine eminent wichtige Maßnahme. Um so mehr ist zu würdigen, dass sie bereits am 21. November 1918, also knapp nach Kriegsende mittels Vollzugsanweisung des Volksgesundheitsamtes erfolgt ist. [251]

Die Bekämpfung der Tuberkulose in Wien war eine vorrangige Aufgabe besonders in den Nachkriegsjahren, welche durch Unterernährung und soziales Elend gekennzeichnet waren. Schon während des Krieges hat die Sterblichkeitsrate dieser Seuche rasant zugenommen und 1919 mit 9809 Todesfällen ihren Höhepunkt erreicht.[252] Die finanziellen Mittel für Behandlung und Vorsorgemaßnahmen waren schon während der Kriegsjahre beschränkt und danach auf ein Minimum gesunken. Es war daher auch Gewissheit für die Verantwortlichen des Volksgesundheitsamtes, dass in den Folgejahren ein Abflauen von Sterblichkeit und Neuerkrankungen an Tuberkulose nicht zu erwarten war, sondern sogar noch ein Anstieg als Folge der überstandenen und noch weiter anhaltenden Hungersnot.

Mit großer Einsatzbereitschaft war die Abteilung zur Bekämpfung der Tuberkulose bemüht, die von Vereinen und Gemeinden errichteten und betriebenen Tuberkulose-Fürsorgestellen zu fördern und finanziell zu unterstützen. Beachtenswert war, dass im Jahre 1920 in Wien schon 12 Tuberkulose-Fürsorgestellen von insgesamt 38 in ganz Österreich bestanden haben.[253]

Problematisch war auch die Aufrechterhaltung des Betriebes der bestehenden Tuberkulose-Heilanstalten, deren Lebensmittel- und Kohleversorgung geregelt werden musste. Die zuständige Abteilung im Volksgesundheitsamt vermerkte mit Stolz, es sei „tatsächlich gelungen, die Heilanstalten während des ganzen Winters soweit mit Heizmaterial zu versorgen, dass nicht eine einzige gezwungen war, aus diesem Grunde den Betrieb einzustellen." Im Jahre davor musste nämlich im Winter 1918/19 die Heilanstalt Alland aus Mangel an Brennmaterial geschlossen werden. [254] Diese traurige Situation bedarf keines Kommentars.

---

[251] Ebenda, S.16.
[252] Ebenda, S.12.
[253] Ebenda, S.13.
[254] Ebenda, S. 13.

10 Die Kriegsspitäler und die Heilanstalten für Kriegsbeschädigte

Schon bald nach Beginn des Ersten Weltkrieges kam es zu einem immer stärker werdenden Zustrom von verwundeten und kranken Soldaten in die Garnisons- und Reservespitäler. Die zivilen Krankenanstalten waren bald mit Kriegsverwundeten überbelegt und es mussten öffentliche Gebäude in Notspitäler umgewandelt werden. Die ursprüngliche Annahme und Hoffnung der militärischen Führung, den Krieg noch im ersten Jahr beenden zu können, erwies sich als trügerisch. Das Kriegsministerium ordnete mit Erlass vom 16. November 1914 an, der dringenden Notwendigkeit Rechnung tragend, Barackenspitäler zu errichten.

Die Kriegsspitäler und Heilanstalten für Kriegsbeschädigte erfüllten in den vier Kriegsjahren in mitunter hervorragender Weise die plötzlich auf sie zugekommenen Anforderungen. Dabei war sehr oft Improvisation erforderlich. Nach Kriegsende verloren diese Institutionen in zunehmendem Maße ihre Funktion, da keine Frischverletzten mehr zur Aufnahme gelangten. Es musste daher ein schrittweiser, aber zügiger Abbau dieser Heilanstalten erfolgen und dort, wo es möglich erschien, eine Umwandlung für den zivilen Bedarf angestrebt werden.

Über die geeignete Vorgangsweise gab es aber große Auffassungsunterschiede zwischen dem am 9. Mai 1919 zum Unterstaatssekretär und zum Leiter des Volksgesundheitsamtes bestellten Dr. Julius Tandler und seinem Vorgänger Dr. Ignaz Kaup. Die Auseinandersetzung zwischen den beiden mag wohl auch auf die unterschiedliche Weltanschauung des Sozialdemokraten Tandler und des eher dem deutsch-nationalen Lager nahestehenden Kaup zurückzuführen gewesen sein. Für den Aufgabenbereich selbst waren aber zweifelsohne beide Männer bestens geeignet.

Ignaz Kaup, 1870 geboren, nur ein Jahr jünger als Tandler, studierte Medizin in Graz, Wien und München, war Gewerbehygieniker im Handelsministerium, 1904 Privatdozent für Hygiene an der Technischen Hochschule in Wien und wurde 1912 auf den ersten Lehrstuhl Deutschlands für Soziale Hygiene und Sozialmedizin berufen.[255] Im neuerrichteten Ministerium für Volksgesundheit unter Minister Horbaczewski wurde er im Jahre 1918 Sektionschef.

Nach dem Ende des Ersten Weltkriegs wurde die erste deutsch-österreichische Regierung unter dem Vorsitz des Sozialdemokraten Dr. Karl Renner in der Nacht vom 30. zum 31. Oktober 1918 gebildet und in dieser wurde der bisherige Beamte als Staatssekretär zum Leiter des nunmehrigen Staatsamtes für Volksgesundheit

---

[255] Münchner Medizinische Wochenschrift, Nr.87 (1940), S. 156 und Nr.91 (1944), S. 192.

bestellt, welchem er bis Mai 1919 vorstand. Kaup war nach eigener Aussage als Hygienefachmann von allen Parteien einstimmig zum Staatssekretär für Volksgesundheit ernannt worden. Nach der Bestellung Ferdinand Hanuschs zum Staatssekretär für Soziale Verwaltung wurde Kaup zunächst mit der Fortführung der Geschäfte der Volksgesundheit betraut. Am 12. Mai 1919 übergab er dann dem am 9. Mai 1919 bestellten Julius Tandler die Leitung des Volksgesundheitsamtes.

In einem Artikel über das „Volksgesundheitsamt in Österreich als selbständiges Staatsamt" in der „Münchner Medizinischen Wochenschrift" versuchte Kaup seine Tätigkeit zu rechtfertigen. Schon unter seiner Leitung wurde ja mit dem Ab- und Umbau der Heeressanitätsanstalten und der Militärspitäler begonnen. Bereits im Dezember 1918 wurde auch die Militärverwaltung durch die zivile Administration ersetzt. Seine Ablöse stellte Kaup als politisch motiviert dar und griff Tandlers Amtsführung direkt an mit seinem Schlusssatz: „Politische Experimente in der Gesundheitswirtschaft, gleichgültig ob in der Verwaltung von Krankenanstalten oder bei sozialhygienischen Aufgaben, sind ein gefährlich und kostspielig Ding." [256]

Tandler war sich der großen Schwierigkeiten bei der Führung des Volksgesundheitsamtes bewusst und beurteilte in seinem Rechenschaftsbericht sehr realistisch die damalige Situation: „Die Missstände sind da; was aber ebenso ist, ist der Wille, sie abzuschaffen. Nicht durch das niemals zum Ziele führende Dekret, die Verordnung, den Befehl, sondern durch das Überzeugen, die Aufforderung und die Gefolgschaft in der Mitarbeit. Kriege und Revolutionen sind nicht die Augenblicke, in welchen Verwaltungen an Güte gewinnen. Es braucht viel Zeit und viel Geduld, inveterierte Verwaltungsfehler auszumerzen und Besseres an die Stelle des Schlechten zu setzen..." [257]

Seit Mai 1919 war Tandler als Unterstaatssekretär tätig und Kaup wieder als Sektionschef in der sozialhygienischen Sektion des Staatsamtes für Soziale Verwaltung unter Ferdinand Hanusch, wiewohl die Rückkehr eines Regierungsmitglieds in den Beamtenstatus im gleichen Ministerium als eher ungewöhnlich angesehen wurde. Die unschönen und gehässigen Zwistigkeiten zwischen Kaup und Tandler, begleitet von Zeitungsartikeln auf äußerst niedrigem Niveau, wurden beendet durch die Versetzung Kaups in den zeitlichen Ruhestand.

---

[256] Münchner Medizinische Wochenschrift, Nr. 67 (1920), 187 – 191 u. 216 – 220.
[257] Tandler Julius: Das Volksgesundheitsamt in der Zeit von Mitte Mai 1919 bis Mitte Mai 1920, Sonderdruck aus den Mitteilungen des Volksgesundheitsamtes im deutsch-österreichischen Staatsamt für soziale Verwaltung. Wien, 1920, S. 6.

10.1 Umwandlung von militärischen Heilanstalten und Kriegsspitälern zu Zivilfunktionen

Die Heilanstalt Grimmenstein war bei Kriegsende noch im Bau. Sie war von der ehemaligen Heeresverwaltung als Lungenheilstätte vorgesehen, der Umsturz verhinderte jedoch die Fertigstellung der begonnenen Arbeiten. Aus der sogenannten „Sachdemobilisierung" wurde der Bau vom Volksgesundheitsamt angekauft und betriebsfähig fertiggestellt.[258] In vier Holzbaracken wurde eine provisorische „Volksheilstätte" für 240 an Knochentuberkulose erkrankte Kinder geschaffen und eine Erweiterung der Anlage vorgesehen. Der schwedische Verein „Rädda barnen" (Rettet die Kinder) und das schwedische Rote Kreuz hatten einen Betrag von 4 Millionen österreichischer Kronen zur Verfügung gestellt und es sollten weitere Pavillons für 400 chirurgisch-tuberkulöse Kinder errichtet werden.[259]

Mit Hilfe dieser beiden schwedischen Organisationen wurde außerdem in der „Heilanstalt Spinnerin am Kreuz" eine eigene Abteilung für ebenfalls an Knochentuberkulose erkrankte Kinder eingerichtet. Diese Heilanstalt war das ehemalige Kriegsspital Nr. 2, welches in Abteilungen für tuberkulöse Kinder umgewandelt wurde. Hier sollten aus den Tuberkulose- Fürsorgestellen Wiens spitalsbedürftige Kinder und Jugendliche Aufnahme finden. Nach ihrer Entlassung wurde die Weiterbehandlung wieder von der zuständigen Fürsorgestelle übernommen. Auf diese Weise war für eine kontinuierliche Betreuung der tuberkulösen Kinder gesorgt.[260]

Dieses Kriegsspital Nr.2, eben die nachmalige „Heilanstalt Spinnerin am Kreuz", war nicht die einzige Krankenanstalt für Kriegsbeschädigte in Wien, welche in ein Zivilspital umgewandelt worden ist. Der Abbau dieser Heilanstalten war ja nicht nur wegen der ungeheuren Kosten, sondern auch wegen teils unvollkommener, teils unzweckmäßiger Ausnutzung eine unbedingte Notwendigkeit.

Von den ursprünglich 23 Heilanstalten für Kriegsbeschädigte in Wien standen im Mai 1920 nur mehr 7 in Betrieb und davon 3, nämlich das Garnisonsspital Nr.1, das Malariazentralspital und die Heilanstalt für Nervenkranke und Kopfverletzte nur mehr in beträchtlich vermindertem Umfang. Manche der Kriegs- und Reservespitäler wurden ebenso wie mehrere Heilanstalten aufgelassen und einige in Zivilkrankenanstalten umgewandelt Zur Erweiterung und zum Ausbau des benachbarten Wilhelminenspitals wurde beispielsweise das Kriegsspital Nr.1 verwendet. Dadurch konnten zwei medizinische, eine chirurgische und eine

[258] Ebenda, S. 26.
[259] Ebenda, S. 15 u. S.26.
[260] Ebenda, S.19.

dermatologische Abteilung sowie einige sonstige Spitalseinrichtungen geschaffen werden. In den beiden geschlossenen Barackenspitälern Meidling und Simmering (ehemaliges Kriegsspital Nr.6) errichtete man Ambulatorien für Zivilpersonen, im ehemaligen Kriegsspital Meidling außerdem eine Krätzekuranstalt und die Kinderheimstätte am Tivoli.[261]

Es wurde also sehr rasch den durch das Kriegsende entstandenen neuen Erfordernissen der zivilen sozialmedizinischen Krankenversorgung entsprochen. Für die Kriegszeit notwendige Spitalsinstitutionen konnten im Rahmen der vorhandenen Gegebenheiten bestmöglich der Zivilbevölkerung zugänglich gemacht werden.

Das markanteste Beispiel hiefür war wohl eindeutig das ehemalige Reservespital Nr. 11 in der Gassergasse 44 in Wien-Margareten. Dieses kriegsorthopädische Spital wurde ab 1920 für die Heilung verkrüppelter Kinder sowie zur Nachbehandlung und Rehabilitation von Patienten nach Arbeitsunfällen genutzt.

10.2 Das Kriegsspital Nr. 6 in Simmering

Bemerkenswert war das Geschick des Kriegsspitals Nr. 6 in Simmering. Es wurde bereits im ersten Kriegsjahr errichtet und war eines der ersten, welches bald nach Kriegsende und nach nur kurzzeitiger Verwendung für ambulante Behandlung der Zivilbevölkerung aufgelassen wurde. Für die Errichtung des Kriegsspitals Nr. 6 in Simmering wurden Grundstücke beschlagnahmt, welche der Pfarre St. Laurenz gehörten. Das Areal zwischen Wiener Neustädter Kanal, Hasenleitengasse und dem Bahndamm war als Bauplatz ausersehen. Die Planung sah ein Barackenspital für 4.500 Patienten vor. Anfang Jänner 1915 wurde mit dem Bau von insgesamt 45 Krankenbaracken, einer Küchen-, zwei Pfleger- einer Administrations- sowie einer Aufnahms- und Desinfektionsbaracke begonnen. Diese massiv gebauten Holzbaracken standen auf Betonfundamenten, waren heizbar und mit Elektrizität, Gas Wasser und Kanalisation ausgestattet.[262]

Das Kriegsspital verfügte über eine chirurgische Abteilung mit Operationssaal, eine Lungenheilstätte, eine Wasserbettanlage zur Behandlung von Verbrennungen, Verätzungen und schwer heilenden Verwundungen sowie ein Institut für Bewegungstherapie. Eine Apotheke, eine Zahnstation waren ebenso vorhanden wie eine katholische Kapelle und ein israelitischer Betsaal. Übrigens war dieses Barackenspital auch auf weitgehende Selbstversorgung ausgerichtet. Eine Gärtnerei mit Glashäusern, ein Schweinestall und ein Geflügelhof trugen zur

---

[261] Ebenda, S. 15 – 23.
[262] Weinmüller Renate, 75 Jahre Hasenleiten. Vom k. u. k. Kriegsspital zur Wohnsiedlung. Simmeringer Museumsblätter, Heft 35, Oktober 1990.

Aufbesserung der Verpflegung bei. Sogar eine eigene Feldbahn für Transporte innerhalb des Spitalsareals stand zur Verfügung. Jeder angekommene Verwundete musste in der Entlausungsbaracke gereinigt und desinfiziert werden, bevor er dem Arzt zur Untersuchung vorgestellt wurde. Dann kam er je nach Erfordernis in die Krankenbaracke oder in den Operationssaal. Bei Verdacht auf Infektionskrankheiten erfolgte die Einweisung in eine Kontumazbaracke zur Beobachtung. Lag keine Spitalsbedürftigkeit mehr vor, wohl aber noch Rekonvaleszenz, konnte der Patient in ein dem Kriegsspital beigegebenen Erholungsheim in Laa a. d. Thaya, Tettendorf oder Weissenbach geschickt werden. Wenigstens hierin war noch das sozialmedizinische Bemühen um die Genesung der Verwundeten des Krieges in Ansätzen zu erkennen.[263]

Im Winter 1917/1918 gab es zu wenig Koks und es drohte die Gefahr, nicht einmal die Operationbaracke und die Wasserbettstation beheizen zu können. Die Garnisonswäscherei in Wien musste wegen Kohlenmangel gesperrt werden, Bett- und Spitalswäsche konnte nicht gewechselt werden. Es blieb der Eigeninitiative überlassen, Abhilfe zu schaffen, da sich das Kriegsministerium nicht mehr dazu imstande sah. Die Situation war bedingt durch die Not der letzten Kriegsmonate katastrophal, das Spital war mit 4.800 Patienten überbelegt und es bestand Seuchengefahr. Die Zivilbevölkerung litt unter Hungersnot und es waren Plünderungen der Lebensmittelvorräte des Spitals zu befürchten.[264]

Auch nach dem Kriegsende mussten im Kriegsspital Nr. 6 noch Verwundete und kranke Soldaten medizinisch versorgt und pflegerisch betreut werden, sodass der Betrieb der Anstalt noch bis Mitte Mai 1919 aufrecht erhalten wurde. Wie viele andere Kriegsspitäler und Heilanstalten für Kriegsbeschädigte musste auch diese Anstalt liquidiert werden. Kurze Zeit stand noch ein Teil des Spitals für die ambulante Behandlung der Zivilbevölkerung zur Verfügung, ehe es 1920 endgültig geschlossen wurde.[265]

Heute befinden sich auf dem Areal des ehemaligen Kriegsspitals Nr. 6 Wohnbauten der Gemeinde Wien und eine Parkanlage.

10.3   Das kriegsorthopädische Spital in der Gassergasse unter Professor Dr. Hans Spitzy

Durch die Gründung des kriegsorthopädischen Spitals, der Prothesenwerkstätten und der Invalidenschulen im Ersten Weltkrieg wurde Prof. Dr. Hans Spitzy zum Schöpfer einer ganz außerordentlichen sozialmedizinischen Institution.

---

[263] Ebenda, S.3.
[264] Ebenda, S.4.
[265] Ebenda, S.5.

Geboren wurde Hans Spitzy am 21. Dezember 1872 in St. Leonhard bei Marburg an der Drau als ältester Sohn eines Kaufmanns. Sein Vater starb früh, die Mutter musste für ihn und seine drei Geschwister sorgen. In Graz studierte Spitzy unter ärmlichen Verhältnissen und wurde 1896 an der dortigen Universität zum Doktor der gesamten Heilkunde promoviert. Zunächst war er bei seinem Lehrer Theodor Escherich in Graz als Kinderchirurg tätig und schon damals beschäftigte er sich mit sozialmedizinischen Fragen. Seine ersten Publikationen galten Haltungsschäden infolge nicht kindgerechter Schulbänke sowie der körperlichen Erziehung der Kinder. So kam Spitzy zur Orthopädie und wurde zu einem der führenden Vertreter dieses Faches, vor allem auf dem Gebiete der Kriegsorthopädie. 1905 wurde er habilitiert, 1911 zum a. o. Professor ernannt und im Jahre 1913 verlegte er seine ärztliche Tätigkeit nach Wien.

Seine beiden wichtigsten Publikationen betrafen die „Chirurgie und Orthopädie im Kindesalter" und, bemüht um die Gesunderhaltung und Krankheitsvermeidung der Kinder und Jugendlichen, die „Körperliche Erziehung des Kindes",[266] ein Werk, 1914 veröffentlicht, welches nach vielen Jahrzehnten seine Aktualität noch nicht verloren hatte.[267] Diese Monographie war so richtungweisend, „dass in einem der Nachfolgestaaten der Monarchie der Turnunterricht in den Schulzeugnissen als Körperliche Erziehung" bezeichnet wurde.[268]

Kolportiert wurde Spitzys Verhalten anlässlich einer Audienz bei Kaiser Franz Joseph, bei der er sich für eine Vermehrung der verpflichtenden Turnstunden im Schulunterricht einsetzte. Auf die übliche Frage des Monarchen nach seinen Wünschen antwortete er: „Majestät, ich wünsche mir schöne und gesunde Buben und Mädeln im ganzen Reich." Die unkonventionelle und überraschende Formulierung Spitzys verfehlte nicht ihre Wirkung. Die Anzahl der Turnstunden wurde vermehrt.[269]

Spitzy verstand es, komplizierte Dinge mit einfachen klaren Worten auszudrücken und seinen Schülern und Mitarbeitern zu vermitteln, seinem Wahlspruch „Nur das Einfache ist gut" entsprechend. Als hervorragender Organisator mit Durchsetzungsvermögen ging ihm nichts schnell genug, er wollte seine Pläne so

---

[266] Weitere Veröffentlichungen: „Unsere Kriegsinvaliden" 1915; „Die körperliche Entwicklung des Kindes" 1925. Neben seiner Arbeit im Orthopädischen Spital war Hans Spitzy auch als Dozent am Institut für Turnlehrer-ausbildung tätig.

[267] Hans Czermak, der prominente Wiener Pädiater und Sozialmediziner, 1913 – 1989, bezeichnete dieses Buch als eine Fundgrube für Kinderärzte und Orthopäden in: Spitzy Karl H. – Lau Inge: Van Swietens Erbe, S.123.

[268] Wyklicky Helmut: Die Rehabilitation und ihr geistiger Vater Hans Spitzy, Österreichische Ärztezeitung, 18, 1967, S. 1.

[269] Spitzy Karl u. Lau Inge: Van Swietens Erbe, Die Wiener Medizinische Schule heute in Selbstdarstellungen, S.123.

rasch wie möglich verwirklichen. „Das alles muss morgen fertig sein" war einer seiner beliebten Sätze.[270]

Dieser Arbeitsauffassung und seiner Persönlichkeitsstruktur war es wohl zu verdanken, dass Hans Spitzy schon bald nach dem Beginn des Ersten Weltkriegs der österreichischen Militärverwaltung den Vorschlag machte, ein orthopädisches Spital für Kriegsverwundete zu errichten und gleichzeitig Invalidenschulen dem Spital anzuschließen. Seine Initiative wurde aufgegriffen und bereits am 20. Jänner 1915 konnte unter seiner Leitung das k. k. Reservespital Nr. 11 im fünften Wiener Gemeindebezirk, in der Gassergasse 44 als kriegsorthopädisches Spital mit 1.ooo Betten eröffnet werden. Diese Gebäude gehörte ursprünglich den Barmherzigen Schwestern des Ordens vom heiligen Vinzenz von Paul. In dieser Institution wurde für die fachgerechte Nachbehandlung der verwundeten Soldaten und eine rationelle Schulung mit kompetenter orthopädischer Überwachung in ihrem früheren Beruf oder in einem neu zu ergreifenden gesorgt.[271] Hier wurde von Dr. Hans Spitzy ein kriegsorthopädisches Musterspital ins Leben gerufen mit Vorbildwirkung auf andere Staaten.[272]

Das anfängliche Problem war, eine möglichst rasche Unterbringung der vielen Amputierten und Nachbehandlungsbedürftigen sowie annähernd optimale Behandlungsmöglichkeiten für diese Menschen zu schaffen. Durch die rasche Aufstellung dieses 1.000-Betten Spitals war eine wirksame Abhilfe gewährleistet.

Die Institution verfügte über alle erforderlichen Einrichtungen für verschiedenste orthopädische Behandlungsmethoden sowohl operativer als auch mechanischer Art. Mitunter waren nämlich vor der Anpassung orthopädischer Apparate oder Prothesen operative Eingriffe erforderlich, aber auch dann, wenn eine richtige Knochenheilung nicht stattgefunden hatte. Nachträgliche Operationen konnten dann sowohl die Gestalt als auch die Länge der Knochen korrigieren, bevor eine Prothesenanpassung möglich wurde.

Zur raschen Versorgung der Amputierten wurde eine eigene Bandagisten- und Mechaniker-Werkstätte errichtet. Dort konnten zunächst Behelfsprothesen angefertigt werden, mit deren Hilfe eine möglichst rasche Frühmobilisierung eingeleitet wurde. In der Prothesenfabrik gab es sogar ein Konstruktionsbüro für

---

[270] Ebenda, S.123.

[271] Spitzy Hans: Orthopädisches Spital und Invalidenschulen, Separatabdruck aus „Viribus unitis" Österreich- Ungarn und der Weltkrieg, S. 113.

[272] Der Heidelberger Geheimrat Cerny schrieb über Invalidenversorgung am 4. April 1915 in der „Neuen Freien Presse": Die Hauptsache ist aber, praktisch ihre Lösung in die Hand zu nehmen, wozu allerdings viel Geduld, Verständnis und Ausdauer gehört. Es ist erfreulich, dass uns Wien mit seiner Invalidenschule unter Leitung von Spitzy mit leuchtendem Beispiel vorangegangen ist.

zeichnerische Entwürfe. Angeschlossen war eine Versuchswerkstätte zur Herstellung von Modellen und außergewöhnlichen Konstruktionen für besondere Fälle von verstümmelnden Verletzungen, welche nicht mit den fabrikmäßig hergestellten übrigen Prothesenteilen behoben werden konnten.[273] Mit sozialmedizinischem Augenmaß wurde auf die individuelle orthopädisch-prothetische Versorgung tragischer Einzelfälle Bedacht genommen.

Spitzy beschäftigte sich vor allem mit den geschädigten Extremitäten der Verwundeten. Hier wurde mit neuen modernen konservativ-medizinischen und nur in Ausnahmefällen zusätzlich chirurgischen Behandlungsmethoden hervorragende Arbeit geleistet unter Einbeziehung sozialmedizinischer Ideen mit dem Ziele der weitestgehenden Wiederherstellung. Und dieses Ziel konnte für die Kriegsversehrten in den meisten Fällen bestmöglich erreicht werden. In diesem orthopädischen Spital ließ nämlich Hans Spitzy mehrere Baracken mit Werkstätten verschiedenster Berufe errichten und hielt für die Invaliden Schulungen ab. Das Ziel war, die Kriegsversehrten wieder arbeitsfähig zu machen, sie wieder in den Arbeitsprozess einzugliedern, ihr Selbstvertrauen zu festigen und sie damit wieder in die Gesellschaft zurückzuführen.

Bereits 1915 waren in der Wiener Invalidenschule 32 Gewerbe untergebracht. Dabei wurde das Hauptgewicht auf die Unterweisung im erlernten Beruf gelegt. Es gab aber noch zwei Betriebslehrwerkstätten für Schneider und Schuster, Weber und Tischler, welche ihren Beruf nicht wieder in vollem Umfang aufnehmen konnten. Diese Patienten wurden auf die vollständige Bedienung von Maschinen ihres Berufszweiges umgeschult, so dass sie später keine Lohneinbußen gegenüber ihren gesunden Berufskollegen hinnehmen mussten.

Die Werkstätten waren zu Beginn in einer Volksschule untergebracht. Als sie sich als zu klein erwies, wurde eine kleine „Stadt" mit 42 Baracken für je 100 Mann errichtet, in welcher die gewerbliche Unterweisung erfolgte. Zusätzlich gab es die Möglichkeit, in 22 verschiedenen für den Handwerksberuf nützlichen erweiternden Kursen sich auszubilden, wie etwa Buchhaltung, Maschineschreiben, Rechnen, Zeichnen und vieles mehr. Verwundete, welche die mechanische Tätigkeit ihres erlernten Berufes als Folge ihrer Verletzungen nicht mehr ausüben konnten, wurden bei entsprechender Intelligenz auf artverwandte Berufe umgeschult.[274] Spitzy betonte jedoch ausdrücklich, dass nur bei denjenigen so vorgegangen wurde, welche später eine wirkliche Verwendung dafür hatten. Es

---

[273] Spitzy Hans: Organisation und Aufbau des Orthopädischen Spitales und der Invalidenschulen, Sonderabdruck aus Medizinische Klinik, Nr. 16, Jg. 1916, S. 12.
[274] Spitzy Hans: Orthopädisches Spital und Invalidenschulen, Separatabdruck aus „Viribus unitis" Österreich- Ungarn und der Weltkrieg, S. 115 – 116.

sollte unbedingt vermieden werden, „ein unnützes Schreiberproletariat"[275] heranzubilden. Aber es wurden Maurer als Bauzeichner, Tischler als Modellzeichner oder Kellner als Angestellte im Hotelbereich ausgebildet.

Sogar eine Schule für Einarmige gab es, in der die lebensnotwendigen Handgriffe mit der verbliebenen Hand eingeübt und das Schreiben mit der linken Hand beigebracht wurde. Nach Aneignung dieser Fertigkeiten wurden die Verwundeten in den beruflichen Werkstätten weiter ausgebildet. Es war eine bis in die Einzelheiten durchdachte und straffe Organisation sozialmedizinischer Tätigkeit.

Die Prothesenherstellung und die Errichtung einer Prothesenwerkstatt im Bereiche des kriegsorthopädischen Spitals war eine der wesentlichsten und vorbildlichen Leistungen von Prof. Dr. Hans Spitzy. Und noch eine bedeutende Persönlichkeit arbeitete im Dienste der Kriegsversehrten. Der Präsident des Technischen Versuchsamtes, Prof. Wilhelm Exner,[276] hat im Jahre 1915 den Verein „Die Technik für die Kriegsinvaliden" ins Leben gerufen. Diese Institution befasste sich mit der Vervollkommnung der orthopädischen Technik und seiner wissenschaftlichen Erforschung sowie der Prothesenherstellung.

In seinem Bericht über das Orthopädische Spital und die Invalidenschulen konnte Spitzy Rechenschaft geben, dass bis zum 1. Jänner 1916 von den bis dahin 6.674 Patienten 1.000 wieder in den Militärdienst zurückkehren und weit über 1.000 rehabilitiert in das soziale Leben entlassen werden konnten. Er schloss mit dem Ausdruck der Hoffnung, dass im Frieden die von ihm ins Leben gerufene Spitalsanlage ihre Tätigkeit fortsetzen und die reichen Erfahrungen der Kriegskrüppelfürsorge werde verwerten können. [277]

Dr. Hans Spitzy wurde mit seiner Arbeit wohl zum österreichischen Erfinder der Wiederherstellungs-Therapie, einem Begriff, der zunächst recht rasch in Vergessenheit geraten ist. Nach dem Zweiten Weltkrieg ist die Methode aus Amerika kommend unter dem Namen „Rehabilitation" um die Welt gegangen.[278] Heute ist die Rehabilitation für die Volksgesundheit als eine nicht mehr wegzudenkende medizinische und soziale Notwendigkeit zu einer Selbstverständlichkeit geworden. Hans Jantsch, der Vorstand des Institutes für

---

[275] Spitzy Hans: Organisation und Aufbau des Orthopädischen Spitales und der Invalidenschulen, Sonderabdruck aus Medizinische Klinik, Nr. 16, Jg. 1916, S. 10.
[276] 184o – 1931,von 1879 bis 1904 erster Direktor des Technologischen Gewerbemuseums in Wien, an der Gründung des Technischen Museums anlässlich des 6o-jährigen Regierungsjubiläums Kaiser Franz Josephs maßgeblich beteiligt.
[277] Spitzy Hans: Organisation und Aufbau des Orthopädischen Spitales und der Invalidenschulen, Sonderabdruck aus Medizinische Klinik, Jg. 1916, Nr. 16, S. 16.
[278] Lesky Erna, Meilensteine der Wiener Medizin, S. 111.

Physikalische Medizin der Universität Wien, bezeichnete Spitzy als „Pionier der Rehabilitation, eine Wurzel der Rehabilitation schlechthin."[279] Die verwirklichten Ideen Prof. Hans Spitzys können in die lange Liste österreichischer Erfinderschicksale eingereiht werden.

Aber nicht nur die Orthopäden, auch die Unfallchirurgen sorgten sich um die Wiederherstellung der Arbeitskraft ihrer Patienten. Lorenz Böhler, der Vater der Unfallchirurgie, schuf Rehabilitationszentren, und zwar Stollhof bei Wien, Tobelbad bei Graz und das Rehabilitationszentrum für Hirngeschädigte in Wien-Meidling.[280]

Prof. Dr. Karl Chiari, der 1982 verstorbene Vorstand der Wiener Orthopädischen Universitätsklinik, verwies darauf, dass im Jahre 1918 der Deutsche Orthopädische Kongress nur deshalb nach Wien verlegt worden ist, weil man die Vorträge Hans Spitzys hören und sein Orthopädisches Zentrum in der Gassergasse mit zuletzt 4000 Betten sehen und studieren wollte.[281] Hervorgegangen aus dem ehemaligen Reservespital Nr. 11 wurde dieses orthopädische Spital ab 1920 für die Heilung verkrüppelter Kinder und zur Nachbehandlung und Rehabilitation von Patienten nach Arbeitsunfällen genutzt.

Bei der Würdigung des Lebenswerkes von Prof. Dr. Hans Spitzy wurde nicht nur auf die Schaffung des orthopädischen Spitals, der Prothesenwerkstätten und der Invalidenschulen hingewiesen. Als von bleibendem Wert wurden auch sein Engagement für die Verbesserung des Turnunterrichtes, für die Heilgymnastik und die sportärztliche Beratung hervorgehoben.

10.4 Das Invalidenamt Wien

Das Problem der Kriegsbeschädigten war ein beachtliches. Bereits im zweiten Kriegsjahr, als die Zahl der Verwundeten mehr und mehr zunahm, wurde am 7. Oktober 1915 eine städtische Beratungs- und Fürsorgestelle für Kriegsinvalide errichtet. Diese Institution wurde schließlich am 5. März 1918 mit der staatlichen Arbeitsvermittlung für Kriegsbeschädigte vereinigt und damit das Invalidenamt Wien gegründet. Die Voraussetzungen für die Wiedereingliederung der Verwundeten in den Arbeitsprozess und damit auch in die Gesellschaft sind durch die Rehabilitationsmaßnahmen Prof. Spitzys geschaffen worden. In der jungen

---

[279] Jantsch Hans, Interview am 5.3.1982, in: Spitzy Karl H.- Lau Inge: Van Swietens Erbe, Verlag Wilhelm Maudrich, Wien-München-Bern, 1982, S. 309-312.
[280] Böhler Jörg: Entwicklung der Unfallchirurgie in Österreich, Österreichische Ärztezeitung, 28. Jg., heft 3, 28. Februar 1973, S. 116.
[281] Chiari Karl, Interview am 26.8.1981, in: Spitzy Karl H. – Lau Inge: Van Swietens Erbe, Verlag Wilhelm Maudrich, Wien-München-Bern, 1982, S. 130.

Republik wurde am 25. April 1919 das Invalidenentschädigungsgesetz erlassen. Und wenige Monate später, am 4. Dezember 1919 hat Prof. Spitzy sich in einem Vortrag für die Notwendigkeit der „Krüppelfürsorge" eingesetzt.[282]

Über Veranlassung des Bundesministeriums für soziale Verwaltung wurde das Invalidenamt Wien mit 30. Jänner 1923 aufgelassen und seine Agenden dem Magistrat der Stadt Wien übertragen. Dieses Amt war nun für die in Wien wohnhaften Kriegsbeschädigten und deren Hinterbliebenen zuständig. Im November des gleichen Jahres wurden auch die Einrichtungen des Vereins „Die Technik für die Kriegsinvaliden"[283] von der Gemeinde Wien übernommen, um weiter für die Krüppelfürsorge genutzt zu werden. Prof. Julius Tandler hat auf der Tagung der Krüppelfürsorge in Wien am 19. Februar 1928 das Hauptreferat mit dem Titel „Die Krüppelfürsorge durch Gemeinde und Staat" gehalten, stand aber einer gesetzlichen Regelung ablehnend gegenüber.[284]

Im Rahmen der Ausweitung der Fürsorgemaßnahmen wurde für Zivilblinde eine Behindertenfürsorgestelle im Jahre 1926 geschaffen[285] und drei Jahre später eine Taubstummenfürsorge.

---

[282] Spitzy Hans, Die Notwendigkeit der Krüppelfürsorge, Zeitschrift für Kinderschutz und Jugendfürsorge 12, 1920, S. 3 – 6.

[283] Dieser Verein widmete sich der Fortbildung der orthopädischen Technik sowie der wissenschaftlichen Erforschung und Herstellung von Prothesen. Er wurde 1915 vom Präsidenten der Technischen Versuchsanstalt, Prof. Wilhelm Exner gegründet.

[284] Ludwig Othmar, Tagung der Krüppelfürsorge in Wien, Blätter für das Wohlfahrtswesen der Stadt Wien, 27 (1928), S. 19o f.

[285] Das Wohlfahrtsamt der Stadt Wien und seine Einrichtungen 1921-1931, Wien 1931, S. 20.

11   Professor Dr. Julius Tandler

Prof. Dr. Julius Tandler war in der Zwischenkriegszeit wohl der bekannteste Sozialmediziner, aber vor allem auch Sozialpolitiker. Er stammte aus ärmlichen Verhältnissen, war ungeheuer fleißig, arbeitsam, ehrgeizig, sozial interessiert und engagiert und in universaler Weise um Verbesserungen des Gesundheitssystems, des Gesellschaftssystems und der Lebensqualität der Menschen bemüht. Dies alles neben seiner wissenschaftlichen Tätigkeit als Anatom. Die Bewältigung der sozialen Probleme, vor allem der Armut, waren ihm unbändiges Bedürfnis und schließlich Verpflichtung. Die furchtbaren Geißeln der Menschen in den ersten Jahrzehnten des 20. Jahrhunderts, allen voran die Tuberkulose, aber auch hohe Kindersterblichkeit, der enorme Anstieg der Geschlechtskrankheiten, der durch Krieg, Elend und Arbeitslosigkeit geförderte Alkoholismus, zudem Hunger, Kälte und Not nach dem Ersten Weltkrieg waren Antrieb für die Arbeit Tandlers und für seinen Einsatz um die Menschen. Als Arzt, als Mensch, als Sozialreformer und als Politiker war er bestrebt, Verbesserungen durch Änderung des Sozialgefüges zu erzielen.

Die Wohltätigkeit, wie sie in der Vergangenheit und bis zum Ende der Habsburgermonarchie geübt wurde, war wohl eine tragende Säule in der Bekämpfung der Armut und der sozialen Not und sie hat sehr viel Gutes geleistet für die Hilfsbedürftigen. Aus der Spendenfreudigkeit der Menschen hat die Wohltätigkeit mit Hilfe oft sehr großer privater finanzieller Zuwendungen viele sozialmedizinische Institutionen und Einrichtungen ermöglicht, die von der öffentlichen Hand nicht oder in nicht ausreichender Weise geleistet worden sind.

Doch hat der Wohltätigkeit oft der Geruch des herablassenden Gebens, des Gnadenbrotes, der Brosamen vom Tisch der Reichen angehaftet, - wenn auch in vielfältiger Weise nicht zutreffend. Denn gespendet wurde von Menschen immer gerne und überwiegend in uneigennütziger Weise. Aber ein Anspruch auf Wohltätigkeit bestand nicht. Ein moralisches Anrecht auf Fürsorge der Hilfsbedürftigen war gegeben und wurde von der Wohltätigkeit auch anerkannt, doch konnten nicht alle Notsituationen durch auch noch so großzügige private Spenden behoben werden.

Tandler trat daher, so wie der Sozialmediziner Ludwig Teleky, aber auch viele andere Ärzte und Sozialpolitiker, für eine staatliche Fürsorge ein mit dem Recht der Gesellschaft für eine solche. Denn das, was heute als „soziales Netz" bezeichnet wird, gab es zu Beginn des 20. Jahrhunderts trotz aller Bemühungen der Wohltätigkeit nicht.

Das Ziel, eine verstaatlichte soziale Fürsorge zu errichten, war vielen gemeinsam, der Weg aber, die Durchführung wurde unterschiedlich gesehen. Der Sozialmediziner Ludwig Teleky vertrat 1919 in seinem Beitrag „Aufgaben und Probleme der sozialen Fürsorge bei Kriegsende" [286] die Meinung, dass die Verstaatlichung erst sinnvoll sei, wenn das System der Fürsorge funktioniere.

Tandler war anderer Ansicht. Er bestand darauf, das Fürsorgewesen möglichst rasch zu verstaatlichen und setzte seinen Willen letztlich auch durch. Natürlich war das große ungelöste Problem dabei die Ermöglichung der Finanzierung. Schließlich führten die gegenteiligen Ansichten Telekys und Tandlers zu dieser Frage auch zu einer zunehmenden Entfremdung, obwohl zwischen den beiden Ärzten in früheren Jahren bei gemeinsamen Projekten mit gleicher Zielsetzung ein gutes Einvernehmen bestanden hatte.

11.1 Persönlichkeitsentwicklung Julius Tandlers

Julius Tandler wurde am 16. Februar 1869 als ältestes von sieben Kindern in Iglau in Mähren geboren. Seine jüdischen Eltern lebten in einfachen bis ärmlichen Verhältnissen und übersiedelten Anfang der siebziger Jahre des 19. Jahrhunderts mit drei Kindern nach Wien, wohl in der Hoffnung, in der Reichshaupt- und Residenzstadt bessere Lebensbedingungen und für ihre Nachkommen günstigere Ausbildungs- und Aufstiegsmöglichkeiten zu finden. Die Hoffnung hat sich für den Vater nicht erfüllt, er war immer wieder arbeitslos und die Armut ist geblieben. Aber der Kindersegen hielt an, denn der Familie wurden nach der Übersiedlung nach Wien noch weitere vier Kinder geboren.[287]

Nach dem Besuch der Israelitischen Volksschule in der Leopoldgasse im zweiten Wiener Gemeindebezirk trat Julius Tandler in das k. k. Staatsgymnasium in der Wasagasse im neunten Bezirk ein, wechselte aber später in das Leopoldstädter Communal- Real- und Obergymnasium in der Kleinen Sperlgasse. Er war kein guter Schüler, musste zweimal eine Klasse wiederholen und erhielt in den Fächern Latein, Griechisch, Mathematik und Deutsch fast immer nur die Note „genügend."[288]

Nach der Matura inskribierte er im Wintersemester 1889/90 Medizin an der Universität Wien und fand in der überragenden Persönlichkeit des Ordinarius für Anatomie Dr. Emil Zuckerkandl die ihn für die berufliche Laufbahn prägende Vaterfigur. An ihm bewunderte er unter anderem die Universalität im Denken und

---

[286] Blätter für das Armenwesen der Stadt Wien 18 (1919), S. 141 f.
[287] Sablik Karl: Julius Tandler, Mediziner und Sozialreformer, S.11-12.
[288] Ebenda, S.13.

Forschen, sein Interesse an den praktischen Fragen der Medizin und seine stete Bereitschaft zum Lernen. [289]

Während seines Medizinstudiums wohnte Tandler stets bei seinen Eltern, verdiente ein wenig als Nachhilfelehrer, doch haben seine Eltern den Großteil der Studienkosten geleistet. Der Student bewarb sich auch um ein Stipendium und erhielt am 23. März 1892 den Betrag von 557 Gulden. Der Stipendienstifter Gustav Figdor hatte 1881 drei Stipendien zu je 500 Gulden ausgesetzt, und zwar für einen Mediziner, einen Juristen und einen Naturwissenschaftler; außerdem habe je einer dem mosaischen, dem protestantischen und dem katholischen Glaubensbekenntnis anzugehören. Weiters sollten sich die Bewerber durch Fleiß, Sitten und Geistesgaben auszeichnen.

Diese Stipendienstiftung für Studenten dreier verschiedener Wissenschaften unter Einbeziehung dreier Religionsbekenntnisse beeindruckt und lässt den Stifter als einen vorurteilslosen Wohltäter mit humanistischer Gesinnung erscheinen. [290]

Schon zu Beginn seines Medizinstudiums – was ihn zur Wahl dieser Studienrichtung bewogen hat, bleibt unklar – engagierte sich Julius Tandler bei einer humanitären Organisation. Er war von 1891 bis 1894 freiwilliger Mitarbeiter bei der „Wiener Freiwilligen Rettungsgesellschaft". Am Tag nach dem Ringtheaterbrand, am 9. Dezember 1881 wurde diese Gesellschaft unter dem Eindruck des furchtbaren Brandunglückes von Hans Graf Wilczek, dem Juristen Eduard Graf Lamezan-Salins und dem Arzt Jaromir von Mundy[291] gegründet.

Die mehrjährige freiwillige Arbeit Julius Tandlers bei der Wiener Rettung neben seinem Medizinstudium erforderte zweifelsohne Hilfswilligkeit für die erkrankten oder verletzten Mitmenschen und Interesse an sozialen Problemen. Anzunehmen war, dass für seine spätere sozialpolitische Tätigkeit diese Jahre sicherlich von ausschlaggebender Bedeutung waren.

Seinen Militärdienst leistete Tandler als Einjährig-Freiwilliger zwischen dem 1. April 1892 und dem 30. September 1892. Nach diesem halbjährigen Präsenzdienst wurde er zur Fortsetzung des Medizinstudiums beurlaubt. Bald nach der Promotion am 27. Juli 1895 trat er mit 1. Oktober 1895 den noch ausstehenden Teil seiner Militärdienstpflicht an, welche er Ende März 1896 mit dem Rang eines Assistenzarztes der Reserve beendete.

---

[289] Ebenda, S.16.
[290] Ebenda, S. 17.
[291] Mundy, 1822-1894, war nicht nur Gründer; sondern auch Schriftführer der Wiener Freiwilligen Rettungs-Gesellschaft. Mit Theodor Billroth wirkte er auch an der Gründung des Rudolfinerhauses mit und war ein Vorkämpfer der Behandlung psychisch Kranker.

Danach arbeitete Tandler als Assistent von Prof. Dr. Emil Zuckerkandl, des Vorstandes der Anatomischen Lehrkanzel, und es kam in den folgenden Jahren zur Veröffentlichung zahlreicher wissenschaftlicher Arbeiten aus dem Fachgebiet der Anatomie. Im November 1898 beantragte Julius Tandler die Verleihung der venia legendi und wurde im September 1899 zum Privatdozenten ernannt.

In den Jahren 1899 und 1900 drängten sich im Leben Julius Tandlers viele Ereignisse, welche prägend und bestimmend seinen weiteren privaten, wissenschaftlichen und politischen Weg beeinflusst haben mochten.

Noch vor seiner Ernennung zum Privatdozenten ist er am 27. Juni 1899 aus der Israelitischen Kultusgemeinde ausgetreten, hat seinen mosaischen Glauben abgelegt und ließ sich zwei Tage danach in der Pfarre Mariahilf nach römisch-katholischem Ritus taufen. Ein Jahr später, am 26. Juni 1900, schloss er in der evangelischen Stadtpfarrkirche in der Wiener Dorotheergasse mit Olga Rosa Antonie Klauber die Ehe.[292]

Ob der Glaubenswechsel aus echten Assimilationsbestrebungen erfolgt ist, um den Konventionen an der Wiener Universität zu entsprechen oder im Hinblick auf seine weitere Karriere, muss dahingestellt bleiben. Für eine wissenschaftliche Laufbahn war aus der gesellschaftspolitischen Situation in der Habsburgermonarchie um die Jahrhundertwende die Konfessionszugehörigkeit jedenfalls von gewisser Bedeutung.

Auch die politische Einstellung Tandlers wurde vom Ministerium für Cultus und Unterricht vor der Genehmigung der Habilitation geprüft: „...er soll, wie von der k. k. Polizeidirektion Wien im vertraulichen Wege in Erfahrung gebracht wurde, ein Anhänger der Sozialdemokratischen Partei sein, ohne dass er sich jedoch als solcher im öffentlichen Leben bemerkbar gemacht hat. Während seines hiesigen Aufenthaltes in moralischer und staatsbürgerlicher Beziehung unbeanständet." [293]

11.2 Von der Wohlfahrt zur Fürsorge

Mitmenschen in der Not zu helfen, ihnen beizustehen, für sie sorgen im Sinne von „sich für sie Sorgen machen" war wohl ein zutiefst selbstverständliches, aus dem Innersten kommendes Bedürfnis. Dem Hilfsbedürftigen die Hand zu reichen, dem Bedrängten, dem Beladenen, dem Gestrauchelten Stütze zu sein war sicherlich dem Menschengeschlecht von der Natur mitgegeben. Mitleid und Erbarmen motivierten den vorhandenen Helferdrang. Religiöse und gesellschaftliche

[292] Sablik Karl. Julius Tandler, S. 18-23.
[293] Zitiert in : Sablik Karl: Julius Tandler, S. 23.

Ordnungen fassten die vorhandenen positiven Strömungen des Mitgefühls, der Nächstenliebe, der Hilfsbereitschaft zu Geboten und Regeln. Anerkannte moralische Leitbilder vermittelten Gemeinschaften ein Wir-Gefühl mit der Verpflichtung, den Armen und Bedürftigen zu helfen. Die Hilfe sollte sich dabei nicht nur auf die körperliche, sondern auch auf die soziale und seelische Not erstrecken. Um den Geboten Nachdruck zu verleihen, wurden vor allem in den Religionsgemeinschaften – und zwar in allen monotheistischen, bei Juden, Christen und Muslimen – die guten Taten, die Wohltaten, die Spenden für die Armen und jegliche Hilfeleistung als ethische Verpflichtung gewertet und Belohnung im Jenseits in Aussicht gestellt. Unterlassung der Hilfeleistung, aber auch Gleichgültigkeit gegenüber der Not des Nächsten galt als Sünde, welche dereinst auch gesühnt werden müsste. Lohn und Strafe, sowohl im Diesseits als auch im Jenseits waren seit jeher psychologische Triebfedern allen menschlichen Handelns.

Aus diesen Bestrebungen, für in Not geratene Menschen etwas zu tun und Bedürftigen zu helfen, entwickelten sich Institutionen, Organisationen, Hilfsgemeinschaften und Wohltätigkeitsvereine. Daneben setzten aber auch Einzelpersonen, altruistisch handelnde Familien und für gemeinnützige Zwecke gegründete Stiftungen beeindruckende Dokumente sozialer Verantwortung durch Gründung sozialmedizinischer Einrichtungen.

Es waren also nicht immer nur in herablassender Weise gegebene Almosen der Besitzenden an die arme bettelnde Unterschicht. Sicher gab es bei den begüterten auch so manche Überheblichkeit und mitunter sogar Verachtung für Arme, Behinderte und Schwache. Doch war zweifelsohne mit der Wohltätigkeit oft auch viel Warmherzigkeit verbunden. Schwarz-Weiß-Malerei und plakative Betrachtungsweise war wie in allen Lebensbereichen auch dabei nicht angebracht.

Julius Tandler sah das nicht immer so und hatte zumindest anfänglich einen anderen Zugang zu dieser Problematik. Er beurteilte die individuelle Form der Wohltätigkeit im Gegensatz zu der von ihm bevorzugten Fürsorge eher abschätzig und negativ, vor allem aber auch als unzureichend. Unzureichend waren – und sind – Hilfeleistung und Unterstützung für vom Schicksal Benachteiligte wohl immer. Dies konnte aber sowohl auf die Wohltätigkeit als auch auf die Fürsorge in mancher Weise, wenn auch in verschiedenen Bereichen, zutreffen.

Schroff wirkten die Worte Tandlers: „Die Menschheit zerfiel schließlich in zwei Gruppen. In die Armen und in die Reichen. Erstere bitten und flehen in ihrer Not, letztere schenken und gewähren." Und etwas später, auf Technik und Bürokratie der Hilfeleistung mit all ihren Institutionen und Organisationen eingehend: „Die psychologische Einstellung aber ändert sich nicht. Auf der einen Seite die Hilfesuchenden, auf der anderen Seite die Gewährenden."[294]

Wohltätigkeit bezeichnete Julius Tandler auch in abwertender Weise als „Wohltäterei", weil sie als mehr dem Zufall überlassen und individuell anzusehen war. Seiner Ansicht nach beschenkte der Wohltäter aus momentanem Mitleid zur eigenen Genugtuung und Selbstbestätigung. Er wollte bedankt sein, er war an keine Verpflichtung gebunden und sein „Wohltun" beruhte auf freiwilliger Basis. Dieser „regellosen Wohltäterei" stellte Tandler die „zweckmäßige Fürsorge" entgegen. „In einem Volk von Bettlern und knechtseligen Menschen kann es höchstens Schenkende und Beschenkte, niemals aber Fürsorgende und Befürsorgte geben" war Tandlers Meinung, welche er in den Stehsatz fasste: „Verschämte Arme sind ein Beweis für das falsche System."[295]

Tandler gab der öffentlichen Fürsorge eindeutig den Vorrang gegenüber der privaten Wohltätigkeit und Wohlfahrtspflege, denn er meinte, dass ihr die „revolutionäre" Umgestaltung nicht gelungen sei.[296] Dennoch bekannte er sich später, erst 1928, zu einer Gesamtheit des Fürsorgesystems. Im immer während Streit über private und öffentliche Fürsorge wirkte Tandler letztlich moderater und gestand den privaten, meist christlichen Einrichtungen gebührende Wertschätzung zu. Dies fand Ausdruck darin, dass er auch in der privaten Wohltätigkeitsarbeit „experimentell Anerkennenswertes" sah. Sogar „Pionierarbeit" für die öffentliche Fürsorge konnte Tandler erkennen.[297] Es war eine bemerkenswert ehrliche, wenn auch etwas verspätete Erkenntnis nach jahrelangen Diskussionen und Streitgesprächen zwischen Tandler und seinem weiblichen Widerpart im Wiener Gemeinderat, der christlich-sozialen Abgeordneten Alma Motzko.

Tandler empfand Fürsorge als angewandte Bevölkerungspolitik[298] und nach dem Ende des Ersten Weltkrieges in der Zeit des Zusammenbruches vieler überkommener Werte wollte er seine sozialmedizinischen zukunftsorientierten Vorstellungen verwirklichen. Doch nicht nur die bevölkerungspolitische, sondern auch die psychologische Komponente der Fürsorge erweckte Tandlers Interesse. Als Fürsorge verstand er „in erster Linie Hilfeleistung, und zwar nicht als vorübergehende, gerade für den Augenblick zurechtgeschnittene Leistung,

---

[294] Tandler Julius: Zur Psychologie der Fürsorge. Aus einem Vortrag in einer Arbeitsgemeinschaft städtischer Fürsorgerinnen am 20. Februar 1927.Sonderdruck aus dem Jahrbuch 1926 des Wiener Jugendhilswerks.S.6.
[295] Tandler Julius: Wohltätigkeit oder Fürsorge? Wien,1925.
[296] Blätter für das Wohlfahrtswesen der Stadt Wien, Nr. 25, (1926), S. 5.
[297] Ebenda, Nr. 27 (1928), S. 258.
[298] Tandler Julius: Vortrag über „Qualitative Bevölkerungspolitik", Blätter für das Armenwesen der Stadt Wien 20 (1921), S. 85.

sondern als eine Kette wohlüberlegter Handlungen und Beeinflussungen, für welche die Kenntnis der individuellen Vergangenheit, die Erkenntnis des augenblicklichen Zustandes und die Voraussicht der zukünftigen Möglichkeiten Bedingung ist." [299]

Der Tatsache bewusst, dass die moderne Fürsorge „zu einem komplizierten Mechanismus" geworden ist, sah Tandler aber auch die „Gefahr der Bureaukratisierung" und den „geisttötenden Einfluss der Mechanisierung."[300]

Den städtischen Fürsorgerinnen wollte Tandler in der ihm eigenen erzieherischen Art immer wieder seine unerschütterliche Ansicht vermitteln, dass Befürsorgte „vollgültige Mitglieder der menschlichen Gesellschaft" seien mit einem Recht auf Fürsorge. Sie sollten nicht mehr die Bittenden und Entrechteten sein, denn die menschliche Gesellschaft habe die „Pflicht der Fürsorge." Dadurch wurde „allmählich aus Wohltat Fürsorge" auf der Grundlage eines klaren Rechts- und Pflichtverhältnisses im Selbstverständnis Julius Tandlers. Die zur Fürsorge verpflichtete Gesellschaft erfüllte ihre Aufgabe durch die Fürsorger und Fürsorgerinnen und die Fürsorge wurde zur „Verwaltung des organischen Kapitals der menschlichen Gesellschaft." [301]

Nun war es aber nicht so, dass nur der Gesellschaft Pflichten auferlegt waren. Sehr wohl war es Tandler auch ein Anliegen zu betonen, dass der Befürsorgte nicht nur Rechte, sondern auch Pflichten habe, vor allem die Verpflichtung zur Wahrheit und damit zur wahrheitsgemäßen Darlegung der finanziellen und sozialen Verhältnisse. Tandler fasste seine Überzeugung in die hoffnungsvollen Worte: „Der Befürsorgte ist für die Wahrheit verantwortlich und so erzieht Fürsorge zur Verantwortlichkeit." [302]

Julius Tandler wollte ja nicht nur in medizinischen, sondern auch in sozialen Belangen erzieherisch wirken. Dies zeigte sich in vielfältiger Weise im Gesundheitsbereich bei der Bekämpfung der Tuberkulose, der Geschlechtskrankheiten und des Alkoholismus sowie in der Jugendfürsorge, in Kindergarten, Schule, Schulzahnklinik und überhaupt im großen vielverzweigten Gebiet der Erwachsenenfürsorge, aber auch bei den Beratungsdiensten, wie der Schwangeren-, Mutter- und Eheberatung. Denn auch beratende Institutionen

---

[299] Tandler Julius: Zur Psychologie der Fürsorge. Aus einem Vortrage in einer Arbeitsgemeinschaft städtischer Fürsorgerinnen am 20. Februar 1927. Sonderdruck aus dem Jahrbuch 1926 des Wiener Jugendhilfswerks, Verlag des Wiener Jugendhilfswerks, Wien I., Rathausstraße 9, S. 5.
[300] Ebenda, S. 5.
[301] Ebenda, S. 6.
[302] Ebenda, S. 7.

erzielten mit ihrer Tätigkeit erzieherische Wirkung. Durch Vorbildvermittlung konnte eigentlich jegliches menschliches Tun – richtig angewendet und aus dem Bemühen, das Beste zu geben – erziehen und belehren, die Eigenverantwortung heben und den Charakter stärken.

Menschen, welche sich bewusst außerhalb der Gesellschaft bewegten, galten das Verständnis und die Zuwendung Tandlers nicht, denn er meinte: „Bettler kann man beschenken, aber nicht befürsorgen. Der Mangel an Verantwortungsgefühl des Bettlers bringt es mit sich, dass er gar nicht befürsorgt zu werden wünscht, ja im Gegenteil der Fürsorge feindlich gegenübersteht. Er geht auf Täuschung aus, wo der Fürsorger Wahrheit fordert. Er will vom Zufall leben, aber nicht betreut werden. Für ihn ist die Kontinuität unerträglich. Aus dieser antisozialen Einstellung und dem daraus folgenden Mangel an Verantwortungsgefühl erfließt auch die Unmöglichkeit der Fürsorge bei Landstreichern usw." [303] Daraus schloss Tandler, dass die Fürsorge das Verantwortungsgefühl der Menschen erweckt und fördert und dadurch eine erzieherische Wirkung erzielt.

Verurteilt wurde von ihm auch „einfaches Schmarotzertum bei den Arbeitsscheuen, welche aus öffentlichen Mitteln ein, wenn auch bescheidenes, aber doch arbeitsloses Einkommen beziehen wollen", eine Kategorie von Menschen, „der die Aufdringlichen zugehören." Dies führte auch zu seiner Erkenntnis, „dass die Fürsorge nicht kritiklos geübt werden kann, da sie wahllos zum Übel wird." [304]

Das ungerechtfertigte Ausnutzen fürsorgerischer Maßnahmen war natürlich ein Problem, welches leider immer wieder beobachtet werden musste, obwohl Tandler die Verpflichtung zur Wahrheit eindringlich gefordert hatte. Auch im Ständestaat war dieses Phänomen zu verzeichnen. Aufgabe der Fürsorgeräte war es, „in dem ihnen zugewiesenen Wirkungskreis dafür zu sorgen, dass jedem wahrhaft Hilfsbedürftigen die notwendige Unterstützung zuteil" werde, anderseits sollten sie aber auch „jede ungebührliche Inanspruchnahme der öffentlichen Fürsorgemittel verhüten." [305]

11.3   Das Wohlfahrtsamt

Die Entstehung des Wohlfahrtsamtes entsprang Tandlers Idee, ein übergeordnetes und   kompetentes, integrierendes Instrument zu schaffen, welches alle Fürsorginstitutionen vereinte. Weil dieses Amt für alles, „was sich auf die

---

[303] Ebenda, S. 8.
[304] Ebenda, S. 9.
[305] Wien im Aufbau, Wohlfahrtswesen, S.21.

menschliche Wohlfahrt unmittelbar bezieht" zuständig war, bezeichnete es Tandler als eine „ungeheure Einheit." [306]

Julius Tandler wurde 1920 amtsführender Stadtrat für das Wohlfahrtswesen (Verwaltungs-gruppe III) und mit Gemeinderatsbeschluss vom 30. Juni 1921 wurde das Wohlfahrtsamt der Gemeinde Wien gegründet und fand seinen Sitz in der Rathausstraße 9. [307]

Immer wieder betonte Tandler das Recht der Menschen auf Fürsorge und die Pflicht der Gesellschaft, dieses Recht zu wahren. Wenn auch private Wohltätigkeit früher eine bedeutendere Rolle gespielt hatte, konnte sie infolge des finanziellen Desasters nach dem Ende des Ersten Weltkrieges nur in vermindertem und keineswegs ausreichendem Maße ausgeübt werden. Und wenn auch Nächstenliebe, Mitleid und Hilfsbereitschaft eine wesentliche Motivation der individuellen Wohltätigkeit waren, die Not und die Armut zu lindern, mag es zweifelsohne auch mitunter selbstgefällige Spender gegeben haben, wie sie von Marie Bock plakativ und überzeichnet gegeißelt wurden: „...ob Erzherzogin, der Herr Graf, die reiche Fabrikantensfrau oder der Spießer, Funktionär eines Taschenfeitelvereines war, alle fühlten sich als Wohltäter, alle warteten auf den Augenblick, wo sie im Mittelpunkt der Ereignisse stehen, wo sie edle Spender sein und das erhabene Glück haben würden, nicht so zu sein wie der andere, der mit gekrümmtem Rücken warten musste, bis er eine Gnadengabe erhält." [308]

Die öffentliche Fürsorge war und blieb für Tandler aus ideologischer Sicht stets eindeutig bevorzugt. Fürsorge betrachtete er als „eine wohlgefügte, von den Behörden durchgeführte" Hilfe für die Bedürftigen, [309] ließ aber daneben caritative Tätigkeit privater Institutionen gelten. Doch Zwistigkeit zwischen öffentlicher und privater Fürsorge „darf nicht auf Kosten jener ausgefochten werden, derenthalben beide geschaffen wurden." [310]

Das neue Fürsorgesystem beurteilte Tandler im Jahre 1926, nach fünfjähriger Tätigkeit des Wohlfahrtsamtes, mit einfühlsamen, aber auch mit auf das Erreichte ein wenig stolzen Worten: „Denn auf dem Trümmerfeld der Ökonomie und der Moral ein neues Gebäude der Menschlichkeit und der Hilfsbereitschaft zu errichten, war nicht leicht. Am schwersten aber war es, die seelischen

---

[306] Das Neue Wien. Städtewerk herausgegeben unter offizieller Mitwirkung der Gemeinde Wien. Bd. 2, Wien 1927, S. 339 u. 342.
[307] Sablik Karl: Julius Tandler. Mediziner und Sozialreformer, S. 206-207.
[308] Bock Marie: Die Fürsorge in Österreich, Wien 1929, S. 5 f.
[309] Tandler Julius: Aufgaben der kommunalen Wohlfahrtspflege, Österreichische Gemeindezeitung, 1925, Nr. 13 S.43–49.
[310] Zeitschrift für Kinderschutz, Familien- und Berufsfürsorge, Nr. 20, 1928, S.74.

Voraussetzungen zu schaffen, das vom Bettlergeist bedrückte Volk von Wien aufzurichten, den Geist der Wohltäterei zu bannen und an seine Stelle das Rechtsbewusstsein des Befürsorgten, aber auch das Pflichtbewusstsein des von der Gesellschaft berufenen Fürsorgers zu setzen. Wenn dies gelungen ist, so ist es in erster Linie ein Verdienst unseres Volkscharakters und erst in zweiter Linie jener, die auf diesen schwierigen Posten als Fürsorger gestellt wurden." [311]

Tandler verschloss sich aber auch nicht der Tatsache, dass aus verschiedenen Gründen Missbrauch mit Einrichtungen der Fürsorge getrieben wurde und verwies auf Bemühungen, die Moral und Verantwortung der Menschen zu heben: „Ob es sich nun um die verantwortungslose Ausbeutung der offenen Fürsorge, ob es sich um Nichtachtung des öffentlichen Gutes, um Vernachlässigung der Gebote der Humanität oder um irgend eine andere Offenbarung verantwortungslosen Selbstbehauptes gehandelt hat, Folgen der Kriegsnot und der Kriegspsychose, immer ist es schließlich gelungen, die Betörten, die Irrenden auf den Weg der Verantwortlichkeit zurückzuführen. Denn so sehr auch mit Recht die materiellen, die ökonomischen, die organisatorischen Leistungen des neuen Wien hervorgehoben werden mögen, über sie weit hinaus ragt die erzieherische Seite, die Beeinflussung der Volksseele, wovon niemand spricht und die doch im Laufe der Zeit unserer Stadt das Gepräge gibt." [312]

Erzieherische Maßnahmen spielten für Tandler in allen sozialmedizinischen Bereichen eine wesentliche Rolle. Beginnend bei der Betreuung der werdenden Mütter in der Schwangerenfürsorge, danach in den Mutterberatungsstellen, bei der Kindergartenbetreuung, in den Schulen und Schulzahnkliniken, selbstredend auch in den Erziehungsanstalten- überall waren sie zu finden. In der Gesundheitsfürsorge mit Schwerpunkt auf Tuberkulose, Geschlechtskrankheiten und Alkoholmissbrauch war nicht nur die medizinische Versorgung für Julius Tandler ein besonderes Anliegen, sondern auch das Bemühen, für diese Krankheiten mit ihren oft katastrophalen Folgen das Bewusstsein des Einzelindividuums zu schärfen und die Eigenverantwortlichkeit zu fördern.

Seine oft harte Einstellung zu dem von ihm zu verwaltenden „organischen Kapital" und zur Bevölkerungspolitik mit produktiven und unproduktiven Ausgaben für die Verwirklichung fürsorgerischer Maßnahmen waren für Tandler mit der Liebe und dem Mitgefühl für die Notleidenden, Bedürftigen, Armen und Kranken verknüpft. Das Prinzip, zur Hilfeleistung in allen Fürsorgebereichen auch beratend und erzieherisch zu wirken, war für Tandler wohl eine seiner

---

[311] Das Neue Wien. Städtewerk herausgegeben unter offizieller Mitwirkung der Gemeinde Wien. Bd. 2, Wien 1927, S. 340.
[312] Ebenda.

Wesensart entsprechende zwingende Zusammengehörigkeit, vielleicht auch mit einer Portion Sendungsbewusstsein verbunden.

11.4 Das „Wiener System" der Fürsorge

Das Fürsorgesystem Tandlers im „Roten Wien" beruhte auf vier Grundsätzen. An erster Stelle stand die Verpflichtung der Gesellschaft, allen Bedürftigen zu helfen, „...gegebenenfalls auch ohne gesetzliche Vorschriften..." [313] Zweitens befand sich an zentraler Stelle die Familie als Zelle der Gesellschaft, welcher von Tandler auch eine grundlegende Funktion zugebilligt wurde nach dem Motto: „Individualfürsorge kann rationell nur in Verbindung mit Familienfürsorge geleistet werden." Zukunftsorientiert und prophylaktisch war der dritte Grundsatz: „Aufbauende Wohlfahrtspflege ist vorbeugende Fürsorge." Schließlich postulierte der vierte Pfeiler: „Die Organisation der Wohlfahrtspflege muss in sich geschlossen sein." [314]

Aus der „Verpflichtung der Gesellschaft, allen Bedürftigen zu helfen", ergab sich fast zwingend für die Letzteren ein „Recht auf Fürsorge." Der Überlegung einer Totalität der Fürsorge entsprechend gründete Julius Tandler Schulen für Fürsorger, Krankenpflegerinnen und Kindergärtnerinnen. Denn schon alle Neugeborenen wurden von einer Fürsorgerin besucht, gleichgültig, ob sie bedürftig waren oder nicht. Und mit dem Kind sollte die Fürsorgerin auch - wenn nötig – dessen Umfeld, also die Familie mit betreuen. Denn in den Nachkriegsjahren beeinträchtigten Tuberkulose, Geschlechtskrankheiten und Alkoholmissbrauch – damals leider weit verbreitet – die Lebensqualität der Betroffenen und ihrer Familien oft schwer. Dadurch ergaben sich nicht nur sozialmedizinische, sondern auch soziale und bevölkerungspolitische Probleme, vor allem, wenn noch Arbeitslosigkeit hinzukam.

11.5 Jugendfürsorge

Einen besonderen Stellenwert im Tandlerschen Fürsorgekonzept nahm die Jugendfürsorge ein. Tandler selbst betrachtete und bezeichnete sie als „das Fundament jeder Fürsorge", ja geradezu als „Höhepunkt." [315] Zukunftsbezogen, aber auch ökonomisch bedeutungsvoll waren seine bekannt gewordenen Sätze: „Was wir auf Jugendhorte verwenden, ersparen wir an Gefängnissen. Was wir in

---

[313] Karner Franz: Aufbau der Wohlfahrtspflege in Wien, Wien,1926, S.5.
[314] Ebenda.
[315] Blätter für das Wohlfahrtswesen der Stadt Wien 26, 1927, Nr.264, Verwaltung 1923-1928, S. 622.

der Schwangeren- und in der Säuglingsfürsorge ausgeben, ersparen wir an Irrenanstalten." [316]

Übrigens wurde ein Impuls für die Ausgestaltung der Jugendfürsorge bereits im Kriegsjahr 1917 gesetzt. Der beträchtliche kriegsbedingte Geburtenrückgang bewog nämlich den Wiener Gemeinderat, am 27. April 1917 den Beschluss zu fassen, den Ausbau der städtischen Jugendfürsorge zu betreiben.[317] Der damalige Referent und spätere sozialdemokratische Bürgermeister Jakob Reumann sprach von einem „Ehrentag" für die Gemeinde Wien, den seine Partei lange herbeigesehnt hatte. [318] Aus dem Bestreben, die verschiedenen Bereiche der Wohlfahrtspflege zu vereinheitlichen, wurde 1917 das Jugendamt gegründet als „Träger der Jugendfürsorge im eigentlichen Sinn".[319]

Der 20. Jänner 1920 war für die Jugendfürsorge ein bedeutungsvolles Datum. An diesem Tag erfolgte die Gründungsversammlung zur Errichtung eines Hauptausschusses für gesundheitliche Jugendpflege und Fürsorge.[320] Verschiedene Pläne und Vorschläge für den Ausbau der Jugendämter wurden von Tandler verworfen, denn bei der Verwirklichung des seinen Ideen entsprechenden Jugendamtes im Rahmen der Gemeinde Wien hatte er in gewisser Weise „freie Hand."[321] Der Entwicklung der vielfältigen Jugendfürsorge stand somit nichts im Wege.

Wien verfügte bald über vierzehn Bezirksfürsorgeämter mit einem Leiter und mehreren Fürsorgerinnen in gleichmäßiger Verteilung über das Stadtgebiet, allerdings stand nicht jedem Bezirk ein eigenes Amt zu. Im Jahre 1925 gab es in Wien 180 Jugendfürsorgesprengel mit je einer hauptberuflichen Sprengelfürsorgerin, welche gleichzeitig als Schulfürsorgerin tätig war. [322] Im gleichen Jahr wurde auch die bisher anderweitig verwaltete Armenkinderpflege der Verwaltung des Jugendamtes überantwortet, welches damit für sämtliche Aufgaben der Jugendfürsorge zuständig war. [323] Bis zum Jahr 1931 war das Betreuungssystem noch weiter ausgebaut und verfügte bereits über 234 Jugendfürsorgesprengel.

---

[316] Ebenda.
[317] Ausbau der städtischen Jugendfürsorge in Wien. Gemeinderatsbeschluss vom 27. April 1917. Wien 1917. S.124. Amtsblatt der k. k. Reichshaupt- und Residenzstadt Wien. Nr. 36 vom 4. Mai 1917.
[318] Ebenda, S. 135.
[319] Das Jugendamt der Stadt Wien, Wien, 1933, S.5.
[320] Mitteilungen des Volksgesundheitsamtes 3 (1920), S. 55 f.
[321] Das Jugendamt der Stadt Wien, Wien, 1933, S. 4.
[322] Tandler Julius: Wohltätigkeit oder Fürsorge? Wien, 1925, S. 6.
[323] Das Wohlfahrtsamt der Stadt Wien und seine Einrichtungen 1921-1931, Wien 1931, S. 16.

Der sozialmedizinische Aufgabenbereich der Jugendfürsorge war in beeindruckender Weise sehr umfangreich. Vor allem umfasste er die Generalvormundschaft. Darunter waren Zivil- und Strafrechtsangelegenheiten für Jugendliche und die Aufsicht über die städtische Amtsvormundschaft zu verstehen. Der Mutterschafts- und Säuglingsfürsorge waren Schwangerenberatung, Mutterhilfe, Mutterberatung und Säuglingswäscheaktion zugeordnet. Die Familienfürsorge für Kinder und Jugendliche war verantwortlich für Ziehkinderaufsicht, Schulfürsorge, Erziehungsberatung, Kontrolle des Verbots der Kinderarbeit, Ausspeisung in den Kindergärten sowie Schulen und Horten, Erholungsfürsorge, Tageserholungsanstalten, Lehrlingsfürsorge, Geld- und Sachaushilfen Transportkostenersatz und für die Verwaltung der Fürsorgefahrscheine. So detailliert waren die Arbeitsvorgaben der speziellen Fürsorgestellen aufgelistet. Doch gab es im System der Jugendfürsorge noch andere wichtige Bereiche. So war z. B. eine eigene Fürsorge für Kinder und Jugendliche außerhalb des Familienverbandes eingerichtet. Diese Stelle befasste sich mit der Übernahme in die geschlossene Fürsorge, der Unterbringung in Pflegeanstalten und sonstigen Heimen sowie bei Pflegeeltern, der Einweisung in Erziehungsanstalten und der Überwachung der städtischen Pflegekinder. Schließlich waren noch andere Abteilungen für die Einrichtung und die Dienstaufsicht der Bezirksjugendämter und der Kinderübernahmsstelle sowie der Verwaltung und der Betriebsführung von Kindergärten und Horten verantwortlich. [324] Die Arbeitsvorhaben des Wiener Jugendamtes verfügten somit über einen enorm umfassenden Maßnahmenkatalog.

Durch die Zusammenfassung so verschiedener Agenden wie Rechts-, Gesundheits- und Erziehungsfürsorge sowie Vermittlung von finanzieller und Sachhilfe in einer großen sozial-medizinischen Einrichtung wie der umfangreichen Jugendfürsorge war die Einbeziehung anderer Institutionen unbedingt erforderlich. Mit Gerichten, Spitälern, Gesundheitsbehörden, Schulen und Polizei gab es sowohl Zusammenarbeit als auch nicht immer friktionsfreie Überschneidungen. Ideale einer fortschrittlichen Fürsorgepolitik waren verständlicherweise nicht in allen Einzelbereichen nachvollziehbar.

Eine wichtige Institution im großen Rahmen der Familienfürsorge war die Schwangerenberatung. Unter dem Blickwinkel der nach dem Ersten Weltkrieg angestiegenen Fälle von Erbsyphilis regte Tandler im Jahre 1924 eine Mutterhilfeaktion zur Bekämpfung dieser Krankheit an. Am 12. März 1930 wurde – sechs Jahre später – vom Wiener Gemeinderat die Anregung aufgenommen und die Einrichtung einer solchen Mutterhilfeaktion beschlossen. Untersuchungswillige Schwangere sollten sich im vierten Schwangerschaftsmonat

---

[324] Das Jugendamt der Stadt Wien, Wien, 1933, S.5.

einer Blutuntersuchung auf Syphilis und bei positivem Ergebnis einer kostenlosen Behandlung unterziehen.[325] Die fachärztliche Beratung und die Betreuung erfolgten von einem Gynäkologen und einer Fürsorgerin. Trotz einer relativ hohen Geldprämie fand diese Institution nur geringen Zuspruch, denn „nicht einmal ein Dreißigstel der schwangeren Frauen" meldeten sich hiezu.[326] Parallel zu dieser Mutterhilfeaktion wurden seit 1930 Schulungskurse für Mütter und eine Ausbildung in Säuglings- und Kinderpflege angeboten. [327]

Das im Ständestaat vertretene nunmehrige sozialpolitische Konstrukt verstand die Arbeit der Familienfürsorge als „sachliche Beratung und Liebe zum Vaterland und zur Heimatstadt."[328] Aber der traditionellen Pflege der Familien entsprechend, errichtete die Gemeinde Wien Familienasyle und vermehrte die Zahl der bestehenden zwei Schwangerenberatungsstellen[329] – die erste wurde 1930 gegründet – nunmehr auf sechs. Zusätzliche neun analoge Institutionen schuf der Verein „Volkspatenschaft"[330] und eine weitere das „Josefswerk" aus der Überlegung, „dass die Schwangerenberatung der wichtigste Zweig der vorgeburtlichen Fürsorge für Mutter und Kind ist. Sie stellt geradezu eine Schlüsselstellung im gesamten System der gesundheitlichen und sozialen Fürsorge dar."[331]

---

[325] Gemeindeverwaltung 1929-1931, S. 258.

[326] Sablik Karl :Julius Tandler, S. 283.

[327] Melinz Gerhard – Ungar Gerhard: Wohlfahrt und Krise, S. 94-95.

[328] Wien im Aufbau, Heft 1, S. 13.

[329] Während des Ersten Weltkrieges wurde von Prof. Dr. Leopold Moll die Schwangerenfürsorge ins Leben gerufen und dieses damals sehr populäre Fürsorgewerk erfasste bis Kriegsende 7.755 schwangere Frauen (Lesky Erna: Meilensteine der Wiener Medizin, S. 195-196.)

[330] Dieser Verein betrieb auch noch 16 Mutterberatungsstellen. NB: Während des Ersten Weltkrieges errichtete Dr. Leopold Moll im Rahmen der „Kriegspatenschaft", der Vorläuferin der „Volkspatenschaft", deren erste Mutterberatungsstelle an der Universitäts-Kinderklinik von Prof. Dr. v. Pirquet. Allerdings wurde die überhaupt erste Mutterberatungsstelle in Wien und ganz Österreich von Prof. Dr. Theodor Escherich im Rahmen seiner Propaganda zum Selbststillen über den Verein „Säuglingsschutz" im St. Anna Kinderspital gegründet.

[331] Wien im Aufbau, Wohlfahrtswesen, 1937, 10.

12 Prophylaktische Sozialmedizin

Sozialmedizinische Tätigkeit erschöpfte sich keineswegs in der Behandlung von Krankheiten und Leiden, hervorgerufen durch Unzulänglichkeiten und Missstände im sozialen Bereich. Auch die Forderungen nach „Verminderung der Krankheitsursachen"[332] und nach „Maßnahmen sanitärer oder sozialer Natur", wodurch „schädigende Einflüsse verhindert oder ihre Folgen nach Möglichkeit behoben werden können"[333] genügten definitionsmäßig nicht immer bei der Verwirklichung prophylaktischer sozialmedizinischer Einrichtungen. Darunter waren Kindergärten, Kinderheime, Jugendhorte, Tageserholungsstätten, Ferienerholung für die Kinder und Jugendlichen Wiens sowie jegliche Verbesserung des körperlichen Gesundheitszustandes durch Schaffung von Sportstätten und Bädern zu verstehen.

Zukunftsvisionär verstand Julius Tandler die Jugendfürsorge als Kampf für die nächste Generation.[334] Die Randgebiete der Fürsorge, die nicht unmittelbar wirksamen sozial-medizinischen Maßnahmen konnten als gut angelegte Investition in eine sinnvolle Prophylaxe gesehen werden. Richtungweisend hiefür durften wohl die Worte Ludwig Telekys zur Definition der Sozialhygiene sein, dass „die Errungenschaften der individuellen Hygiene...jenen zugänglich gemacht werden können, die einzeln oder aus eigenen Mitteln nicht imstande sind, sich diese Errungenschaften zunutze zu machen."[335]

12.1 Kindergärten

Daher wurde der Ausbau des Kindergartenwesens im Rahmen der Familienpolitik des „Roten Wien" vorangetrieben. Ausstattung der Kindergärten und Betreuung der Kleinkinder wurden verbessert und die Zahl der im Jahre 1918 bestehenden Kindergärten bis zum Jahre 1932 mehr als verdoppelt. Gleichzeitig konnte die Betreuung der Kinder durch neue Methoden und eine gute Ausbildung der Kindergärtnerinnen verbessert werden. Besonderes Augenmerk wurde auch auf die Öffnungszeiten gelegt, denn die neugeschaffenen „Volkskindergärten" standen von 7 Uhr früh bis 18 Uhr durchgehend für die Kinderbetreuung zur Verfügung.

Es war Tandlers Bestreben, alle, auch die schon bestehenden Kindergärten in „Volkskinder-gärten" umzuwandeln, in denen die Kinder auch Frühstück und

---

[332] Ewald Walter: Soziale Medizin, Berlin, 1912, S. 6.
[333] Teleky Ludwig: Vorlesungen über soziale Medizin, Jena, 1914, S. 1.
[334] Tandler Julius: Wohltätigkeit oder Fürsorge? Wien, 1925, S. 14.
[335] Teleky Ludwig: Geschichtliches, Biographisches, Aotobiographisches, Ärztliche Wochenschrift, 10, 1955, S.112-116.

Mittagessen erhielten, um die berufstätigen Mütter zu entlasten. Bei der Ausspeisung in den Wiener Kindergärten wurden außer dem Frühstück mit Milch als Getränk eine Hauptmahlzeit oder auch eine Jause verabreicht. Die Hauptspeisen, wie Grießkoch, Topfenspeisen etc, wurden mittags gegessen, die verbliebenen Reste von Brot und Kuchen zur Milch oder zum Kakao bei der Nachmittagsjause verabreicht.[336] Es wurde dabei auf zweckmäßige kalorienreiche Ernährung der Kinder besonderer Wert gelegt, aber auch auf ökonomische Verwertung der Nahrungsmittel. Die angedachte Idee, alle Kleinkinder ähnlich wie bei der Schulpflicht zu erfassen, wurde nicht realisiert. Tandlers Mitarbeiter Philipp Frankowski sprach sich für eine kindgerechte Schulung von Sinnestätigkeit und Selbsterziehung der Kleinen im Sinne von Maria Montessori[337] aus: „Weckung des sozialen Fühlens und Handelns ist eine Hauptaufgabe."[338]

Kontinuierlich wurde die Anzahl der Wiener Kindergärten vermehrt, sodass der hundertste angeblich schönste Kindergarten am 15. Mai 1930 im Gemeindebau Sandleiten in Hernals eröffnet werden konnte.[339] Das Konzept Tandlers war von Beginn an darauf bedacht gewesen, die Kindergärten besonders schön zu gestalten. „Dem Kinde Schönheit und Freude – unauslöschbar haften Kindheitserlebnisse" stand auf der Widmungstafel im Kindergarten Sandleiten. Denn Kinder sind die „ganze bedrängte kleine Menschheit"[340], war die Ansicht Tandlers.

12.2   Die Kinderübernahmsstelle der Gemeinde Wien

Eine in ihrer Art ganz besondere sozialmedizinische Einrichtung war die Kinderübernahms-stelle der Gemeinde Wien. Diese Institution sollte eine Auffangstelle für Kinder sein, welche aus den verschiedensten Gründen in eine schwere soziale Notlage geraten, verwahrlost oder ungeliebt abgeschoben worden waren. Nach der Auffassung Tandlers sollte die Gesellschaft als Sachwalter dieser Kinder „die Stelle als materiellen Schlüsselpunkt der Kinderfürsorge"[341] einrichten. Am 18. Juni 1925 wurde als erstes Institut dieser Art in Europa die in den beiden Jahren zuvor neu erbaute Kinderübernahmsstelle in der Lustkandlgasse 50 im neunten Wiener Gemeindebezirk eröffnet und als eine der

---

[336] Durig A.: Über die Schulausspeisung, Separatabdruck aus der Wiener Medizinischen Wochenschrift, Nr. 51, 1930, S.7.

[337] 1870 –1952, italienische Ärztin und Pädagogin, schrieb „Selbsttätige Erziehung im Kindesalter" und „Kinder sind anders."

[338] Frankowski Philipp und Gottlieb Karl: Die Kindergärten der Gemeinde Wien, Wien 1926, S.3 u. S. 10.

[339] Blätter für das Wohlfahrtswesen der Stadt Wien, 29 (1930), S. 189.

[340] Tandler Julius: Wohltätigkeit oder Fürsorge? Wien 1925, S. 11.

[341] Kinderübernahmsstelle der Gemeinde Wien. Hrsg. vom Wiener Magistrat, Wien 1925, S.5.

größten und vorbildlichsten Fürsorgeeinrichtungen in Europa, als „Juwel der modernen Kinderfürsorge" gefeiert.[342] Solide Einrichtung und künstlerische Ausgestaltung betrachtete Tandler als Notwendigkeit, um die Aufgaben der Fürsorge zu erfüllen, weil „das Leben der vom Glück Enterbten der Schönheit nicht entbehren soll."[343] Mit ihrem villenartigen Aussehen entsprach die von Adolf Stöckl errichtete Anlage den Ideen des Wohlfahrtssystems von Julius Tandler mit seinem vielzitierten Ausspruch: „Wer Kindern Paläste baut, reißt Kerkermauern nieder."

Die Aufgabe der Kinderübernahmsstelle war es, alle Säuglinge, Kinder und Jugendliche, die der Gemeinde Wien zur Fürsorge übergeben wurden, aufzunehmen und weitere Pflegemaßnahmen einzuleiten. Sämtliche zur neu entwickelten Sozialfürsorge erforderlichen Einrichtungen waren in der sozialmedizinischen Institution vorhanden.

Von Fürsorgeeinrichtungen, von Jugendämtern, von der Polizei, aber auch von Eltern, Pflegeeltern und sonstigen Betreuungspersonen gebrachte Kinder wurden hier in der Kinderübernahmsstelle zentral erfasst. Grund für die zahlreich eingewiesenen Kinder war in den ersten Jahren meist Obdachlosigkeit, später dann, etwa ab 1930 aber vorwiegend Arbeitslosigkeit und dadurch bedingte schwere Note der Eltern oder sonstiger Erziehungs-berechtigter.

Nach ärztlicher Untersuchung, Reinigung und Versorgung mit frischer Kleidung konnten die Kinder entsprechend ihrer Altersstufe auf einer der sechs Stationen der Anstalt untergebracht werden. Während des meist zwei- bis dreiwöchigen Aufenthaltes wurden die Kinder und Jugendlichen nicht nur von Ärzten, sondern auch von Psychologen beobachtet und betreut.

In der Kinderübernahmsstelle leitete die renommierte Psychologin Prof. Charlotte Bühler[344] die psychologische Arbeit mit den dort untergebrachten Kindern. Gemeinsam mit ihrem Gatten Prof. Karl Bühler[345] gründete und leitete sie einen Forschungskreis, die Wiener Schule der Kinder- und Jugendpsychologie. Nicht zuletzt war ihre Tätigkeit an der Kinderübernahmsstelle dafür mitbestimmend. Psychologische Beobachtungen an Neugeborenen und Kleinkindern veröffentlichte Charlotte Bühler im Jahre 1928 in ihrem Buch „Kindheit und Jugend."

---

[342] Österreichische Gemeinde-Zeitung, 4 (1927), S. 462 f.
[343] Kinderübernahmsstelle der Gemeinde Wien. Hrsg. vom Wiener Magistrat, Wien 1925, S. 5.
[344] Charlotte Bühler, 1893-1974, war von 1927 bis 1938 Universitätsprofessorin in Wien, emigrierte 1939 in die USA und war ab 1945 als Professorin für Psychiatrie in Los Angeles tätig.
[345] Karl Bühler, 1879-1963, Ordinarius für Psychologie in Wien von 1922 bis 1938.

Im Jahre 1926 wurden 3.324 Kinder in der Kinderübernahmsstelle aufgenommen. Nach zwei- bis dreiwöchiger Beobachtung und Betreuung durch Ärzte und Psychologen konnten die Kinder in die für sie optimale anderweitige Pflege überstellt werden. Die meisten, nämlich 1.926, wurden sodann in gemeindeeigenen Anstalten weiter betreut, 316 in privaten Institutionen, für 579 Kinder fanden sich private Pflegeplätze und 403 konnten wieder den Eltern übergeben werden. Nur 62 Kinder mussten in Spitalspflege kommen und 38 nicht in Wien zuständige Kinder wurden in ihre Heimatgemeinden gebracht.[346]

12.3   Sport als Gesundheitsvorsorge

Sport, die körperliche Betätigung zur Hebung der Kondition und zur Verbesserung der Konstitution wurde von den Menschen aus Freude an der Bewegung um ihrer selbst willen seit jeher gerne ausgeübt. Genugtuung über Erreichung angestrebter körperlicher Leistungen und Ziele, Stolz über Bewältigung von Schwierigkeiten, aber auch gesundheitliche Erwägungen mögen mitbestimmend gewesen sein. Die Ausübung der sportlichen Tätigkeit war aber für die große Allgemeinheit bis zur Wende vom 19. zum 20. Jahrhundert weitestgehend beschränkt. Denn in Zeiten, da eine Arbeitszeit von zehn, zwölf, ja von bis zu vierzehn Stunden täglich von vielen Menschen verlangt und auch geleistet wurde, blieb Sport und Körperkultur meist nur einer schmalen begüterten Bevölkerungsschichte, vorwiegend dem Adel, vorbehalten.

In der zweiten Hälfte des 19. Jahrhunderts verbreitete sich von England ausgehend eine auf-strebende Sportbewegung auch im deutschen Sprachraum. Hier lag der Schwerpunkt mehr auf Turnübungen und Leichtathletik, verbunden mit der Bildung von Turnvereinen. Aber auch der Rudersport, Fußball, Schwimmen, Boxen und Ringen fanden immer mehr Anhänger aus einem wohl noch undifferenzierten Gesundheitsbewusstsein. Etwa um 1880 kam das Radfahren in Mode und zehn Jahre später begann in der Alpenregion der Schilauf seinen unaufhaltsamen Siegeszug. Die am Vorabend des neuen Jahrhunderts 1896 wieder aufgenommenen neuen olympischen Spiele waren für die Ausbreitung des Sportes nun auch in breiteren Bevölkerungskreisen ein gewaltiger Anstoß.

Sportfeste und Sportveranstaltungen wurden abgehalten, doch war deren Organisation durch die Veranstalter mitunter noch etwas ungeordnet. Verbindliche Regeln für den sich entwickelnden Leistungssport mit Breitenwirkung mussten erst erarbeitet werden und konnten durch die Begeisterung und Freude an der Sportausübung nicht ersetzt werden. Vor allem gab es noch keine qualifizierte medizinische Begleitung für die Wettkämpfer, kein

---

[346] Österreichische Gemeinde-Zeitung 4 (1927), 462 f.

kontrolliertes oder gar wissenschaftlich fundiertes Training, ja nicht einmal eine Einbindung von erfahrenen Turnlehrern und Ärzten.

Ein im Frühjahr 1914 in Wien abgehaltenes Sportfest der Mittelschulen Niederösterreichs veranlasste den Gemeinderat Medizinalrat Dr. Heinrich Loewenstein zu einer Interpellation im Wiener Gemeinderat. [347] Verlauf und Vorbereitung der Veranstaltung erweckten, wie bereits im Jahr zuvor, lebhafte Bedenken. Loewenstein sprach von einer prunkvollen Veranstaltung mit gedankentiefen Reden, „doch in letzteren war nichts über die Gewähr, wie Gesundheitsschädigungen der sporttreibenden Jugend durch das Training und das Sportfest hintangehalten werden sollen," zu hören. [348] Der Redner verurteilte Laien, welche im Gefühl ihrer Machtstellung, die aber auch Verantwortlichkeit bedeutet, sich über die Bedenken der Fachleute leichtfertig hinwegsetzten. Viele jugendliche Teilnehmer der Sportveranstaltung gaben während des Laufes auf, alle zeigten hochgradige Anspannung ihrer Kräfte, starke Ermüdung und Erschöpfung, es musste deshalb sogar die Rettung intervenieren. Jedenfalls empfand Loewenstein „eine solche forcierte Sportleistung keineswegs als Maßstab zur Beurteilung der körperlichen Ausbildung unserer Schuljugend." Es gab eben noch keine sinnvolle ärztliche Betreuung und Überwachung der Sportler, eine nicht ungefährliche Situation, welche auch gesundheitliche Schädigungen nach sich ziehen konnte. Die Sportmedizin war noch nicht geboren.

Loewenstein sprach sich gegen ähnliche gesundheitsgefährdende Veranstaltungen aus und forderte die Vertreter der Gemeinde Wien im Landesschulrat auf, „solchen Übertreibungen entgegenzutreten und sich dafür einzusetzen, dass die Sportfeste im Einvernehmen mit den Anschauungen der Ärzteschaft, der Elternkreise und der Turnlehrerschaft, nicht aber über diktatorische Verfügung einzelner Persönlichkeiten veranstaltet werden." [349] Der engagierte Vorstoß zur Gesunderhaltung der Jugend wurde sehr bald durch die Schrecken des Ersten Weltkrieges überrollt.

In zunehmendem Maße begeisterte sich die Jugend aber auch in den schweren Jahren der Nachkriegszeit für die Sportausübung, wobei die Entwicklung tendenziell zum Massensport hin sich ausbreitete. Aus gesundheitspolitischen Überlegungen setzte sich Julius Tandler für alles ein, was mit Sport, Spiel und Körperbewegung zu tun hatte und er war – schon aus seiner sozialdemokratischen Grundeinstellung heraus - ein großer Förderer des Arbeiter-sports. Im Oktober 1926 nahm er die Stelle des stellvertretenden Vorsitzenden des Österreichischen

---

[347] Separatdruck aus dem „Amtsblatt der k. k. Reichshaupt- und Residenzstadt Wien" Nr.46 vom 9. Juni 1914.
[348] Ebenda.
[349] Ebenda.

Arbeiter- Turn- und Sportbundes an.[350] Dessen Vorsitzender J. Deutsch [351] war wohl nicht ganz unbeteiligt an Tandlers Wahl. 1931 wurde Tandler auch Obmann des Wiener Arbeiter Turn- und Sportvereins.[352]

Die Politik begann, schrittweise auch den Sport zu vereinnahmen. Im Jahre 1927 schuf Julius Tandler die „Stelle für Sport und Körperkultur" bei der Gemeinde Wien.[353] Der Gedanke lag nahe, auf dem Umweg über den Sport die Jugend für die sozialdemokratische Ideologie zu interessieren. Diese „Stelle für Sport und Körperkultur" entwickelte eine gedeihliche Tätigkeit mit der Errichtung von Bädern, Planschbecken und Spielplätzen für die Wiener Jugendlichen, wobei die Spielplätze tunlichst in der Nähe der Wohnbauten angelegt wurden.[354] Hallenbäder wurden erbaut und die Donaustrombäder ausgeweitet. Damit wurden wesentliche gesundheitspolitische und sozialmedizinische Instrumente geschaffen, nur übertroffen vom Bau des Wiener Praterstadions.

Schon vor dem Ersten Weltkrieg gab es verschiedene Pläne für die Errichtung eines Sportstadions in Wien.[355] Nach der Zäsur von Krieg und Nachkriegszeit griff Julius Tandler 1927 die seinerzeitige Idee auf. Ausschlaggebend war der Kongress der Arbeitersport- Internationale in Helsinki, an dem Tandler teilnahm. Denn dort wurde beschlossen, die zweite Arbeitersport-Olympiade im Jahre 1931 in Wien abzuhalten. Für die Schaffung von Sportanlagen setzte sich Tandler mit dem griffigen Satz ein: „Die Rasenplätze ersparen die Tuberkulose-Heilstätten, die Sportplätze mindern die Zahl der Insassen der Trinkerheilstätten   und Gefangenenhäuser." [356]

Am 12. Oktober 1928 ersuchte Tandler den Wiener Gemeinderat um prinzipielle Zustimmung zum Stadionbau und schon einen Monat später, am 12. November 1928, dem zehnten Jahrestag der Republik, wurde im Pratergelände ein Gedenkstein mit der Widmung des Stadions an die Jugend der Stadt errichtet. Die christlich-soziale Opposition erhob keine Einwände und stimmte auch der am 22. März 1929 beantragten Vergrößerung des für die Sportstätte benötigten Areals

[350] Deutsch Julius: Ein weiter Weg. Lebenserinnerungen., Zürich 1960, S.158.

[351] Der sozialdemokratische Politiker Julius Deutsch (1884- 1968) war vom 15. März 1919 bis zum 21. Oktober 1920 Staatssekretär für das Heereswesen in den Kabinetten Renner II, Renner III und Mayr I, Organisator der Volkswehr und 1923 des Republikanischen Schutzbundes, dessen Obmann er bis 1934 war.

[352] Jubiläums-Festschrift 40 Jahre Wiener Arbeiter Turn- und Sportverein 1919-1959.

[353] Das Wohlfahrtsamt der Stadt Wien und seine Einrichtungen 1921-1931, Wien, 1931, S. 32.

[354] Söllner Josef: Die Spielplatzfrage in Wien, Blätter für das Wohlfahrtswesen der Stadt Wien, Nr. 27, 1928, S. 300.

[355] Sablik Karl: Werk eines Sozialreformers, Arbeiter-Zeitung, 2. Juli 1981, Wien, S. 3.

[356] Sablik Karl: Julius Tandler.Mediziner und Sozialreformer, Verlag A. Schendl, Wien, 1983, S. 287.

von 18 auf 42 Hektar zu. Der Gesamtkredit von 6,6 Millionen Schilling wurde am 25. November 1929 im Gemeinderat beschlossen und bereits am 11. Juli 1931 konnte das Wiener Praterstadion feierlich eröffnet werden.[357] Ein großes sozial-medizinisches Projekt für den Sport zur Krankheitsvermeidung und Gesunderhaltung der Menschen war damit verwirklicht.

12.4 Die Institution der Eheberatung

12.4.1 Problematik

Die Idee der Eheberatung und die Problematik der Eheberatung haben Tandler immer wieder beschäftigt. Die Jahre nach dem Ersten Weltkrieg waren ja nicht nur von Hunger und schwerer materieller Not weiter Bevölkerungskreise, von Arbeitslosigkeit und Krankheiten, allen voran der Tuberkulose, gekennzeichnet. Alkoholismus und Syphilis waren für das Eingehen einer Ehe eine eminente Bedrohung. Aus sozialmedizinischer und bevölkerungs-politischer Sicht war daher die Schaffung einer suffizienten Eheberatung ein sinnvoller Ansatz, der behutsam hätte verwirklicht werden können. In den Universalgedanken der Fürsorgebewegung wurde nämlich die umstrittene Eheberatung mit einbezogen, welche sich auch mit der Frage der Eheerlaubnis auseinander setzte.

Der Gründung der Eheberatungsstelle gingen viele Erörterungen des Problems voraus. Der Übertragung von Erbkrankheiten an die Nachkommen sollte durch die Gesundheits-überprüfung vor Eingehen einer Ehe begegnet werden. Zur Diskussion stand auch, dass bei der ärztlichen Untersuchung aufgedeckte Geschlechtskrankheiten der Behandlung zugeführt, vor allem ihre Verbreitung verhindert und eventuelle Schäden für die gezeugten Kinder vermieden werden könnten.

Die „Arbeiterzeitung" wies in ihrer Ausgabe von 3. Juni 1921 auf diese Problematik hin und regte eine Gesetzesvorlage für das Land Wien an. Die Vorlage an den Landessanitätsrat wurde von Tandler befürwortet, doch meldete der Vorstand der Wiener Universitäts-Hautklinik, Professor Dr. Ernst Finger, dagegen ernste Bedenken an. Gerade jener Prof. Finger, der gemeinsam mit Tandler und Ludwig Teleky 1916 das von der Gesellschaft der Ärzte in Wien initiierte Memorandum über „Die Heilung der sanitären Kriegsschäden" ausgearbeitet hatte.

Finger stand deshalb dem Vorschlag skeptisch gegenüber, weil seiner Ansicht nach nur eine gesamtösterreichische Lösung sinnvoll gewesen wäre.

---

[357] Sablik Karl: Werk eines Sozialreformers, Arbeiter-Zeitung, 2. Juli 1981, Wien, S. 3.

132

Eheschließungen in einem anderen Bundesland würden die in Wien geforderten Gesundheitsatteste umgehen.

Tandler war von der Stellungnahme Fingers enttäuscht und bezeichnete sie als „eine merkwürdige Form der Kurzsichtigkeit." Von der Wichtigkeit und Bedeutung der vorehelichen Gesundheitsuntersuchung überzeugt, mögen doch Vorbehalte gegen Zwangs-maßnahmen eine Rolle gespielt haben, wenn er meinte: „Ich sehe in diesem Ehekonsens nicht eine drakonische Maßregel, nicht etwa eine Assentierung im Sinne der früheren militärischen Assentierung, ich möchte mich gegen diesen Vorwurf a priori verwahren; sehe aber im Ehekonsens eine enorm wichtige Tat."[358] Tandler wollte und konnte nicht einsehen, dass auch Schwachsinnige und Epileptiker heiraten und Kinder zeugen durften. Es war ihm wie vielen anderen unbegreiflich, warum nicht die körperliche Eignung für die Ehe untersucht werden sollte, sondern „der Schleier der tiefsten Unwissenheit" darüber gebreitet werde. [359] Tandler sprach aus, wofür er stand. Fürsorge und Vorsorge waren ihm nicht nur unter dem Blickwinkel der Bevölkerungspolitik wichtig. Vorsorgend wollte er Krankheit, Leid und vermeidbares Unglück abwenden. Deshalb bemühte er sich auch, der Bevölkerung die Problematik der Ehefähigkeit nahe zu bringen, damit die Ehewilligen aus moralischer Selbstverantwortung, aus Pflichtgefühl dem Partner und der Nachkommenschaft gegenüber die Untersuchung auf Ehetauglichkeit als notwendig und als richtig erkennen sollten.

12.4.2 Gesundheitliche Beratungsstelle für Ehewerber

Endlich konnte am 1. Juni 1922 die erste sozialmedizinische Institution für Eheberatung unter der Bezeichnung „Gesundheitliche Beratungsstelle für Ehewerber" mit ihrer Arbeit beginnen. Karl Kautsky, ein junger Arzt, Tandler schon seit einigen Jahren bekannt, wurde die Leitung und der Aufbau dieser Stelle übertragen. Er sollte die Beratungen durchführen und eine zweckmäßige Methode für die neue Institution erarbeiten. Damit wurde Neuland betreten, denn es war die erste kommunale Eheberatungsstelle dieser Art in Europa. Sie konnte auf keine älteren, an anderer Stelle gesammelten Erfahrungen zurückgreifen. Methode und Umfang der Beratung mussten daher rein empirisch im Laufe der Jahre festgestellt und ausgebaut werden.

Die Eheberatungsstelle war dem Wiener Gesundheitsamt zugeordnet und richtete seine Bemühungen an die „Eltern der zukünftigen Kinder." Zum Aufgabenkreis dieser Institution gehörte es, die „Ehewerber darüber zu beraten, ob ihre geistige

---

[358] Gemeinderatssitzungsprotokoll der Gemeinde Wien vom 27. Juni 1921, zit. in : Sablik Karl: Julius Tandler, Mediziner und Sozialreformer, Verlag A. Schendl Wien, 1983, S. 279.
[359] Sablik Karl: Julius Tandler, Mediziner und Sozialreformer, S. 279.

und körperliche Verfassung mit Wahrscheinlichkeit verspricht, dass die von ihnen gezeugten Nachkommen geistig und körperlich gesunde Menschen sein können."[360]

Die Schaffung dieser Institution führte dazu, dass in der medizinischen Fachpresse mehrere Artikel erschienen, welche sich gegen die öffentliche Eheberatung aussprachen, weil dieser Aufgabenbereich ausschließlich den Privatärzten vorbehalten sein sollte. Das Hauptargument war, dass dem angestellten Arzt als öffentlichem Beamten nicht so viel Vertrauen wie dem Hausarzt entgegengebracht werden könne.

Karl Kautsky hielt dem entgegen, dass Patienten „ein gewisses Schamgefühl daran hindert, über manche intime Dinge mit ihrem Alltagsarzt zu reden," weil allzu große Vertrautheit zu einem Feind des Vertrauens werden kann.[361]

Bei der öffentlichen Eheberatung war es möglich, pragmatischer vorzugehen ohne eventuelle persönliche oder individuelle Rücksichtnahmen auf die Familie des zu Beratenden. Erforderliche Untersuchungen konnten konsequenter gefordert werden. Denkbaren privaten Gefälligkeitsattesten wurde durch die Beratung im öffentlichen Bereich der Boden entzogen.

Außerdem hatte die Eheberatungsstelle der Gemeinde Wien erleichterten Zugang zu verschiedenen sozialen Einrichtungen wie Wohnungs- und Arbeitsvermittlung. Bevorzugte Unterbringung kranker oder pflegebedürftiger Kinder, wenn erforderlich auch Rechtshilfe und in gewissen Fällen sogar Verschaffung von Unterstützungen konnten angeboten werden. Das waren sicherlich eindeutige Vorzüge gegenüber den Beratungen bei Privatärzten.

Anderseits konnte von gut motivierten und engagierten erfahrenen Hausärzten bei der Eheberatung in individuellerer und persönlicherer Weise vorgegangen und manche Ängste vor Eingehen einer Ehegemeinschaft beseitigt werden, eben dann, wenn ein gutes Arzt-Patienten-Verhältnis und Unvoreingenommenheit auf beiden Seiten bereits vorlag. Die Entscheidung, sich der Persönlichkeit des bekannten Hausarztes oder der Anonymität der öffentlichen Institution anzuvertrauen – nicht nur bei der Eheberatung, sondern ganz im Allgemeinen – sollte allein der freien persönlichen Entscheidung überlassen bleiben. Zur Frage „Öffentliche *oder* private Eheberatung?" war die Meinung Karl Kautskys: „Öffentliche *und* private Eheberatung." Damit bekannte er sich zur ergänzenden Zusammenarbeit von Hausärzten und öffentlichen beamteten Ärzten, womit „dem schönen, von Julius

---

[360] Tandler Julius: Wohltätigkeit oder Fürsorge?, Wien 1925, S. 6 f.
[361] Kautsky Karl: Öffentliche oder private Eheberatung?, Sonderabdruck aus „Blätter für das Wohlfahrtswesen", 28. Jg., 1929.

Tandler zuerst in die Alltagspraxis umgesetzten Gedanken der Eheberatung von allen am besten gedient" sei.[362]

Im städtischen Gesundheitsamt in der Rathausstraße 9 im ersten Wiener Gemeindebezirk wurden jeweils Dienstag und Freitag von 17-18 Uhr die Untersuchungen durchgeführt und deren Ergebnisse dem Untersuchten mündlich oder auf sein ausdrückliches Verlangen auch schriftlich mitgeteilt.[363]

12.4.3 Gefahr der Fortpflanzung Geisteskranker, Geschlechtskranker und Alkoholiker

In der „Wiener Medizinischen Wochenschrift" legte Tandler in seiner Abhandlung über „Ehe und Bevölkerungspolitik"[364] seine Ansichten dar über die seiner Meinung nach unbedingte Notwendigkeit der Eheberatung und der Eheerlaubnis sowie über die ethische Verantwortlichkeit der Eheleute. Bereits ein Jahr vorher, im Februar 1923 hielt Tandler einen vielbeachteten und großes Aufsehen erregenden Vortrag über „Die glückliche und unglückliche Ehe" im Großen Konzerthaussaal in Wien. Hinter diesem Titel verbarg sich vielleicht eine etwas irreführende bevölkerungspolitische Darstellung der Ehe, wobei Tandler unter anderem auf die Gefahren der Fortpflanzung Geisteskranker und Epileptiker hinwies. Zynisch meinte er, dass die Eltern noch beglückwünscht werden, wenn ein Epileptiker eine Idiotin heiratet und dem Idioten, den sie zeugen, räume man alles aus dem Wege, „was ihn hindern kann, den 60. Geburtstag zu feiern."[365] Das waren sehr harte, heute in dieser Form absolut nicht mehr akzeptierbare Worte.

Ursprünglich wollte Tandler aus bevölkerungspolitischen und aus sozialmedizinischen Über-legungen die Einführung eines obligatorischen Ehekonsenses, wobei er besonders darauf hinwies, dass ein solcher von Erasmus von Rotterdam schon vor Jahrhunderten gefordert worden ist. Aber Tandler musste einsehen, dass dies aus verschiedensten Gründen und wegen zahlreicher Widerstände nicht durchsetzbar war.[366] Selbst in Staaten mit obligatorischer Eheerlaubnis wurden in der Praxis die gesetzlichen Bestimmungen umgangen und die Ehen eben in einem liberaleren Nachbarstaat geschlossen. Auch in manchen Ländern geforderte mündliche Erklärungen, nicht an Geschlechtskrankheiten oder

---

[362] Ebenda.
[363] Sablik Karl: Julius Tandler, Mediziner und Sozialreformer, S.278-279.
[364] Tandler Julius: Ehe und Bevölkerungspolitik, Wiener Medizinische Wochenschrift, Nr. 6, 74. Jg., 1924, S. 211-214, 262-266, 306-309.
[365] Sablik Karl: Julius Tandler, Mediziner und Sozialreformer, S. 280.
[366] Tandler Julius: Ehe und Bevölkerungspolitik, Wiener Medizinische Wochenschrift, Nr. 6, 74. Jg., 1924, S. 308.

Alkoholismus zu leiden und aus Familien ohne Vorkommen von Geisteskrankheiten zu stammen, verfehlten die gute Absicht.

Nach Tandlers Vorstellung sei die Gesellschaft „ohne jeden Zweifel berechtigt, bei der Eheschließung mitzureden," sowohl im Interesse der Eheleute als auch im Interesse ihrer Kinder. Kategorisch postulierte es Tandler in dem Satz: „Die Kinder haben ein Anrecht auf Gesundheit und ihr natürlicher Sachwalter ist die Gesellschaft."[367] Aus bevölkerungspolitischen Erwägungen mochte dies ein vertretbarer Gedankengang sein, manche betrachteten ihn als Einengung der persönlichen Freiheit des Einzelindividuums.

Das Prinzip, gesund eine Ehe einzugehen, Partner und Nachkommenschaft vor Krankheit und Schädigung zu bewahren, wurde und wird wohl von der überwiegenden Mehrheit der Bevölkerung als richtig angesehen, eine Einstellung, mit der sie sich – freiwillig und aus innerer Überzeugung – identifizieren konnte. Für die wenigen, welche sich bei dieser Frage bewusst oder aus Unwissen außerhalb der anerkannten gesellschaftlichen Normen stellen und von der Mehrheit als „asozial" oder „antisozial" angesehen werden, für diese Minderheit eine optimale Regelung - und sei es eine Zwangsmaßnahme - zu finden, ohne die verantwortungsbewusste und einsichtige überwiegende Mehrheit in der Bevölkerung in ihrem persönlichen Freiraum zu beschränken, war wohl schon immer ein der Quadratur des Kreises nahes Problem.

Das Ziel, die Vision und wahrscheinlich auch die Utopie musste und sollte es sein, die Moral und die Eigenverantwortung jedes einzelnen Menschen zu fördern und die Verpflichtung der Allgemeinheit gegenüber als selbstverständlich zu betrachten.

Ebenso wichtig wie die durch die Eheberatung ermöglichte fakultative Eheerlaubnis, vielleicht sogar noch bedeutungsvoller war für Julius Tandler das Problem des Zeugungs-verbotes. Ein solches Verbot kann wohl ausgesprochen, aber – außer in diktatorischen bzw. autoritären Staaten mit sehr eingreifenden Repressalien – nicht exekutiert werden, weil es ganz einfach nicht befolgt würde.

12.4.4 Die Frage der Sterilisation

Um aber tatsächliche Zeugung zu verhindern, bedarf es einer sehr eingehenden Zwangsmaßnahme, nämlich der Sterilisierung. Sehr eingehend befasste sich Tandler mit dem Problemkreis und den rechtlichen Voraussetzungen für eine Sterilisation, war sich aber natürlich vollkommen darüber im Klaren, dass eine

---

[367] Ebenda, S. 308.

Verwirklichung unter den gesellschaftlichen Bedingungen seiner Zeit unmöglich war. „Schließlich ist das Zeugungsverbot doch nur durchzusetzen" meinte Tandler, „durch die Sterilisation jener, welche zur Zeugung aus bevölkerungspolitischen Gründen nicht zugelassen werden sollen und diese Art der Verhütung müsste sich auf die eheliche und uneheliche Art der Zeugung erstrecken."[368] Dabei führte er ins Treffen, dass eine solche Maßregelung der Gesellschaft nicht neu sei, sondern bereits an Verbrechern durchgeführt wurde.[369]

Fast bedauernd wies Tandler auf die fehlende Zielführung hin, „denn Gesetze können nicht von Einzelnen dekretiert werden, sie müssen die wirklichen Manifestationen des Rechts-bewußtseins eines Volkes sein, sollen sie befolgt werden."[370]

Aber Julius Tandler war nicht der einzige prominente Arzt, der sich für die Sterilisierung von Menschen aus bevölkerungspolitischen Motiven einsetzte. Der weltbekannte österreichische Orthopäde, Professor Dr. Adolf Lorenz, schrieb in seinen Lebenserinnerungen im Kapitel „Die Hilfe für die Krüppel" neben sehr vielen positiven und zutiefst menschlichen Aussagen auch über die „spastischen Krüppeln, welche meistens Idioten und als solche eine schwere Last der menschlichen Gesellschaft sind."[371]

In weiterer Folge vertrat er vehement die Ansicht, dass „nur durch die Sterilisierung weiblicher und männlicher Idioten sowie aller Geistesgestörten, Gewohnheitsverbrecher, Trinker die Gesellschaft einigermaßen geschützt werden könnte." Er bekannte wohl ein, dass anderseits immer wieder Spastiker geboren würden, solange es intrauterine Erkrankungen des Gehirns gäbe. Seine Konsequenz zog er aus damaliger Sicht, für uns in der heutigen Gesellschaftsordnung Lebenden in erschreckender Weise: „Solche Individuen müssten nicht nur sterilisiert, sondern zum Schutze der Gesellschaft auch interniert werden."[372]

Von der Sterilisierung als von einem Verbrechen gegen die menschliche Ethik zu sprechen bezeichnete Adolf Lorenz als „Gefühlsduselei." Denn dem Sterilisierten würde von seinem Lebensgenuss – bemerkte er in zynisch anmutenden Worten – nur „die Freude an seinen der Gesellschaft höchst unwillkommenen Kindern geraubt."

---

[368] Ebenda
[369] Ebenda
[370] Ebenda.
[371] Lorenz Adolf: Ich durfte helfen. Mein Leben und Wirken. L. Staackmann Verlag, Leipzig, 1937, S.330.
[372] Ebenda.

Lorenz stellte auch die Frage, ob die Gesellschaft anderseits nicht vielleicht ein Verbrechen an der menschlichen Ethik begehe, wenn Hunderttausende geistig und körperlich vollwertige junge Mädchen und junge Männer wegen ihrer elenden sozialen Verhältnisse nicht heiraten und sich keine Nachkommen leisten können. Hier war wieder der sozialmedizinische Aspekt hervorgetreten beim Gedanken an die finanziellen Nöte und die tristen Lebensbedingungen der Kriegs- und Zwischenkriegszeit.

Und ebendieser Arzt, der Begründer der modernen Orthopädie, der durch die sog. „unblutige Einrichtung der angeborenen Hüftverrenkung" Weltruhm erlangte und unzählige junge Mädchen – eigenartigerweise wurden nämlich meistens Mädchen und zwar sehr hübsche von dieser Missbildung betroffen – vor einem lebenslangen Krüppeldasein bewahrte, eben dieser Arzt bekannte sich auch zur zwangsweisen Sterilisierung. In Deutschland wurde sie unter dem nationalsozialistischen Regime geübt und Adolf Lorenz bekannte sich dazu: „Deutschland ist auf dem rechten Wege, sich der sozialen Last der Idioten und Geistesgestörten auf die einzig mögliche und vom sozialen Standpunkte aus höchst wünschenswerte, jedenfalls nicht unethische Art zu entledigen."[373]

12.4.5 Entwicklung der Eheberatungsstelle

Die Schaffung einer Eheberatungsstelle war zweifelsohne ein richtiger sozial-medizinischer Ansatz. Dabei stand für den individuellen Ehekandidaten die medizinische und soziale Gegebenheit im Vordergrund, gesundheitlich vorzusorgen, mitunter nicht erkannte Krankheiten und Risken zu erkennen und mögliche Gefahren für sich selbst und für seine Familie zu vermeiden. In der Gesamtschau wäre für Julius Tandler mit der positiven Aufnahme dieser Institution durch die Bevölkerung und dem Verständnis der Menschen für diese Thematik nicht nur ein aufklärendes und bewusstseinbildendes sozialmedizinisches Ziel, sondern auch ein bevölkerungspolitisches erreicht worden.

Ganz besonders hervorzuheben war im Hinblick auf wenige Jahre später einsetzende Entwicklungen in diesem Bereich, dass die Eheberatungsstelle der Gemeinde Wien nur beratende und nicht behandelnde Aufgaben hatte, vor allem aber auf der Freiwilligkeit der Inanspruchnahme beruhte.

Der im Nachbarstaat Deutschland aufstrebende Nationalsozialismus entwickelte bald einen rigoreseren Zugang zu Ehe und Bevölkerungspolitik. Da der Ehe im biologischen Weltbild des Nationalsozialismus eine wesentliche Rolle zugeteilt

---

[373] Ebenda.

war, erlangte die Eugenik, nun als Erbpflege bezeichnet, für die Bevölkerungspolitik eine besondere Bedeutung. Sie verfolgte neben der Erhöhung der Zahl von „erwünschten" Geburten die „Verbesserung der rassischen Qualität."

Neu erlassene Gesetze mehrten den Einfluss des Staates auf die Mann-Frau-Beziehung und sollten nur Ehen zulassen, welche einen „erbgesunden" Nachwuchs erwarten ließen. Zusätzlich zum „Gesetz zur Verhütung erbkranken Nachwuchses" vom 14. Juli 1935 erging am 18. Oktober 1935 ein „Ehegesundheitsgesetz", welches entmündigten Personen und Behinderten die sog. Ehetauglichkeit entzog. Darunter war zu verstehen, dass die Ehewilligen rassisch, gesundheitlich und moralisch nach den Normen der Eugenik, der Erbpflege im nationalsozialistischen Sinn, zur Ehe befähigt sein mussten.

Die Eheberatungsstelle der Stadt Wien hingegen sollte eine bloß beratende sozialmedizinische Einrichtung sein, zur Hilfestellung bei Unklarheiten, bei Unwissenheit und Verunsicherung rund um den Problemkreis von Ehe und Sexualität.

Allerdings vermerkte Kautsky 1930, dass die Institution vermehrt von Behörden in Anspruch genommen wurde. Ansprechpartner war vor allem die Wiener Landesregierung in Ehedispensangelegenheiten, insbesondere, wenn die erste Ehe aus gesundheitlichen Gründen gescheitert war und die Dispensehe vor ähnlichen Vorkommnissen geschützt werden sollte. Auch das Vormundschaftsgericht wandte sich in der Frage der Ehekonsenserteilung von minderjährigen Mündeln des Gerichts an die Eheberatungsstelle.[374]

Ursprünglich war die Inanspruchnahme dieser sozialmedizinischen Institution ja nur für „Ehewerber" vorgesehen, doch musste die Beratung nolens volens auch auf bereits Verheiratete und auf Ledige ohne unmittelbare Heiratsabsichten ausgedehnt werden, wenn sie an ihrer Ehetauglichkeit Zweifel hatten. Da auch Jugendliche mit Sexualnöten dort Rat suchten, trat eine Wandlung zur Ehe- und Sexualberatungsstelle ein, welche sich nicht nur mit Fragen rein ärztlicher, sondern auch eugenischer, sozialer, psychologischer und schließlich auch juridischer Natur befassen musste.[375]

Viele Ratsuchende kamen aus verschiedenen medizinischen Beweggründen: z.B. Patienten, welche an den in der Zwischenkriegszeit weit verbreiteten Geschlechtskrankheiten Lues, Gonorrhoe oder Ulcus molle, dem sog. weichen Schanker, litten oder gelitten hatten. Aber auch Menschen mit Sexualproblemen

---

[374] Kautsky Karl: Die Eheberatungsstelle der Gemeinde Wien, Sonderabdruck aus „Blätter für das Wohlfahrtswesen", 29.Jg.. Nr.282, 1930.
[375] Ebenda.

wie Potenzstörungen, Perversitäten, Sterilität, Menstruationsstörungen oder komplizierten Schwangerschaften fanden sich ein. Schließlich kamen auch Tuberkulöse mit aktiver oder durchgemachter Erkrankung zur Beratung.[376] Aber anderseits suchten nur etwa 30 bis 35 % gesunde Männer und Frauen in den Jahren 1923 bis 1929 die Eheberatungsstelle auf.

Aus all dem ergab sich zwangsläufig eine enge Zusammenarbeit der Eheberatungsstelle mit dem Fürsorgeapparat der Gemeinde Wien, vor allem mit der Geschlechtskranken- und Tuberkulosefürsorge, aber auch mit der Rechtsschutzstelle. Natürlich wurden auch die Krankenkasseneinrichtungen und die Ambulatorien der öffentlichen und privaten Spitäler in die Tätigkeit der Eheberatung mit einbezogen[377].

Es war eigentlich eine in ihrer Art faszinierende sozialmedizinische Einrichtung, welche von der Wiener Bevölkerung in gewisser Weise positiv angenommen wurde. Es kamen nicht nur Geschlechtskranke, an Tuberkulose Leidende, Alkoholiker, psychisch Kranke und Verunsicherte zur Eheberatung, sondern auch gesunde Menschen „aus dem Gefühl tiefster Verantwortlichkeit."[378]

Bald wurden die ärztlichen Beratungsstunden verdoppelt, weil Bedarf gegeben war. Aber nach fünfjährigem Bestehen der öffentlichen Eheberatung musste deren Leiter Karl Kautsky eingestehen, dass die Anzahl der Ratsuchenden im Verhältnis zur Anzahl der Eheschließungen „viel zu gering" sei.[379] Zu den Voraussetzungen für die Führung einer solchen Eheberatungsstelle wies Tandler darauf hin, dass sie eines Arztes bedürfe, „der vor allem das soziale Gefüge unserer Bevölkerung, die Psyche unseres Volkes auch wirklich kennt, der es versteht mit Menschen menschlich zu reden und ihr Vertrauen zu gewinnen, ein Mann, der von der Größe seiner Aufgabe ganz erfüllt ist."[380] Den sozialmedizinischen Aspekt hat Tandler damit klar erkennend in den Vordergrund gerückt.

Am Ende seines im Februar 1923 gehaltenen Vortrages über „Ehe und Bevölkerungspolitik" geriet Tandler in ein visionäres Schwärmen über zukünftige Ethik und rationelle Bevölkerungspolitik nachfolgender verantwortungsbewusster Menschen mit den Worten:

---

[376] Ebenda.
[377] Ebenda.
[378] Tandler Julius: Ehe und Bevölkerungspolitik.
[379] Kautsky Karl: 5 Jahre öffentliche Eheberatung, Blätter für das Wohlfahrtswesen der Stadt Wien, Nr. 27, Jg.1928, S.23 f.
[380] Tandler Julius: Ehe und Bevölkerungspolitik, Wiener Medizinische Wochenschrift, Nr. 6, 1924, S.309.

„Erst wenn in der ganzen zivilisierten Menschheit die Zeugung kranker Kinder dem Volksbewusstsein ebenso zuwider sein wird wie die Blutschande, erst dann wird die obligatorische Eheerlaubnis einen Sinn haben; bis dahin gibt es meiner Meinung nach nur eines, das ist die Aufklärung der Menschen, der Appell an das Verantwortungsgefühl des Einzelnen, die Erweckung der generativen Ethik. "* [381]

Karl Kautsky hingegen beurteilte die Ergebnisse und Erfolge der Arbeit mit den Ratsuchenden in der Eheberatungsstelle „in der ungeheuren Mannigfaltigkeit des sozialen Seins" sehr vorsichtig und vielleicht etwas nachdenklich, jedenfalls aber mit viel menschlichem Verständnis.

Die Grenzen der Möglichkeiten vor Augen meinte er deshalb, „kann der Eheberater auch niemals die volle Verantwortung für das Tun und Lassen seiner Klienten übernehmen, er kann ihnen die ärztlich-hygienischen Grundtatsachen zur Verfügung stellen, er kann ihnen, als Teil des Fürsorgeapparates, gewisse Wege ebnen helfen – aber er kann niemals, will er nicht den Gedanken der Eheberatung unheilbar in Verruf bringen, diktatorisch Schicksal spielen für andere. Die letzte Entscheidung hat stets der Beratene unter eigener Verantwortung zu treffen."[382] Diese schönen, das eigenverantwortliche Einzelindividuum respektierenden Worte standen in schroffem Gegensatz zu den Ansichten von Julius Tandler und Adolf Lorenz, welche der Gesellschaft die Verfügung über die Sterilisierung von Menschen mit unerwünschter Nachkommenschaft überantworteten.

Immerhin erzielte diese in Wien entstandene sozialmedizinische Institution internationalen Vorbildcharakter. Deutschland, Großbritannien und die Tschechoslowakei waren an dem Projekt interessiert. Nach dem Wiener Modell wurde in Italien durch das Rote Kreuz die Eheberatung vorgenommen und in Deutschland wurden bis 1928 sogar an die 100 Beratungsstellen eingerichtet.[383]

Im Verlaufe der Tätigkeit der Eheberatungsstelle der Gemeinde Wien kam zu ihrer ureigenen sozialmedizinischen und gesundheitspolitischen Aufgabe zwangsläufig die Beantwortung sexualmedizinischer Fragen hinzu; und dies erregte das Missfallen der bürgerlichen Opposition.

Nach der Änderung der Machtverhältnisse wurde die Institution im Februar 1934 mit der Begründung geschlossen, dass sie „als ursprünglich rein eugenische Beratungsstelle gegründet... zu einer allgemeinen Sexualberatungsstelle" sich

---

[381] Ebenda.
[382] Kautsky Karl: Die Eheberatungsstelle der Gemeinde Wien, Sonderabdruck aus „Blätter für das Wohlfahrtswesen", 29. Jg., Nr. 282, 1930.
[383] Sablik Karl. Julius Tandler, Mediziner und Sozialreformer, S. 280.

141

gewandelt habe.[384] Doch wenige Monate später, am 1. Juni 1935, wurde die Eheberatungsstelle wieder eröffnet, um die nunmehrige familienpolitische Motivation den Ratsuchenden zu vermitteln, und zwar „sucht die Eheberatungsstelle alle Fragen der Eheschließung und Eheführung (voreheliche und innereheliche Beratung) zu erfassen und hier neben Fragen rein biologischer und ärztlicher Natur auch solche sozialer und sittlicher Natur. Sie vertritt demnach den Grundsatz einer universalistischen Auffassung. Diesem wird sie gerecht durch zweckentsprechende Arbeitsteilung und Zusammenarbeit mit anderen hierzu berufenen Stellen." [385]

Darunter waren das „Mutterschutzwerk" der „Vaterländischen Front"[386] zu verstehen, welches für soziale Belange zuständig war, sowie das „Josefswerk", das auf der Basis christlichen Gedankengutes sittliche, seelsorgerische und eherechtliche Probleme behandelte. Dieses Josefswerk betrieb auch eine Eheschlichtungsstelle zum Eingreifen bei partnerschaftlichen Zwistigkeiten sowie eine Eheanbahnungsstelle für junge Ehewillige.[387] Das Bestreben der „Vaterländischen Front" war es, gemeinsam mit der nun neu organisierten Wiener Stadtverwaltung und der katholischen Kirche die Institution der Ehe auf eine religiöse Basis zu stellen.

Die Änderung der Machtstrukturen in der Wiener Stadtregierung brachte es auch mit sich, dass die bisherige Oppositionspartei mit der Übernahme der Führung nun auch die Verantwortung im Bereich der sozialen Fürsorge für viele tausend notleidende Menschen in Wien übernommen hatte.

Noch am Nachmittag des verhängnisvollen 12. Februar 1934, dem Tag des sozialdemokratischen Aufstandsversuches mit der Ausrufung des – dann doch nicht lückenlos durchgeführten – Generalstreiks in Wien, löste die Bundesregierung die Sozialdemokratische Partei auf. Der sozialdemokratische Bürgermeister Karl Seitz wurde abgesetzt, der bisherige Sozialminister Richard Schmitz an seiner Stelle als Regierungskommissar eingesetzt und am 6. April 1934 zum neuen Bürgermeister ernannt.

Entgegen manchen Erwartungen wurden nach den Februar-Ereignissen die Fürsorgeeinrichtungen, welche bis dahin auf Grund der Initiative Julius Tandlers von der sozialdemokratischen Gemeindeverwaltung geschaffen worden sind,

---

[384] Wien im Aufbau. Das Wohlfahrtswesen der Stadt Wien, Wien 1937, S. 9.
[385] Ebenda, S.10.
[386] Von Bundeskanzler Engelbert Dollfuß am 20. Mai 1933 geschaffene sog. „überparteiliche" politische Organisation zur Vereinigung aller, wie es hieß, „regierungstreuerKräfte."
[387] Melinz Gerhard-Ungar Gerhard: Wohlfahrt und Krise, Wiener Kommunalpolitik 1929-1938, Franz Deuticke, Wien, 1996, S.94.

weder abgeschafft noch in ihrem Umfang reduziert, sondern im Wesentlichen beibehalten. Es gab sogar Bestrebungen, die Familienfürsorge auszubauen. [388] Schließlich waren ja Fürsorge und Familienpolitik nicht eine sozialdemokratische Domäne, sondern auch im christlich-sozialen Gedankengut verhaftet – wenn auch mit anderer ideologischer Gewichtung.

12.5 Das Säuglingswäschepaket

Unter dem Eindruck seiner Erinnerung, dass in den letzten Monaten des Krieges und auch noch nachher manche Mutter ihr Kind nicht oder nur unzulänglich mit Windeln und Wäsche versorgen konnte, wollte Tandler ein Zeichen setzen und die erste Wäsche dem neugeborenen Kind von der Gemeinde übergeben lassen. Diese Initiative Julius Tandlers und die Einführung des Säuglingswäschepaketes führte schon im Vorfeld dieser Aktion im Wiener Gemeinderat zu vielen hässlichen Diskussionen. Eine Notiz in der „Arbeiter-Zeitung" aufgreifend, sprach die christlich-soziale Gemeinderätin Alma Motzko von einer „merkwürdigen" Säuglingsvorsorge, da „jede Geburt von der Gemeinde als Fürsorgefall betrachtet" würde. Tandler hingegen vertrat die Meinung, dass lediglich jedes neugeborene Kind von einer Fürsorgerin besucht werden solle. [389] Dafür hatte er sich schon früher vehement eingesetzt, weil seiner Ansicht nach die Fürsorge nicht warten dürfe, bis sie in Anspruch genommen wird, sondern die Menschen erfassen und aufsuchen solle: „Aus diesem Grunde vor allem erfassen wir beispielsweise in der Jugendfürsorge alle Neugeborenen, gleichgültig, ob sie unser bedürfen oder nicht, und entscheiden im Einzelfall die Bedürftigkeit, um unter den obligaten Voraussetzungen geordneter Fürsorge den Bedürftigen zu helfen." [390]

Am 17. März 1927 schrieb Tandler in der „Arbeiter-Zeitung", dass im Roten Wien kein Kind mehr in Zeitungspapier gewickelt werden solle wie einst. [391] Die bevorstehende Gemeinderatswahl am 24. April 1927 – am gleichen Tag war auch die Nationalratswahl angesetzt – führte zu bösen Bemerkungen im Gemeinderat, wie „Wahlwindel" und zu der Bemerkung, auf den Windeln werde stehen: „Wählt sozialdemokratisch.". [392]

In der „Reichspost" vom 14. März 1927 erschien ein hämisches, wahlpropagandistisches, parteipolitisch gefärbtes Spottgedicht über das Säuglingswäschepaket:

---

[388] Wien im Aufbau. 3 Jahre Neues Wien. Der Neuaufbau Wiens im bundesständischen Staate. Wien 1937, Heft 17, S. 7.
[389] Sablik Karl: Julius Tandler, S. 284.
[390] Tandler Julius: Zur Psychologie der Fürsorge, Sonderdruck, 1926, S. 8.
[391] Sablik Karl: Julius Tandler, S.195.
[392] Ebenda: S. 284.

„Die Argumente sind durchschaut, mit denen sonst wir schwindeln,
Drum ziehen diesmal in den Kampf wir mit zwei Dutzend Windeln.
Der roten Fahne will das Volk Gefolgschaft längst versagen,
Jetzt sammeln wir der Treuen Schar um Kautschukunterlagen.
Auch soll nicht in der Garnitur der Gummilutscher fehlen,
So lullen wir die Wiener ein, auf dass sie rötlich wählen. "

Die Sozialdemokraten ihrerseits wiesen in Wahlplakaten mit dem Slogan: „Beim Rennen müssen die Wettenden die Säuglingswäsche für die Neugeborenen bezahlen" auf die soziale Problematik der Säuglingswäschepaket-Aktion der Gemeinde Wien hin. Unter der Überschrift „Woher nimmts der Breitner? – Wofür gibt ers aus?" wurde eine andere Schlagzeile publiziert: „Die Bars und Nachtlokale bezahlen das tägliche Mittagessen für 13.000 Schulkinder."[393] Die Steuerpolitik des vom politischen Gegner stark angefeindeten sozialdemokratischen Finanzstadtrates Hugo Breitner ermöglichte im „Roten Wien" nicht nur dies, sondern vor allem auch das große Wohnbauprogramm.

Tandler engagierte sich sehr für seine Idee der Aktion Säuglingswäschepaket und ließ sich durch Anfeindungen und Verhöhnungen nicht beirren. Der zuständige Ausschuss genehmigte die Aktion am 23. Februar 1927, doch der offizielle Gemeinderatsbeschluss erfolgte erst am 3. Juni 1927, also nach der Gemeinderatswahl.[394]

Alle in Wien gemeldeten Mütter erhielten das Paket auf Anforderung ohne Nachfrage auf die Bedürftigkeit. Aber auch jetzt gab es noch verschiedene Querelen und Proteste. Auf die Anschuldigung, die Mütter sollten nicht die „Seelen ihrer Kinder um Parteiwindeln verkaufen" verteidigte sich Tandler im Gemeinderat mit dem Satz, das Paket solle ein „Kompliment vor der Mutter sein, die ein Kind geboren hat," deshalb könne man auch keine Mutter ausschließen.[395]

Die „Heiligkeit des Muttergedankens" hat Tandler oft betont, „jenes Muttergedankens, der in manchen Religionen in gottgleichen Erscheinungen seine Inkarnation fand und künstlerisch verherrlicht den Bekennern tagtäglich vor Augen geführt wird."[396] Seine humanitäre Einstellung bewies Tandler mit der Hochachtung vor der Mutterschaft auch mit dem Bekenntnis: „Je mehr es gelingt, die Würde der Mutter zu heben, sie in den Mittelpunkt des Interesses zu rücken, Geburt und Aufzucht als wirkliches Verdienst um die menschliche Gesellschaft zu preisen, um so mehr werden auch die psychologischen Voraussetzungen der

---

[393] Wiener Stadt- und Landesbibliothek.
[394] Sablik Karl: Julius Tandler, S. 284.
[395] Ebenda.
[396] Tandler Julius: Zur Psychologie der Fürsorge, Sonderdruck, 1926, S. 10.

Jugendfürsorge geschaffen sein, um so mehr aber wird sich Jugendfürsorge, geübt durch die öffentliche Fürsorge, erübrigen, denn die natürliche Fürsorgerin des Kindes ist und bleibt die Mutter."[397]

Tandler ging es demnach gar nicht so sehr um die generelle fürsorgerische Betreuung aller Säuglinge, Kleinkinder und Jugendlichen, vielmehr um die Sicherstellung der bestmöglichen Lebensumstände aufwachsender junger Menschen. Dabei stand die geordnete Kindesentwicklung in der Obhut der Mutter für ihn zweifelsohne an oberster Stelle.

12.6 „Lebensunwertes Leben"

Ein sozialmedizinisches Problem ganz besonderer Art war vor allem in den Zwanzigerjahren des 20. Jahrhunderts ein vieldiskutiertes, aber sehr heikles und heißes Thema. Im Zusammenhang mit Bevölkerungspolitik, Fürsorgemaßnahmen, gesellschaftlicher Umschichtung, aber auch sehr großer finanzieller Sorgen wurde fern jeder Humanität, ja sogar unter Vorschützung humanitärer Motive von verschiedenen Autoren die Vernichtung lebensunwerten Lebens zur Diskussion gestellt.

1920 erschien von Binding und Hoche das Buch „Vernichtung lebensunwertes Lebens", erzielte aber mit seinen Ideen zunächst kein nachhaltiges Echo[398] Die Thematik war immer eine sehr Umstrittene. Auch Julius Tandler befasste sich mit dieser Problematik und nahm dazu sehr dezidiert Stellung. Er ging dabei von der Gegenüberstellung der produktiven zu den humanitären Ausgaben des Wohlfahrtsbudgets eines Landes aus.

Aus Gründen der Humanität und der Gerechtigkeit war es ein Gebot, „auch für die Alten und Gebrechlichen, die Siechen, für die Irren zu sorgen."[399] Die entstehenden Kosten – und sie betrugen den größten Teil des Wohlfahrtsbudgets der Gemeinde Wien – wurden damit für humanitäre Zwecke verbraucht. Tandler vertrat nun die Ansicht, dass die produktiven Ausgaben die humanitären überwiegen müssten, denn erst dann könne vom Standpunkt der Bevölkerungspolitik von einer guten, einer ordentlichen Gebarung gesprochen werden.

---

[397] Ebenda.
[398] Hubenstorf Michael: Medizin ohne Menschlichkeit. Die Wiener Medizin und der Nationalsozialismus – 50 Jahre danach, in: Wiener Arzt, Mitteilungen der Ärztekammer für Wien, Mai 1995, S. 14-27 und Juni 1995, S.16-30.
[399] Tandler Julius: Ehe und Bevölkerungspolitik, Wiener Medizinische Wochenschrift, Nr. 6, 74. Jg., 2. Februar 1924, S. 211.

Im Jahre 1923 betrug das Wohlfahrtsbudget rund 357 Milliarden. Davon verblieben für produktive Projekte bloß 156 Milliarden, während 201 Milliarden für humanitäre Zwecke benötigt wurden.[400] Julius Tandler war mit diesen Gegebenheiten völlig unzufrieden. Er wollte viel mehr finanzielle Mittel für die produktive Jugendfürsorge, worunter die Förderung der Jugend in gesundheitlicher, sozialer, pädagogischer und Lebensbedingungen verbessernder Hinsicht zu verstehen war. Richtigerweise verstand er darin die sinnvollste Investition in die Zukunft, doch durften deswegen die Ausgaben für die auch bitter notwendigen humanitären Erfordernisse nicht außer Acht gelassen werden.

Tandler brachte wohl Verständnis, nicht aber sehr viel Sympathie für alte und verarmte Menschen auf und schon gar nicht für psychisch Geschädigte, Geschlechtskranke und Alkoholiker. Dabei verwies er auf die Kosten von 80 Milliarden „für die geschlossene Armenpflege, also für Versorgungshäuser, das ist für jene Menschen, die im Leben Schiffbruch erlitten haben und ihre letzten Tage auf Kosten der Allgemeinheit in dazu bestimmten Anstalten verbringen." [401] Er verstand diesen Aufwand als gerecht und human, aber sicher nicht als produktiv. Den Betrag von 44 Milliarden für die „Irrenpflege" empfand Tandler „um so irrationeller, als ein Großteil der Menschen, die in den Irrenanstalten ihr Leben verbringen, dorthin kommen auf Grundlage jener Schädigungen, welche sie sich selbst erworben haben, durch Syphilis und Alkohol oder welche ihnen ihre Eltern mitgegeben haben, die selbst dem Trunke ergeben oder der Syphilis verfallen waren."[402]

Trotz der Einstellung Tandlers, dass die finanzielle Ausgabe für die steigende Zahl der Irrsinnsfälle „eigentlich produktiv vollkommen verloren ist" – so im Wiener Gemeinderat am 17. November 1922 – wurde am 11. März 1926 eine „Beratungsstelle für Nerven- und Gemütskranke"[403] eröffnet. Sie war gedacht zur Hilfestellung und Beratung für Geisteskranke und Psychopathen und stand auch deren Angehörigen zur Verfügung.

Nicht nur an Depressionen Leidende, sondern auch Epileptiker, Psychopathen, aber auch Paranoiker und Querulanten besuchten zahlreich diese Institution. Da auch eine Fürsorgerin in die dortige Arbeit eingebunden war, entwickelte sich dadurch eine Art von offener Fürsorge für Geisteskranke.

---

[400] Ebenda.
[401] Ebenda.
[402] Tandler Julius: Ehe und Bevölkerungspolitik, Wiener Medizinische Wochenschrift, Nr. 6, 74. Jg., S. 305.
[403] Berze Josef: Die städtische Beratungsstelle für Nerven- und Gemütskranke. Blätter für das Wohlfahrtswesen der Stadt Wien 26 (1927), S. 30-33.

In der Nervenheilanstalt „Am Steinhof" und in der „Wiener Landes-Heil- und Pflegeanstalt in Ybbs" in Niederösterreich – welche nach der Bundesländertrennung bei Wien verblieb – wurde die erforderliche ständige Betreuung von Geisteskranken in geschlossenen Abteilungen durchgeführt.

Tandler vertrat die Ansicht, dass nicht nur die Nachkommen von Syphilitikern und Alkoholikern die Sünden ihrer Väter büßen, sondern alle Kinder Wiens. Von dieser Hypothese ausgehend, stellte er eine fiktive Rechnung auf: Könnte man „durch vernünftige bevölkerungspolitische Maßregeln" die Anzahl der „Irrsinnigen" um 50% reduzieren, wäre es möglich, mit den eingesparten 22 Milliarden aus der Irrenpflege „rund 70.000 Kinder, also nahezu ein Drittel aller Schulkinder Wiens" vier Wochen lang „in Ferialerholung" schicken.[404]

Aus diesen Aussagen und Überlegungen konnte geschlossen werden - trotz mancher bedenklicher Stellungnahmen Tandlers zu Geisteskranken, Alkoholikern, Syphilitikern, aber auch zu Alten und Herabgekommenen – dass er sehr viel Gutes und Positives für Kinder und Jugendliche schaffen wollte und daher große Forderungen für diese bevorzugte Bevölkerungsgruppe stellte. Um dies zu erreichen, schien ihm am meisten zielführend eine Umschichtung der finanziellen Mittel von den humanitären Ausgaben weg zur sogenannten produktiven Verwendung.

Bei diesen Denkansätzen befasste sich Tandler auch mit den finanziellen Leistungen der Staaten für „vollkommen lebensunwertes Leben" und führte bei seinen Überlegungen an, „dass die 30.000 Vollidioten Deutschlands diesen Staat 2 Milliarden Friedensmark kosten."[405] Tandler ging in seiner Abhandlung bei der Auseinandersetzung mit dem Thema zunächst von finanziellen Überlegungen im Rahmen der Leistungspflicht des Staates aus, wenn er schreibt: „Bei der Kenntnis solcher Zahlen gewinnt das Problem der Vernichtung lebensunwerten Lebens im Interesse der Erhaltung lebenswerten Lebens an Aktualität und Bedeutung."

Wohl wies Tandler darauf hin, dass ethische, humanitäre oder „fälschlich humanitäre" Gründe dagegen sprechen, „aber schließlich und endlich wird die Idee, dass man lebensunwertes Leben opfern müsse, um lebenswertes zu erhalten, immer mehr und mehr ins Volksbewusstsein dringen."[406] Eine geradezu grauenhaft prophetische Aussage, welche gar nicht so viel später vom nationalsozialistischen Willkürsystem in die Wirklichkeit umgesetzt wurde, „exekutiert" wurde in des Wortes zynischer Doppelbedeutung.

---

[404] Tandler Julius: Ehe und Bevölkerungspolitik, Wiener Medizinische Wochenschrift, Nr. 6, 1924, S. 305.
[405] Ebenda, S. 305 – 306.
[406] Ebenda, S. 306.

Michael Hubenstorf erinnerte in seinem Aufsatz „Medizin ohne Menschlichkeit"
daran, dass Julius Tandler in einem Artikel über „Ehe und Bevölkerung" 1923 die
Meinung vertreten hat, dass eine zukünftige aufgeklärte Ethik die Tötung
„missgebildeter" Neugeborener sicherlich akzeptieren werde.[407] Das war übrigens
eine Aussage, welche Strafverteidiger nach 1945 für ihre Klienten, die des
Patientenmordes vor den Volksgerichtshöfen angeklagt waren, des Öfteren ins
Treffen geführt haben.

Bereits 1935 hat Adolf Hitler von möglichen Maßnahmen gegen Geisteskranke im
Falle eines Krieges gesprochen.[408] Es sollte aus der Sicht des Nationalsozialismus
der durch den Krieg bedingten „negativen Auslese" – Tod und Verstümmelung
der Gesunden, Überleben der Kranken – entgegengewirkt werden.

In einer Hinsicht sind Tandlers Worte nicht zugetroffen. Die Idee der
„Vernichtung lebensunwerten Lebens" ist nämlich nicht in das
„Volksbewusstsein" der überwiegenden Mehrzahl der Menschen dieses Volkes
eingedrungen und von ihr getragen worden, sondern nur von der Führungsschicht
und den Exponenten der seinerzeitigen sogenannten Elite.

Tandlers Auffassung zum damaligen Zeitpunkt, im Jahre 1924, zeigte sich sehr
deutlich in der Feststellung: „Denn heute vernichten wir vielfach lebenswertes
Leben um lebensunwertes zu erhalten."[409] Aber auch der Orthopäde Adolf Lorenz
war der Ansicht, Frühgeburten nicht um jeden Preis am Leben zu erhalten,
sondern besser sterben zu lassen: „Da die Frühgeburt eine so häufige Ursache
späterer Idiotie ist, so ist es vollkommen verfehlt, solche Kinder in Brutöfen
aufzuziehen und zu hätscheln. Ein Kind, welches das extrauterine Leben nicht
verträgt, stirbt besser, als dass es einem elenden und so häufig auch
gemeingefährlichen Leben erhalten bleibt. Wer mich grausam schilt, dem
entgegne ich, dass er anders sprechen würde, wenn er, wie ich, so viel Unglück
gesehen hätte, das durch solche Kinder verursacht wurde."[410]

In den seit dieser Aussage vergangenen Jahrzehnten, vor allem aber erst in den
letzten Jahren entstand ein enormer Erkenntnisschub mit hervorragenden wohl
kaum voraussehbaren medizinischen und technischen Möglichkeiten in der

---

[407] Hubenstorf Michael: Medizin ohne Menschlichkeit. Die Wiener Medizin und der
Nationalsozialismus – 50 Jahre danach, in: Wiener Arzt, Mitteilungen der Ärztekammer für Wien,
Mai 1995, S. 14 – 27 und Juni 1995, S. 16 – 30.

[408] Schmuhl Hans-Walter, Rassenhygiene, Nationalsozialismus, Euthanasie. Von der Verhütung
zur Vernichtung „lebensunwerten Lebens." 1890 – 1945, Göttingen, 1987, s. 181.

[409] Tandler Julius: Ehe und Bevölkerungspolitik, Wiener Medizinische Wochenschrift, Nr.6, 74.
Jg., 1924,

[410] Lorenz Adolf: Ich durfte helfen. Mein Leben und Wirken., L. Staackmann Verlag, Leipzig,
1937, S. 330-331.

Aufzucht von Frühgeburten. Das war die eine Seite. Der letzte Satz der zitierten Aussage von Adolf Lorenz zeigte aber auch eine andere Seite, nämlich das nicht wegzudiskutierende furchtbare mit Not und Unglück verbundene Schicksal geistig behinderter Kinder und deren Eltern.

Zwei so hervorragende Ärzte, Julius Tandler und Adolf Lorenz, denen die Menschen in Wien, in Österreich, ja selbst weltweit auf sozialmedizinischem und orthopädischem Gebiet so viel zu verdanken haben, vertraten im bevölkerungspolitischen Bereich heute unverständliche, nicht mehr nachvollziehbare Ideen.

Beide stammten aus armen Verhältnissen, beide konnten durch Zähigkeit, Fleiß und einen geradezu unbändigen Trieb, den armen, sozial schwachen, kranken und verkrüppelten Mitmenschen zu helfen, Großes vollbringen. Obwohl mit kritischem Denken versehen, wurden sie dennoch von einer unseligen Zeitströmung erfasst.

13 Wiener Spitäler als sozialmedizinische Einrichtungen

Noch in den ersten Jahren des 20. Jahrhunderts existierte in Wien kein einziges Spital der Gemeinde. Für die Versorgung der Wiener Bevölkerung standen nur von geistlichen Orden geführte Krankenhäuser und von wohltätigen Stiftungen errichtete Spitäler neben den im Bereiche des Wiener Allgemeinen Krankenhauses angesiedelten Universitätskliniken zur Verfügung.

13.1 Das Krankenhaus Wien-Lainz

Das Krankenhaus Lainz wurde am 17. Mai 1913 nach dreijähriger Bauzeit als erstes Wiener Gemeindespital eröffnet. Denn bis dahin war die Gemeinde nach dem Sanitätsgesetz vom Jahre 1870 wohl verpflichtet, dafür Sorge zu tragen, dass den Kranken in ihrem Gebiete die ärztliche Hilfe erreichbar sei. Sie war aber eigenartigerweise nicht verpflichtet, zu diesem Zwecke Spitäler zu bauen. In einem Kompetenzstreit zwischen der Regierung und der Stadt über die Pflicht der Gemeinde Wien, Spitäler zu errichten, wurde dies noch im Jahre 1908 durch eine Entscheidung des Verwaltungsgerichtshofes ausdrücklich verneint. Und zwar beruhte diese Entscheidung auf älteren Verträgen der Gemeinde mit dem Staate, welchem zu diesem Zweck nämlich der Krankenanstaltenfonds zur Verfügung stand.[411]

Dieses Kuriosum veranschaulichte auf sehr eigenartige Weise, dass die juristische Berufung auf die eigene Unzuständigkeit die Abschiebung der sozialmedizinischen Verantwortung sehr lange Zeit hindurch ermöglichte. Dennoch wurde die Wiener Spitalsnot von der Gemeindeverwaltung sehr wohl erkannt.

Der unmittelbare denkwürdige Anlass zur Errichtung war das 60-jährige Regierungsjubiläum Kaiser Franz Joseph I., von welchem der Kaiser wünschte, dass es nur mit Akten der Wohltätigkeit gefeiert werde. Als Erläuterung bediente man sich die Formulierung „in richtiger Wahrnehmung eines dringenden Bedürfnisses der Bevölkerung"[412] Doch bestimmend war ein richtungweisender Beschluss des Gemeinderates der Stadt Wien unter Bürgermeister Dr. Karl Lueger vom 11. Oktober 1907 zum Bau, und zwar „freiwillig und ohne Anerkennung einer gesetzlichen Verpflichtung."[413] Aus dem „hochherzigen Entschlusse der Gemeindeverwaltung, zehn Millionen Kronen zu Spitalszwecken zu widmen"

---

[411] Linsmayer Ludwig, Das Kaiserjubiläumsspital der Stadt Wien, Separatabdruck aus der Wiener klinischen Wochenschrift, XXVI. Jg., Nr. 20, S.1.

[412] Zit. in Irsigler Karl, Julius Tandler und das Krankenhaus der Stadt Wien – Lainz, Wiener Klinische Wochenschrift (1997), 109 / 8, S. 286.

[413] Sablik Karl: Julius Tandler, Mediziner und Sozialreformer, S. 260.

entwickelte sich bald der Plan, „ein Krankenhaus um diesen Betrag selbst zu bauen und zu verwalten." [414] Der Baubeginn des Krankenhauses war im März 1910.

Neben dem wenige Jahre vorher errichteten „Versorgungsheim", dem nachmaligen „Pflegeheim Lainz"– welches heute als „Geriatriezentrum Am Wienerwald" bezeichnet wird - wurden Gründe für die Errichtung des auf eine Kapazität von eintausend Betten vorgesehenen Spitals angekauft.

Geplant wurde von den klugerweise schon vor Baubeginn berufenen Primarärzten des künftigen Spitals die Schaffung von acht Krankenabteilungen, und zwar zwei Abteilungen für interne Erkrankungen – wovon eine ausschließlich für Tuberkulöse vorgesehen war – sowie je eine Spitalsabteilung für Chirurgie, Gynäkologie, Augenerkrankungen, Haut- und Geschlechtskrankheiten, Ohren-, Nasen- und Kehlkopfkrankheiten sowie für urologische Erkrankungen. Diese urologische Abteilung wurde speziell von Bürgermeister Dr. Karl Lueger angeregt. [415]

Außer den Krankenabteilungen war der Bau eines sogenannten Mittelstandssanatoriums und – aus der Sicht der damaligen Spitalsplanung – „aller für ein modernes Spital üblichen und nötigen Nebenanstalten (Badehaus, Röntgen-Institut, Prosektur, Wäscherei, Desinfektions-anstalt, usw.)" [416] Auf die Errichtung eines eigenen Infektionspavillons konnte verzichtet werden, da ein solcher großzügig Angelegter bereits im benachbarten Versorgungsheim zur Verfügung stand.

Bemerkenswert schien, dass bei einem so dringend notwendigen und noch dazu aus einem besonderen Anlass sorgfältig geplanten Projekt der Wohltätigkeit die Gefahr des vollständigen Scheiterns aus finanziellen Gründen drohte. Denn die Kostenberechnung lag um 5 – 7 Millionen Kronen über der vom Gemeinderat genehmigten Summe von 10 Millionen Kronen. Obwohl eine weitere Million durch eine wohltätige Spende zur Verfügung stand, wagte es Bürgermeister Karl Lueger nicht, neue Geldforderungen an den Gemeinderat zu stellen. Vermutlich, um Druck auf die Spitalsplaner auszuüben, erklärte er, sollte es nicht ermöglicht werden, ein Spital mit 1000 Betten um diese Summe zu errichten, „er überhaupt von dem Plane, in eigener Regie vorzugehen, zurücktreten müsste." [417]

---

[414] Linsmayer Ludwig: Das Kaiserjubiläumsspital der Stadt Wien, S. 1.
[415] Ebenda.
[416] Ebenda.
[417] Ebenda.

Daraufhin überarbeitete das Planungskomitee der Bauleitung unter Einbindung des Primarärztekollegiums als ärztliche Berater das ursprüngliche großzügige Projekt. Als Folge wurde der Plan, ein Mittelstandssanatorium im Spitalsbereich zu errichten, völlig fallen gelassen, ebenso der Bau einer eigenen Wäscherei.

Ambulanzen, Operationshäuser und ein Badhaus waren anfänglich in eigenen, nur dafür bestimmten Gebäuden vorgesehen und wurden nach der Umplanung in die Krankenpavillons integriert. Die Liegehallen für die damals sehr angesehenen therapeutischen Liegekuren in gesunder frischer Luft und Sonne konnten nur für den Tuberkulose-Pavillon beibehalten werden. Auch die Personalwohnräume mussten zahlenmäßig reduziert und vereinfacht werden. „Nur in den für die eigentliche Krankenpflege bestimmten und in den dem wissenschaftlichen Betrieb dienenden Einrichtungen (zwölf Operationssäle) wurde nichts gestrichen und das Spital steht in dieser Beziehung so reich da, wie irgend eines", vermerkte stolz der in der Spitalsplanung aktiv tätige Direktor Dr. Ludwig Linsmayer. [418]

Übrigens schien dieser engagierte Mann seine anfänglichen Vorstellungen von den Erfordernissen eines modernen Großkrankenhauses sehr hartnäckig weiter zu vertreten und er entwickelte dabei fortschrittliche großzügige sozialmedizinische Ideen. Er sprach sich bereits 1913 dafür aus, dass die Erbauung eines eigenen Wohngebäudes für Diener und weltliche Pflegepersonen nicht wird umgangen werden können. Zudem forderte er die Verwirklichung des Planes einer Pflegerinnenschule und er vertrat die Ansicht, dass „bei der großen Entfernung billiger Wohnstätten für das im Spital beschäftigte Personal der Zeit- und Geldverlust" für die Gemeinde Wien so belastend sei, dass „nur durch die Erbauuung von Arbeiterwohnhäusern abgeholfen werden kann."[419]

Durch die Umplanung des Spitalsprojektes ergaben sich Einsparungen für die Gemeinde Wien und nach dem Vortrag des Stadtratsreferenten Vizebürgermeister Heinrich Hierhammer wurde im Gemeinderat schließlich doch das Projekt mit einem Kostenbeitrag der Gemeinde Wien von 11 Millionen Kronen genehmigt.[420] Erst nach dieser Bewilligung konnte mit den Bauarbeiten am 16. März 1910 begonnen werden, obwohl bereits am 20. Oktober 1908 die feierliche Grundsteinlegung für das Krankenhaus erfolgt war.[421]

Es war also ein längerer, nicht friktionsfreier, zeitweilig dramatischer Weg bis zur Errichtung des „Kaiser-Jubiläums-Spitals der Stadt Wien". Diese Bezeichnung –

---

[418] Ebenda.
[419] Ebenda.
[420] Ebenda, S.2.
[421] Ebenda.

von der Wiener Bevölkerung verkürzt „Jubiläumsspital" genannt – führte die Anstalt bis zum Kriegsende im Jahre 1918.

Zu dieser Zeit war Wien zwar eine Zwei-Millionen Stadt, allerdings waren damals die sozial- medizinischen Verhältnisse aus heutiger Sicht oft unvorstellbar schlecht. Die Erwägungen für den Bau des Krankenhauses waren unter Bedachtnahme auf diese Situation medizinische und sozialhygienische Erfordernisse. Zweifelsohne spielten unter Berücksichtigung der herrschenden Zeitströmungen wohl auch sozialpolitische Momente eine nicht unwesentliche Rolle. Forderungen nach sozialer Neuordnung der Gesellschaft wurden immer lauter. Sozialmedizinische Ideen setzten sich durch mit dem Ziel verbesserter ärztlicher Versorgung der Kranken und Betreuungsbedürftigen in zeitgemäßen, allen Mitmenschen zugänglichen Spitälern.

Das im Pavillonsystem erbaute Spital stellte für die damalige Zeit in Größe und Gestaltung eine imposante, ja monumentale Verwirklichung sozialmedizinischer Ideen dar. Die an den Lainzer Tiergarten angrenzende Lage mit gesunder Luft ohne Umweltbelastung war der ideale Standort für die Errichtung eines Spitals. Sämtlichen modernen Anforderungen der damaligen Zeit entsprach dieses Krankenhaus. Bei der Eröffnung umfasste es zwei medizinische Abteilungen (I. Abteilung für Innere Krankheiten mit 238 Betten und II. Abteilung, auch Tuberkulose-Abteilung genannt, da ausschließlich für an dieser Erkrankung leidende Patienten bestimmt, mit 248 Betten.) Schon aus der Aufschlüsselung der Spitalsbettenanzahl für Innere Erkrankungen ist ersichtlich, welch hohen Stellenwert die Volkskrankheit Tuberkulose im Wien der Vorkriegszeit eingenommen hat. Weiters gab es eine chirurgische Abteilung mit 122 Betten, eine gynäkologische mit 82, eine urologische mit 40, eine laryngologische mit 20 und eine Augen-Abteilung mit 50 Betten sowie eine Abteilung für Haut- und Geschlechtskrankheiten mit einem Bettenstand von 137. Dies ergab einen Gesamtbettenstand von 985 Krankenbetten.[422] Neben den dazugehörigen Ambulanzen verfügte das Spital über ein Röntgen-Institut für Diagnostik und Therapie, ein Institut für Physikalische Medizin, ein pathologisch-anatomisches Institut und eine eigene serodiagnostische Station im Bereiche der Abteilung für Haut- und Geschlechtskrankheiten.[423]

Das „Kaiser Jubiläums Spital" wurde sehr rasch von der Wiener Bevölkerung angenommen. Ausgezeichnete ärztliche Leistungen unter Führung der neubestellten Primarärzte, großzügige technische und medizinische Ausgestaltung

---

[422] Ebenda, S. 3.
[423] Schneiderbaur A., 40 Jahre Krankenhaus Lainz, Wiener Klinische Wochenschrift, 65. Jg. neue Folge Band 8, Nr. 20, 1953, S. 370 – 372.

der Abteilungen und Ambulanzen sowie eine gute Verwaltungsorganisation fanden baldige Anerkennung.

Wien war damals Hauptstadt eines 50-Millionen-Reiches und ein Mekka der Medizin. Durch seine ärztlichen Leistungen fügte sich das neue Krankenhaus in kurzer Zeit als wichtiger Bestandteil in das medizinische Wien ein. Vor allem aber konnte durch die Errichtung der Anstalt die Spitalsmisere als Folge des raschen Anstiegs der Wiener Bevölkerung deutlich gemildert werden.

Das Krankenhaus Lainz hatte es Julius Tandler seit langem angetan und es bestand ein besonderer Bezug zu dieser Anstalt. Nachgesagt wurde ihm, dass er sie als „sein Spital" betrachtete und deshalb dort die Voraussetzungen für einen Erweiterungsbau schuf. Über Tandlers Anregung und Antrag – er war damals amtsführender Stadtrat für das Gesundheits- und Wohlfahrtswesen – kam es in den Jahren 1930 und 1931 in rascher Folge zur Errichtung von drei neuen verschiedenartigen Abteilungen und zwar für Stoffwechselerkrankungen, für tuberkulöse Krankheiten und für Strahlentherapie.

Ein Schüler Julius Tandlers, der später in die USA emigrierte Richard Berczeller [424] schilderte seinen Lehrer als international anerkannten Arzt. Berczeller lernte Julius Tandler im Krankenhaus der Stadt Wien in Lainz während seiner medizinischen Ausbildung kennen und beschrieb dieses Spital, wie er es in der Zwischenkriegszeit erlebte:

„Unter Tandlers Führung wurde es ein Musterspital allererersten Ranges. Während meiner Odyssee durch zahlreiche Länder Europas, Afrikas, Nord- und Südamerikas arbeitete ich in vielen Krankenhäusern, aber kein einziges konnte sich in der musterhaften Disziplin des Personals, der Hygiene, der menschlichen Haltung gegenüber den Kranken mit dem Lainzer Spital vergleichen...Die Tuberkulose ist nicht mehr jene schreckenerregende Erkrankung, die sie damals war, und der Pavillon mit seinen Liegeterrassen, die auf den Lainzer Tiergarten schauten, beherbergt heute nur wenig Kranke. Aber damals, als Tandler diesen schuf, war es das Allerneueste. Radiumbestrahlungen bei Krebserkrankungen sind heute eine Selbstverständlichkeit, als Tandler seinerzeit ein Gramm Radium um eine Riesensumme kaufte, da war solches noch eine Pionierleistung. Die ärztlichen Fortbildungskurse lockten Ärzte aus der ganzen Welt nach Lainz." [425]

---

[424] Arzt und Schriftsteller, 1902-1994,,Medizinstudium in Wien, nach 1934 als Mitglied des Republikanischen Schutzbundes einige Male verhaftet, 1938 emigriert.
[425] Berczeller Richard – Leser Norbert: „Als Zaungäste der Politik", Wien – München, 1977, S.225.

So urteilte über das Krankenhaus Lainz ein Zeitgenosse Tandlers, welcher im Laufe seines Lebens sehr viele Spitäler auf der ganzen Welt kennen gelernt hatte.

13.2 Die Sonderabteilung für Stoffwechsel-Erkrankungen, Ernährungsstörungen und diätetische Heilmethoden unter Prof. Dr. Carl von Noorden

Eine einzigartig dastehende Leistung war die Schaffung der Sonderabteilung für Stoffwechsel Erkrankungen, Ernährungsstörungen und diätetische Heilmethoden im Jahre 1930. Damit wurde der Weg eines neuen therapeutischen Ansatzes beschritten. So etwas gab es bislang nicht in Österreich und erstmalig in der Welt wurde eine solche Institution in einem öffentlichen Spital eingerichtet. Zu verdanken war dies dem nach langjähriger Bekanntschaft ausgezeichneten persönlichen Einvernehmen zwischen zwei bedeutenden dynamischen Ärzten, Carl von Noorden und Julius Tandler. Beiden gemeinsam waren sozialmedizinische Visionen und Organisationstalent. Die Mithilfe des Stadtrates für Finanzwesen Hugo Breitner sicherte die Durchführung der Planung dieser Sonderabteilung.

Geheimrat Prof. Dr. Carl von Noorden,[426] ein bedeutender Stoffwechselfachmann, wurde zum ersten Vorstand dieser neugeschaffenen Abteilung bestellt. Er galt bereits vor der Entdeckung des Insulins 1921 durch Frederick G. Banting und Charles H. Best – welche damit den bisher unheilbaren Diabetes melitus zu einer beherrschbaren Krankheit machten - als hervorragender Experte und Kenner der Zuckerkrankheit. Die diätetische Heilmethode Noordens vor der Einführung des Insulins in die Therapie der Zuckerkrankheit galt als die Beste und Sicherste.[427] Als Nachfolger Prof. Hermann Nothnagels wurde Carl von Noorden im Jahre 1906 Vorstand der Wiener Medizinischen Universitätsklinik, verließ aber wegen verschie-dener persönlicher Unstimmigkeiten 1913 Wien.[428]

Tandler war schon seit Jahren mit Noorden in Kontakt und es war sein Wunsch, ihn trotz seines Alters als Leiter der neu zu schaffenden Abteilung zu gewinnen. Denn Noorden war bei der Eröffnung der Abteilung am 13. März 1930 bereits 72 Jahre alt, aber dort konnte er seine diät-therapeutischen Grundsätze verwirklichen. Der Einfluss Prof. Tandlers in der Wiener Stadtregierung muss sehr groß gewesen

---

[426] Carl Harko Hermann Johannes von Noorden, geboren am 13. September 1858 in Bonn als Sohn des späteren Ordinarius für Geschichte. Am 10. September 1944 beim ersten schweren Bombenangriff auf Wien unter den Trümmern seines Wohnhauses begraben und am 26. Oktober 1944 seinen Verletzungen erlegen.
[427] Schönbauer Leopold: Carl von Noorden, Wiener Medizinische Wochenschrift, 108. Jg., 1958, Nr.36, S. 721-723.
[428] Sablik Karl: Julius Tandler, Mediziner und Sozialreformer, S. 262.

sein, um diese personelle Entscheidung durchzusetzen, welche unter den heutigen Bestellungsbedingungen kaum vorstellbar wäre. Vielleicht war es als Beweis dafür anzusehen, dass das Wollen und Zusammenwirken zweier kraftvoller Persönlichkeiten große administrative Hürden überwinden konnte, erfreulicherweise zum Wohle kranker Menschen. Mit ein Beweggrund Tandlers dürfte gewesen sein, der Wiener Bevölkerung ein besseres Ernährungsbewusstsein nahe zu bringen und über diese Institution zu vermitteln. Sein sozialmedizinisches Bewusstsein steckte auch in diesen Überlegungen.

Die Sonderabteilung umfasste zwei Krankensäle mit insgesamt 50 Betten, in denen „Prinzessinnen neben Zeitungsausträgerinnen, Ministerialbeamte, Kaufleute und berühmte Rabbiner neben Arbeitslosen, Landstreicher neben Journalisten, Schriftstellern, Komponisten, Politikern und Ärzten aus Ost und West, Nord und Süd lagen. Soziale und geistige Unterschiede waren überlagert oder überhöht durch das Gesamtbewusstsein jener einzigartigen Gemeinschaft auf Zeit" berichtete Hans Dibold, ein enger Mitarbeiter Prof. Noordens.[429] Eine eigene großzügig angelegte Diätküche ermöglichte individuelle Kostverordnungen, eine spezielle Diät für jeden Patienten. Carl von Noorden, der schon als Kind gerne kochte, empfand als junger Arzt „irgendwie, dass in den damaligen Behandlungsmethoden etwas fehle", wie er selbst bekannte.

In einem Festvortrag über „Entwicklung und weitere Aufgaben der diätetischen Therapie"[430] am 19. November 1936 im alten Hörsaal der I. Medizinischen Universitätsklinik – dort, wo Noorden selbst einmal Chef war – äußerte er sich lobend über das Entgegenkommen der Gemeinde Wien, welche die Sonderabteilung für Stoffwechsel- und Ernährungsstörungen und für diätetische Heilmethoden „auf Drängen des großen Wohlfahrtsförderers Julius Tandler schuf und nach meinen Wünschen einrichtete."[431] Die Zusammenarbeit zwischen Ärzten und Küche war äußerst eng, jeden einzelnen Kranken individuell berücksichtigend. Der Wiener Physiologe Arnold Durig meinte, Carl von Noorden habe „aus der bisher rein traditionsgemäß und empirisch betriebenen Krankenernährung eine eigene Wissenschaft, jene der wissenschaftlichen diätetischen Therapie als einen integrierenden Bestandteil klinischen Wirkens geschaffen."

Eine Schule mit einer Lehrküche zur Ausbildung von Diätassistentinnen und Diätschwestern – scherzhaft anerkennend als „Professorinnen der Kochkunst" bezeichnet – war in die Abteilung einbezogen. Noorden hat damit einen neuen Frauenberuf geschaffen. In ein- bis eineinhalbjährigen Lehrkursen innerhalb von

---

[429] Zit. in Lesky Erna: Meilensteine der Wiener Medizin, S. 142/143.
[430] Festvortrag 1936. Urban und Schwarzenberg, Berlin, Wien, 1937, S. 38 – 45.
[431] Ebenda.

sechs Jahren wurden etwa 150 Diätschülerinnen zu Diätassistentinnen. Der Abteilungsvorstand selbst und seine Oberärzte bestimmten bei der täglichen klinischen Visite in gemeinsamer Beratung mit der Diätküchenleiterin die Kost jedes einzelnen Kranken für den folgenden Tag. Im Rahmen des einmalig guten sozialen Klimas an dieser Abteilung nahmen auch die Diätassistentinnen und die Schülerinnen an den Visiten teil.

Weit über die Grenzen Österreichs war die Abteilung Noordens bekannt und erregte Aufsehen und Bewunderung. Aus zahlreichen Staaten kamen Ärzte, Verwaltungsbeamte, Leiter von Sanatorien, Oberinnen von Schwesternverbänden, um diese neue Struktur „Patient – Arzt – Krankenschwester" in der einheitlichen Auswirkung der Diättherapie kennen zu lernen. Selbst Hotelköche machten Lehrkurse und waren erstaunt über die Führung der Diätküche. Dabei handelte es sich bloß um eine geräumige, zweckmäßig eingerichtete ganz normale Küche.[432] Noorden meinte dazu, „nicht der Pomp und nicht die Apparate, sondern der Geist, der in ihr herrscht und in dem sie gebraucht wird, machen eine Küche zur Diätküche." Dieser Geist, von dem Noorden sprach, war nicht nur in der Küche, sondern in der gesamten Abteilung spürbar und wirksam, entstanden aus einer gemeinsamen sozialmedizinischen Aufbruchsstimmung verbunden mit einem engagierten Helferwillen. Alle zogen motiviert an einem Strang, wohl das beste Rezept für Erfolg.

Die großen sozialen Unterschiede, welche es in der damaligen Zeit gab, waren Carl von Noorden sehr wohl bewusst. Viele Menschen waren arbeitslos und konnten daher mit der geringen Arbeitslosenunterstützung die nach der Spitalsentlassung verordnete Kost sich nicht leisten. Daher legte Noorden besonderes Gewicht auf sinnvolle Kostverordnungen bei der Entlassung, welche nicht nur die Krankheit des Patienten, sondern auch seine finanziellen Möglichkeiten zu berücksichtigen hatten. In Einzelgesprächen mit Patienten und deren Angehörigen wurden die individuellen familiären Möglichkeiten besprochen und ein Weg gesucht, auch mit wenig Geld die erforderliche Ernährung zu gewährleisten. Das war sicher oftmals sehr schwierig, bewies aber die hohe sozialmedizinische Kompetenz Prof. Noordens. Wie sehr ihm seine Ernährungstherapie Herzensangelegenheit war, zeigte auch sein großes Interesse am Ausspeisen, wobei er sich sogar um kleinste Dinge, fast Nebensächlichkeiten kümmerte. Er achtete darauf, dass die Speisen auf vorgewärmten Tellern ordentlich angerichtet wurden und prüfte immer wieder die Qualität des Essens. Selbst wenn etwas zu beanstanden war, brachte er seine Kritik in liebenswürdiger und keineswegs verletzender Art vor. [433] Dies zeigte, dass selbst im minimalsten

---

[432] Schönbauer - Dibold: Die Diätassistentin, Verlag Göschl, Wien, 1978, S. 66 – 69.
[433] Ebenda, S. 89 u. 90.

Bereich zwischenmenschlicher Beziehungen Humanismus und warme persönliche Zuwendung ein integrierender Bestandteil gelebter Sozialmedizin waren.

Auch nach Tandlers Ausscheiden aus dem Gemeinderat und seiner Zwangsemeritierung 1934 leitete Prof. Noorden weiterhin die Abteilung bis zum Ablauf seines Dienstvertrages mit der Gemeinde Wien Ende 1935. Der Vertrag wurde nicht mehr verlängert und in einer Aktennotiz war lediglich vermerkt, dass „wie hieramts bekannt" keine Geneigtheit dazu bestehe. Finanzielle Erwägungen sollen eine Weiterführung der Abteilung im bisherigen Sinne unmöglich gemacht haben. Noorden selbst wünschte zwar die Verlängerung seines Vertrages um ein Jahr, weil die ihm zugeteilten Ärzte noch nicht gänzlich mit seinen Intentionen vertraut seien, doch blieb sein Wunsch unberücksichtigt.[434] Mit Tandler, der ihn an die Lainzer Abteilung berufen hatte, blieb Carl von Noorden weiterhin in brieflichem Kontakt.

Noch 1978 bezeichnete ein führender Wiener Diabetesspezialist das Verordnungsbuch Carl von Noordens „Diätetischer Leitfaden für Zuckerkranke" als eine Fundgrube an internationalem Diätwissen, Ernährungslehre und diabetologischen Kenntnissen.[435] Und er verwies darauf, dass Noorden in bester Weise den Idealismus und den Materialismus in der Medizin vereinigen konnte wie kein Zweiter. Seine wissenschaftlichen Erkenntnisse hatte er durch Empirie gewonnen, Erkenntnisse, welche erst viele Jahrzehnte später durch moderne biochemische Methoden bestätigt werden konnten.

13.3 Die Sonderabteilung für Strahlentherapie

Die Anzahl der Krebserkrankungen zeigte in den Jahren nach dem Ersten Weltkrieg in allen Ländern einen bedrohlichen Anstieg. Im Jahre 1927 legte Julius Tandler dem Wiener Gemeinderat Zahlen vor, welche zeigten, dass auch in Wien eine deutliche Zunahme von bösartigen Geschwülsten, also vorwiegend Krebserkrankungen zu verzeichnen war. Bis dahin bestand die Therapie dieser Krankheit aus chirurgischen Eingriffen und Röntgen-Bestrahlungen.

Nun gab es aber in Paris und Stockholm und nur dort eine gänzlich neue Form der Strahlentherapie mit dem radioaktiven chemischen Element Radium, von Marie und Pierre Curie 1898 in der Pechblende, dem wichtigsten Uranerz, entdeckt. Persönliche Studienreisen führten Julius Tandler in diese beiden Städte und bei

---

[434] Schönbauer Leopold: Carl von Noorden, Wiener Medizinische Wochenschrift, 108. Jg., 1958, Nr. 36, S. 721-723.
[435] Irsigler Karl: Geleitwort zu Schönbauer-Dibold: Die Diätassistentin, Verlag Göschl, Wien, 1978.

Professor Gösta Forssell[436] hatte er 1930 in Stockholm diese moderne Krebsbehandlung kennen und schätzen gelernt. In der Österreichischen Gesellschaft für Erforschung und Bekämpfung der Krebskrankheit hatte Forsell im gleichen Jahr einen richtungweisenden Vortrag gehalten,[437] der wohl zur Entscheidungsfindung für die Schaffung eines Radiuminstitutes beigetragen haben mochte. Wohl stand in Wien vor der Einrichtung des strahlentherapeutischen Institutes die sehr geringe Menge von 1 ¼ Gramm Radium zur Verfügung, doch trotz denkbar bester Ausnützung konnten nicht alle Patienten, welche dieser Behandlung dringend bedurft hätten, der Radiumbehandlung zugeführt werden. Man wusste nämlich schon damals, dass manche Karzinome an bestimmten Lokalisationen allein durch Radium geheilt werden konnten.[438]

Tandler wollte auch in Wien unbedingt eine Institution für diese neue Behandlungsmethode schaffen und schloss in Brüssel einen Vorvertrag ab auf die Lieferung von 5 Gramm Radium. Der damalige Weltvorrat betrug etwa 400 Gramm. Um den Vorgang nicht publik zu machen und dadurch eventuell die Radium-Lieferung zu gefährden, wurden die Verhandlungen darüber geheim geführt. Der genehmigende Beschluss des Wiener Gemeinderates für den Kauf wurde am 30. Jänner 1930 gefasst.[439] Der Preis für das Radium und die benötigten Apparate betrug 1,9 Millionen Schilling, eine hohe Summe, doch gewährte der Bund für die Einfuhr des Radium eine Zollbefreiung. Im Vorbereitungsstadium führte Tandler noch klärende Gespräche mit dem Curie-Institut in Paris. Auch in Brüssel und London wurden zusätzliche Informationen eingeholt.[440]

Durch den Bau des Tuberkulose-Pavillons, des nachmaligen Pavillon VIII, wurden 100 für tuberkulöse Patienten bisher beanspruchte Spitalsbetten frei. Sie waren im Pavillon III untergebracht und in diesem Bereich sollte die neue Strahlenabteilung untergebracht werden.

Die Sonderabteilung für Strahlentherapie (auch Radium-Abteilung genannt) wurde nach dem Muster des Radiuminstitutes in Stockholm im Jahre 1931 mit einer Radiummenge von 5.000 Milligramm errichtet. Um auch Forschung betreiben zu können, wurde dieses Zentrum der Krebsbekämpfung als

[436] Schwedischer Röntgenologe, 1876-1950, seit 1916 Professor für medizinische Radiologie. Gilt als einer der Pioniere der Radiotherapie.
[437] Schönbauer Leopold: Drei Jahre strahlentherapeutisches Institut, Sonderabdruck aus der Wiener Klinischen Wochenschrift, Nr. 13, 1935.
[438] Schönbauer Leopold: Die Einrichtungen des strahlentherapeutischen Institutes der Gemeinde Wien, Separatabdruck aus der Wiener Medizinischen Wochenschrift, Nr. 5, 1932.
[439] Sablik Karl: Julius Tandler, Mediziner und Sozialreformer, S. 263.
[440] Schönbauer Leopold: Die Sonderabteilung für Strahlentherapie im Krankenhaus der Stadt Wien-Lainz, Blätter für das Wohlfahrtswesen der Stadt Wien, 31 (1932), S.1 f.

Sonderabteilung eingerichtet. Sie beherbergte den Fernbestrahlungs-Apparat, die sog. „Radiumkanone", welche mit 3.000 Milligramm Radium beschickt war, einen strahlensicheren Tresor zur Aufbewahrung des Radiums und ein wissenschaftliches Labor. Schleusen, Bleitüren, Bleiwände und Bleiglasfenster sorgten für die Strahlensicherheit. Zur zusätzlichen therapeutischen Anwendung waren 1.500 Milligramm Radium in Nadeln zur sogenannten Spickung, in Tuben, Zellen, Kammern zur Einführung in Körperhöhlen und Platten für Moulagen aufgeteilt. Weitere 5oo Milligramm in Form von Radiumbromid wurden zur Herstellung von Radium-Emanation [441] benötigt. Um die Strahlungskapazität optimal zu verwerten, war die Radiumkanone rund um die Uhr in Betrieb. Das Institut verfügte neben der Ambulanz zur Behandlung gehfähiger Patienten auch über eine Bettenstation mit 88 Betten zur Aufnahme von bettlägerigen Kranken. [442]

Zum Leiter der im November 1931 eröffneten Abteilung für Strahlentherapie wurde der Vorstand der I. Chirurgischen Abteilung, Prof. Dr. Leopold Schönbauer[443] bestellt und verblieb in dieser Funktion bis zum Jahre 1938.[444] Noch im Eröffnungsjahr konnten 150 Patienten einer Strahlenbehandlung unterzogen werden. Im Jahre 1997 wurden bereits mehr als 12.000 Patientenkontakte pro Jahr dokumentiert.[445]

Dass in Wien dieses strahlentherapeutische Institut installiert wurde, erregte weltweit große Aufmerksamkeit und rückte die Stadt wieder in das Zentrum der medizinischen Forschung. Der Kampf gegen den Krebs wurde von Tandler mit Vehemenz aufgenommen. In Verbindung mit der Sonderabteilung für Strahlentherapie wurde von Leopold Schönbauer gemeinsam mit Julius Tandler und dem sozialdemokratischen Politiker Karl Honay die erste Beratungsstelle für Geschwulstkranke in Wien geschaffen, in welcher sich die Menschen kostenlos untersuchen und beraten lassen konnten, und in einem Radiovortrag sprach Tandler 1933 „Über systematische Krebsbekämpfung." Leopold Schönbauer gab der Hoffnung Ausdruck, „dass Herr Professor Tandler, der unermüdliche Vorkämpfer gegen die Tuberkulose, nun auch mit allen ihm zur Verfügung

---

[441] Radioaktives Edelgas, entsteht durch Zerfall von Radium, in der Heilbehandlung zum Einatmen verwendet.
[442] Schönbauer Leopold: Die Sonderabteilung für Strahlentherapie im Krankenhaus der Stadt Wien-Lainz, Blätter für das Wohlfahrtswesen der Stadt Wien, 31 (1932), S. 1 f.
[443] 1888-1963, Chirurg, Begründer der Neurochirurgie in Österreich, Krebsforscher, ab 1939 Vorstand der Ersten Chirurgischen Universitätsklinik in Wien. Nach dem Zweiten Weltkrieg war Schönbauer auch provisorischer Leiter des Institutes für Geschichte der Medizin.
[444] Schneiderbaur A.: 40 Jahre Krankenhaus Lainz, Wiener Klinische Wochenschrift, 1953, 65. Jg., (Neue Folge Band 8), S. 371.
[445] Irsigler Karl: Julius Tandler und das Krankenhaus der Stadt Wien-Lainz, Wiener Klinische Wochenschrift, 1997, Jg. 109/8, S. 287.

stehenden Mitteln den Kampf gegen das Karzinom aufnehmen wird und sich nicht damit begnügt, dem Spital der Gemeinde Wien alle therapeutischen Möglichkeiten zu schaffen."[446] Die Vision Schönbauers war, dass durch Organisation einer Krebsstatistik, Fürsorge um den Patienten bis an sein Lebensende, Erfassung der Heilresultate, durch Volksaufklärung und durch innige Zusammenarbeit aller berufenen Faktoren es gelingen möge, dieser schrecklichen Erkrankung Herr zu werden.[447]

Zielrichtung dieser Maßnahmen in der Beratungsstelle für Geschwulstkranke war eine möglichst frühzeitige Erkennung und Erfassung bösartiger Krankheiten, um die Patienten so rasch wie möglich einer operativen und/oder einer Strahlentherapie zuführen zu können. Da zu Beginn der dreißiger Jahre des 20. Jahrhunderts die Kenntnis über Ursache und Entstehung von malignen Geschwülsten noch sehr gering war, konnten kaum prophylaktische Maßnahmen ergriffen werden. Aber in der Therapie war ein großer Schritt vorwärts gelungen.

13.4 Neuer Tuberkulosepavillon im Krankenhaus Wien – Lainz

Die Bekämpfung der Tuberkulose war Julius Tandler seit jeher ein großes Anliegen. Immer wieder sprach er sich für ein wirksames Vorgehen gegen die Seuche aus. Schon im Jahre 1916 beim Memorandum des „Komitees der Wiener Ärztegesellschaft" trat er gemeinsam mit dem Sozialmediziner Ludwig Teleky und dem Dermatologen Ernst Finger vehement für die „Beseitigung der Kriegsschäden" [448]ein – so die damalige Diktion. Neben der Bekämpfung der Geschlechtskrankheiten, des Alkoholmissbrauchs und der Säuglings- und Kindersterblichkeit war darin der Tuberkulose der Kampf angesagt.

Dieser im 19. Jahrhundert als „Wiener Krankheit", als „Morbus Viennensis" bezeichneten Volksseuche standen die Mediziner vor der Entdeckung des Tuberkel-Bazillus durch Robert Koch im Jahr 1882 ohnmächtig und fassungslos, ja sogar mit die Verantwortung abschiebendem Unverständnis gegenüber. Kaiser Joseph II., der selbst ein Opfer dieser schrecklichen Krankheit war und daran gestorben ist, richtete 1780 an die Medizinische Fakultät der Wiener Universität die Frage, warum denn gerade in Wien so viele Menschen an der Schwindsucht sterben. Die ärztlichen Professoren konnten keine halbwegs befriedigende Antwort geben. Sie bezichtigten den Wiener Staub, die Stiegen der 4 bis 6 stöckigen Häuser, die feuchten und dumpfen Wohnungen (wenigstens damit

---

[446] Schönbauer Leopold: Die Einrichtungen des strahlentherapeutischen Institutes der Gemeinde Wien, Separatabdruck aus der Wiener Medizinischen Wochenschrift Nr. 5, 1932.

[447] Ebenda.

[448] Die Heilung der sanitären Kriegsschäden, Memorandum herausgegeben von der k. k. Gesellschaft der Ärzte in Wien, Wiener Klinische Wochenschrift, Nr. 29, 1916, S. 912 – 915.

hatten sie zum Teil recht) und vor allem aber den „deutschen Tanz", nämlich den Wiener Walzer, als Ursachen. Diese Erklärung galt auch noch 1815 zur Zeit des Wiener Kongresses.[449]

In der Öffentlichkeit entwickelten sich nach der Entdeckung des Tuberkel-Bazillus Bestrebungen, Heilstätten für Tuberkulöse zu errichten. In Österreich arbeitete ein Schüler des berühmten Internisten Joseph Skoda, nämlich Leopold Schrötter von Kristelli, an der Spitze dieser Heilstättenbewegung unerhört engagiert. Nach allerdings jahrelangen Querelen gründete er mit Prof. Dr. Anton Weichselbaum[450]1898 die erste österreichische Lungen-heilstätte in Alland im Wienerwald zur klimatologischen Behandlung der Tuberkulose. Er erkannte auch die sozialmedizinische Bedeutung der Entdeckung Robert Kochs. Gemeinsam mit Kollegen in der Gesellschaft der Ärzte Wiens setzte er sich ein für allgemein gültige gesetzliche Grundlagen zur Bekämpfung der Tuberkulose in Österreich.[451]

Wohl gab es seit 1894 eine Anzeigepflicht für tuberkulöse Erkrankungen, aber nur für öffentliche Anstalten, vor allem in Kurorten. Seit 1889 bestanden auch genaue Vorschriften für die Desinfektion bei Todesfällen und bei Wohnungswechsel tuberkulöser Patienten. Aber der energische Leopold Schrötter von Kristelli mit „sozialhygienischem Weitblick"- wie es Erna Lesky formulierte- forderte bereits 1907 auf der VI. Internationalen Tuberkulose Konferenz in Wien: „Alle erkannten Fälle von Tuberkulose müssen zur Anzeige kommen."[452]

In der Sitzung des Herrenhauses am 29. Oktober 1917 bezog Hofrat Prof. Dr. Anton Weichselbaum energisch Stellung zur bedrohlichen Ausbreitung der Tuberkulose im Verlaufe des Krieges und forderte die aus sozialmedizinischer Sicht sinnvollste ursächliche Bekämpfung dieser Volksseuche. Er betonte, „dass die Tuberkulose in wirksamer Weise nur durch eine weitausgreifende Aktion mit Erfolg bekämpft werden kann, und zwar durch eine Aktion, bei welcher das Schwergewicht nicht so sehr auf die Vermehrung der Heilstätten und Spitäler für Tuberkulöse zu legen ist, sondern vor allem auf jene Maßnahmen, welche die Entstehung und die Ausbreitung der Krankheit zu verhüten imstande sind, zu welchen Maßnahmen in erster Linie die radikale Sanierung der so schrecklich tristen Wohnverhältnisse der unbemittelten Bevölkerung, namentlich in den

---

[449] Lesky Erna: Vom Morbus Viennensis und seiner Bekämpfung, Österr. Ärztezeitung Nr. 17, 1968, S. 1.
[450] Österreichischer Pathologe und Bakteriologe, 1845 – 1920,ordentlicher Professor für pathologische Anatomie, beschäftigte sich u. a. vorwiegend mit der Tuberkuloseforschung. Er konnte als erster im Blut von an Miliartuberkulose Verstorbenen der Tuberkelbazillus nachweisen.
[451] Übrigens gründete Leopold Schrötter von Kristelli (1837 – 1908) im Jahr 1870 auch die Laryngologische Klinik in Wien und schuf die erste Lehrkanzel für Laryngologie.
[452] Lesky Erna: Vom Morbus Viennensis und seiner Bekämpfung, Österr. Ärztezeitung Nr. 17, 1968, S. 1.

großen Städten und Industrieorten gehört sowie die endliche Erlassung eines weit ausgreifenden Sozialversicherungsgesetzes."[453] Anton Weichselbaum forderte immer wieder gesundheits-politische Maßnahmen zur Bekämpfung der Tuberkulose und rückte konsequent das sozialmedizinische Moment in den Vordergrund.

Während des Ersten Weltkriegs kam es zu einem dramatischen Anstieg der Sterberate an Tuberkulose in Wien von 30,2 Promille im Jahr 1913 auf 53,4 Promille nur sechs Jahre später, im Jahre1919.

Die Bedeutung der Tuberkulose-Fürsorgestellen als Bindeglied zwischen den Erkrankten und der Ermöglichung einer Behandlung ist in hohem Maße auf den Einsatz und die Arbeit Ludwig Telekys, des Wiener Sozialmediziners, zurückzuführen. Noch in der Zeit der Monarchie, am 2. Jänner 1917, wurde mit Ministerialerlass die Grundlage für die Errichtung von Tuberkulose-Fürsorgestellen geschaffen.[454] In Österreich nahmen 23 Fürsorgestellen noch im gleichen Jahr ihre Arbeit auf, eine beachtliche Leistung im vorletzten Kriegsjahr. Aber in Wien gab es 1918 nur sieben private Tuberkulose-Fürsorgestellen. Der weitere Ausbau dieser Anlaufstellen für Tuberkulöse und ihre zahlenmäßige Vermehrung erfolgte in der Nachkriegszeit systematisch. Deren Zahl ist auf 92 angestiegen bis zum Ende der Ersten Republik. Dies war in hohem Maße der Erkenntnis Julius Tandlers zu verdanken, dass vor allem eine groß angelegte Bekämpfung der Armut in der Therapie der Tuberkulose Erfolg versprechend sei. Noch als Unterstaatssekretär erklärte er 1919 zu diesem Thema: „Der Kampf gegen die Tuberkulose soll auf diese Weise nicht mehr ein Einzelgefecht sein, sondern er soll zielbewusste, wohlgeführte Bekämpfung dieser Volksseuche darstellen." [455]

Die besondere Wichtigkeit der Tuberkulose-Bekämpfung in der Gesundheitsfürsorge hatte Julius Tandler wohl stets vor Augen. Im Jahre 1928 befasste er sich eingehend mit dem Plan einer Erweiterung des Krankenhauses der Stadt Wien – Lainz durch die Errichtung eines neuen Pavillons für die Unterbringung an Tuberkulose erkrankter Patienten. In umsichtiger Weise entsandte er den Spitalsdirektor und zwei Ärzte nach Deutschland, um die dortigen Krankenanstalten für Tuberkulöse zu studieren. Hierauf stellte er im Gemeinderat den Antrag zur Finanzierung eines Tuberkulosepavillons in Lainz, es

---

[453] Sitzungsprotokoll des Herrenhauses, 18. Sitzung der XXII. Session am 29. Oktober 1917, S. 471.
[454] Lesky Erna: Meilensteine der Wiener Medizin, S.171.
[455] Ebenda.

ist dies der heutige Pavillon VIII. Nach Antragsbewilligung konnte mit dem Bau begonnen werden, welcher bereits Ende des Jahres 1930 bezugsfertig war.[456]

Bei der Planung waren zunächst mehrere grundsätzliche Probleme zu lösen. Wesentliche Fragen waren der Standort des Gebäudes, die günstigste Anordnung der Krankenzimmer, der Liegehallen und der Behandlungsräume sowie die zahlreichen sonstigen Erfordernisse des Krankenhausbaus und die optimale Einrichtung. Der Pavillon wurde schließlich auf jenem Teil des Krankenhausparks gebaut, welcher zur Hermesstraße gerichtet gelegen war, im Luftreservoir von Lainz. Insgesamt 320 Betten sowohl für Männer als auch für Frauen sollten darin untergebracht werden.[457]

Alle Räume, welche für die Patienten bestimmt waren, wie Liegehallen und Krankenzimmer, lagen nach Süden gerichtet. Die Nebenräume wurden auf der Nordseite untergebracht. Um die Liegehallen möglichst windgeschützt unterzubringen, wurden sie in Gebäudemitte im 3. und 4. Stockwerk terrassenartig übereinander angeordnet. In diesen beiden überdachten Bereichen konnten 100 Krankenbetten für die Liegekur aufgestellt werden, in einer den Krankenzimmern vorgebauten Terrasse im Hochparterre weitere 80 Betten Platz finden. Aus medizinischer Sicht und bautechnisch erwies sich dies als die günstigste Anordnung.[458] Denn die Liegekur in gesunder staubfreier Luft, der Sonne zugewandt war damals aus klimatologischer Sicht eine der wesentlichsten Behandlungsmethoden der Lungentuberkulose.

Neues sozialmedizinisches Gedankengut fand ebenfalls Eingang bei der Planung der Raumanordnung. An Stelle großer Krankensäle baute man Sechsbettzimmer und sogar auch Zimmer für nur zwei Betten, ein bedeutender Fortschritt. Große Fenster, die Möglichkeit moderner Belüftung und ausgezeichnete Belichtungsverhältnisse wurden architektonisch geplant und umgesetzt. Daneben wurde Bedacht genommen auf die bestmögliche hygienische Ausstattung mit Badezimmern, Waschräumen, Klosettanlagen, Desinfektionsraum u.s.w.

Das Grundkonzept war, soviel Licht wie irgend möglich und ein Maximum an frischer Luft in alle Räume zu bringen, welche für die Kranken vorgesehen waren. Daneben standen noch Untersuchungs- und Behandlungszimmer und ein modern ausgestattetes chemisch-bakteriologisches Laboratorium zur Verfügung. Nach modernsten Erkenntnissen wurden die Operationsräume ausgeführt für die

---

[456] Irsigler Karl: Julius Tandler und das Krankenhaus Wien – Lainz, Wiener Klinische Wochenschrift (1997), 109/8, S. 287.
[457] Baumgarten Arnold: Der neue Tuberkulosepavillon des Krankenhauses der Stadt Wien, Sonderdruck aus der „Medizinischen Klinik", Nr. 1. 1931, 27. Jg., S. 1-4.
[458] Ebenda.

Durchführung nötiger Eingriffe am Kehlkopf und zum Anlegen eines Pneumothorax. Eine solche künstliche Luftansammlung in der Brustfellhöhle wurde angewendet, um die erkrankte Lunge ruhig zu stellen und auf diese Weise die Ausheilung der Tuberkulose zu begünstigen.

Zur Vornahme einer Lichtbehandlung wurden zwei Räume mit Bogenlampen, Höhensonnen, Soluxlampen und sogenannten Vita- Osram- Lampen ausgestattet. Dies waren alles der damaligen Zeit und den damaligen medizinischen Erkenntnissen entsprechende Möglichkeiten zusätzlicher Behandlung. Die bekannte günstige Wirkung von Sonnenlicht und Sonnenbestrahlung zur Heilung der Tuberkulose wurde damit unterstützend weiterentwickelt.

Inhalationsräume mit elektrisch betriebenen Spray- und Vernebelungsapparaten ergänzten die damaligen, aus heutiger Sicht überholten, mitunter obsoleten Therapie-Zusatzeinrichtungen. Aber alles geschah aus dem starken Willen, den Kranken mit dem zur Verfügung stehenden medizinischen und sozialhygienischem Rüstzeug nach bestem Wissen zu helfen. Denn es gab und es gibt keine Medizin, und es darf keine geben, welche keine soziale Relevanz aufweist.

Selbstverständlich wurde der Neubau auch mit einer Röntgendiagnostik ausgestattet. Alles in allem war man aus planerischer, organisatorischer und bautechnischer Sicht bemüht, eine Krankenabteilung zu schaffen, welche nicht nur den zeitgemäßen modernsten medizinischen und technischen Erfordernissen entsprach, sondern nahm in besonderer Weise Bedacht auf die sozialen Aspekte und menschlichen Bedürfnisse der an Tuberkulose Erkrankten. Im Krankenhausbau und in der Einrichtung wurden vielfach neue Wege beschritten. Jedenfalls war die Errichtung dieses Pavillons ein bestimmender Meilenstein in der Bekämpfung der Tuberkulose in Wien.[459]

13.5   Die Lupusheilstätte

In der zweiten Hälfte des 19. Jahrhunderts und in den ersten Jahren des 20. Jahrhunderts hat in Wien nicht nur die Lungentuberkulose, der „Morbus Viennensis", eine rasante Ausbreitung gefunden, auch die häufigste Form der Hauttuberkulose, der Lupus vulgaris, auch als fressende Flechte oder fressender Wolf bezeichnet, war eine gefürchtete Erkrankung. Die hässlichen Hautveränderungen waren vorwiegend im Gesicht lokalisiert. Oft entstellend und für die befallenen Patienten daher auch mit psychischer Belastung, in ausgeprägten Fällen auch mit sozialer Ausgrenzung verbunden.

---

[459] Ebenda.

In Wien haben sich zu Beginn des 20. Jahrhunderts auf Anregung von Hofrat Prof. Dr. Lang, dessen Lebenswerk die Bekämpfung und Heilung des Lupus war, zwei private Organisationen gebildet. Aus humanitären Gründen und auf den Werten der Wohltätigkeit basierend entstanden der „Verein Lupusheilstätte" und die Stiftung „Heilstätte für Lupuskranke".

Gemeinsam errichteten sie die Wiener Heil- und Heimstätte für Lupuskranke auf einem an das Wilhelminenspital anschließenden Areal, unweit des Wald- und Wiesengürtels, hochgelegen, sonnig mit (damals noch) staubfreier reiner Luft und für die Angehörigen mit der Straßenbahn erreichbar.

Der vom Architekten Otto Wagner geschaffene und am 20. März 1912 begonnene Neubau beherbergte sowohl die Stiftung „Heilstätte für Lupuskranke", vorgesehen für die medizinische Behandlung der Kranken, als auch das Krankenheim. Dieses war vom „Verein Lupusheilstätte" angeregt und betrieben. Es war zur Unterbringung und Verpflegung der in Behandlung befindlichen stationären Patienten vorgesehen.

Es ergab sich daraus eine interessante Kooperation zweier privater humanitärer Institutionen für ein gemeinsames Ziel. Beide Anstalten arbeiteten in ergänzender Weise. Beide wurden nicht nur aus Privatmitteln errichtet und mit den erforderlichen medizinischen Einrichtungen ausgestattet, sondern es wurde auch der laufende Betrieb privat finanziert, ein Musterbeispiel sozialmedizinischen Mäzenatentums.

Im Bereich der Heilbehandlung waren verschiedene Therapieeinrichtungen untergebracht. Im Zentrum des Gebäudes lag der große Belichtungssaal. Die Lichttherapie war damals die modernste Behandlungsform der Hauttuberkulose. In diesem Saal waren sechs große Finsenapparate[460] mit je vier Konzentratoren und drei Finsen-Reynlampen aufgestellt. Damit konnten gleichzeitig 27 Patienten und täglich insgesamt mehr als 200 Kranke belichtet werden. Während der Behandlungspausen wurde durch 14 große Fenster belüftet.

In anderen Räumen konnten Behandlungen mit Hochfrequenz, Quarzlampenbestrahlung, Diathermie, mit Radium- und Ozon-Emanation und auch mit Röntgenbestrahlung durchgeführt werden. Behandlungsräume für Schleimhauterkrankungen des Auges, der Nase, des Kehlkopfes und der Ohren

---

[460] Der dänische Arzt Niels Ryberg Finsen, 1860 – 1904, war Mitbegründer der modernen Lichttherapie und führte die Behandlung der Hauttuberkulose mit Blaulicht, dem kurzwelligen Teil des sichtbaren Lichtes ein, welches die Gewebsatmung verstärkt. 1903 erhielt er den Nobelpreis für Medizin.

standen ebenso zur Verfügung wie chemische, bakteriologische und mikroskopische Laboratorien.

Im Lupusheim standen für die Unterbringung der Kranken Einzel- und Mehrbettzimmer für insgesamt 60 Patienten, welche hier auch verpflegt wurden, zur Verfügung. Betreibung, Versorgung und Finanzierung erfolgte durch den „Verein Lupusheilstätte".

Die gesamte Planung des Projektes, die Raumausstattung und die medizinischen Installationen waren von den hygienischen Anforderungen und der Zweckmäßigkeit nach den neuesten Erkenntnissen geleitet. Uneigennützig mit ausschließlich privaten Mitteln geschaffen, wurde diese neue Heil-und Heimstätte für Lupuskranke vom Generalsekretär der Lupuskommission des Deutschen Zentralkomitees zur Bekämpfung der Tuberkulose als ein Werk von hoher wissenschaftlicher und sozialer Bedeutung bezeichnet.[461]

---

[461] Sonderabdruck aus der Deutschen Medizinischen Wochenschrift, Nr.44, 1913, S. 1 – 4.

14 Errichtung Wiener Kinderspitäler durch privates Mäzenatentum

14.1 Das Mautner Markhofsche Kinderspital

Die Errichtung und der Bestand des Mautner Markhofschen Kinderspitals durften als Beispiel privaten Mäzenatentums angesehen werden. Über mehrere Generationen wurde aus dem Wunsch und dem Bestreben im sozialmedizinischen Bereich wohltätig zu sein, eine bemerkenswerte Institution für arme kranke Kinder uneigennützig geschaffen.

Der Bierbrauer Adolf Ignaz Mautner wurde 1872 zum Ritter von Markhof geadelt und spendete am 11. November 1872 zusammen mit seiner Gattin Julie Marcelline der Bezirksvertretung des dritten Wiener Gemeindebezirkes 150.000 Gulden. Dies entsprach etwa einer Summe von 15 Millionen Schilling oder über 1 Million Euro. Der Betrag sollte zur Errichtung eines Kinderspitals für arme Kinder des Bezirkes ohne Ansehen des Religionsbekenntnisses verwendet werden. Im Begleitschreiben zu seiner Stiftung erläuterte Adolf Ignaz Mautner seinen Willen und sein Anliegen als „...geleitet von der Überzeugung, dass das Elend der Armut nirgends härter empfunden wird, als dort, wo Eltern ihren erkrankten Kindern jene ärztliche und sonstige Pflege, von welcher sie die Erhaltung ihrer Kinder erhoffen können, nicht zu verschaffen mögen."[462]

Drei Bauparzellen für die Errichtung des Spitals wurden zusätzlich von Adolf Ignaz Mautner gespendet. Doch nicht nur das Spenderehepaar war großzügig, auch ihre zehn Kinder widmeten dem Spital je 6.000 Gulden.

Am 1. Juli 1875 wurde das Krankenhaus feierlich eingeweiht und nach seinem Protektor „Kronprinz Rudolf Kinderspital" benannt. Am 20. September kamen die ersten kranken Kinder zur Aufnahme, das Spital wurde stark frequentiert und bald zeigte sich, dass zu wenig Isolierzimmer für Kinder mit ansteckenden Krankheiten vorhanden waren. Karl Ferdinand, der Sohn des verstorbenen Adolf Ignaz Mautner Markhof, ließ daraufhin einen Isolierpavillon für Scharlachkranke erbauen und spendete außerdem für die Erhaltung dieses Pavillons. Nach der Spitalsbehandlung ließ er Kinder zur Erholung in einen Badeort schicken und im Jahre 1894 das um 20.000 Gulden neu entwickelte „Behringsche Diphtherie-Serum" ankaufen.[463] Dadurch konnte die Sterblichkeitsrate von an Diphtherie erkrankten Kindern von über 40 Prozent – bei Kindern unter zwei Jahren betrug sie sogar 82 Prozent – auf unter 20 Prozent gesenkt werden. Bei den Geschwistern

---

[462] Komzak Franz: Mautner Markhof´sches Kinderspital der Stadt Wien, S.2.
[463] Der Hygieniker und Immunologe Emil von Behring, 1854 – 1917, veröffentlichte erst 1890 seine Arbeit über die Entdeckung des Diphtherieserums. Es war eine mutige Entscheidung, dieses Serum bald danach in Wien in breitem Ausmaß anzuwenden.

der erkrankten Kinder wurden durch die vorsorgliche Anwendung des Serums überhaupt Todesfälle vermieden. Diese Aktion war als großzügige vorausschauende sozialmedizinische Tat der privaten Wohltätigkeit zu werten.

Immerhin gab es auch abwartende und ablehnende Stellungnahmen zur Anwendung des Diphtherie-Serums. Selbst Professor Dr. Rudolf Virchow, welcher der Serologie zunächst recht skeptisch gegenüberstand, musste eingestehen, dass sich seine anfängliche ablehnende Einstellung gewandelt habe.[464] Doch auch der dem Behringschen Serum gegenüber reserviert eingestellte Professor Dr. Max Kassowitz berichtete über einen im September 1895 in Lübeck von Behring gemachten Ausspruch. Dort verkündete dieser vor deutschen Naturforschern und Ärzten, „dass es der prophylaktischen und therapeutischen Wirkung seines Serums gelingen werde, die Furcht vor der Diphtherie zu einer aus früheren Zeiten überkommenen Legende zu machen."[465]

Überall dort, wo die Behandlung mit Diphtherie-Serum angewendet wurde, sank rasch die Sterblichkeitsrate. Mit einem Schlage konnte die Diphtherie, eine der gefürchtetsten Krankheiten des Kindesalters, bekämpft werden. Seit 1924 wurde die systematische Impfung weltweit angewendet; seitdem treten nur sehr vereinzelt Krankheitsfälle auf.

In seinem Testament vermachte Karl Ferdinand Mautner Markhof aus den Erträgnissen der St. Marxer Brauerei jährlich 1.000 Gulden zur Erhaltung des Kinderspitals und richtete einen Wunsch an seine Kinder: „...Hieran schließe ich die Mahnung an meine Nachkommen, diese Stiftung meiner Eltern, an der ich und meine liebe Frau weitergebaut, niemals zu verlassen und derselben immer hilfreich zu gedenken."[466]

Die Familie hielt sich an diese Verpflichtung. Sein Sohn Viktor schenkte gemeinsam mit seinen Geschwistern der Institution einen an das Kinderspital angrenzenden Grundkomplex, auf dem ein neuer Isolierpavillon errichtet und am 1.Juli 1903 eröffnet wurde.

---

[464] Lesky Erna: Vom Aderlass zur Schluckimpfung, Therapie im Wandel der Zeit, Materia therapeutica, 11. Jg., Folge 5, 1965, S. 139-140.

[465] Kassowitz Max: Die Erfolge des Diphtherieserums. Zweiter Artikel, Sonderabdruck aus: Therapeutische Monatshefte, Verlag Julius Springer, Berlin, Mai 1902.

[466] Komzak Franz: Mautner Markhof'sches Kinderspital der Stadt Wien, S. 6.

Anlässlich des 60-jährigen Regierungsjubiläums von Kaiser Franz Joseph I. im Jahre 1908 wurde von der Bevölkerung sehr viel Geld für sozialmedizinische Zwecke, vorwiegend für Krankenhausbauten, gespendet.[467]

Bemerkenswert ist, wie Privatinitiative und persönliche Einsatzbereitschaft für sozialmedizinische Vorhaben die Spendenfreudigkeit und den Anreiz zur Wohltätigkeit der Menschen anregen konnte. Der sehr rührige Bezirksvorsteher des 3. Wiener Gemeindebezirkes, Paul Spitaler, war in dieser Funktion auch Obmann des Verwaltungskomitees des Kinderspitals. Er konnte bei Viktor Mautner Markhof erreichen, aus dem besonderen Anlass des Regierungsjubiläums für den Neubau der Ambulanz 100.000 Kronen zu spenden. Das war zwar sehr schön, aber zu wenig. Der umtriebige Paul Spitaler zapfte jedoch andere finanzielle Quellen an. Die „Erste Österreichische Sparkasse" gab 25.000 Kronen, eine Effektenlotterie erbrachte 17.000 und aus dem Betriebsfonds der Anstalt immerhin 30.000 Kronen. Der Beitrag der Gemeinde Wien von 15.000 Kronen nahm sich dabei eher bescheiden aus.[468]

Da alle diese Spenden nicht ausreichten, das Vorhaben des Ambulanzneubaues auszuführen, sah sich das Verwaltungskomitee des Spitals gezwungen, ein zusätzliches Darlehen von 120.000 Kronen aufzunehmen. Auch für die Tilgung dieses Kredites innerhalb von zehn Jahren verpflichtete sich Viktor Mautner Markhof. [469]

Im Juni 1909 war Baubeginn und Ende November 1910 wurde das neue Ambulanzgebäude fertiggestellt. Die Festschrift anlässlich der Eröffnung sprudelte Lob und Dankbarkeit in schwülstiger Weise:

„Das neu erbaute Ambulatorium wird das Kronprinz Rudolf Kinderspital unter den Privatspitälern Wiens zu der hervorragendsten und bedeutendsten Anstalt erheben und wird die Anstalt den fernen Zeiten Zeugnis geben, was private Wohltätigkeit einer einzigen Familie für die arme leidende Menschheit geleistet hat."[470]

Vorwiegend die Stiftungen der Familie Mautner Markhof und ihrer Verwandten ermöglichten es, den Krankenhausbetrieb zu erhalten. Hinzu kamen noch private

---

[467] Zwei Millionen Kronen Spendengelder wurden gesammelt und vom „Kaiser Jubiläumsfonds für Kinderschutz und Jugendfürsorge" für die Errichtung der „Reichsanstalt für Mutter- und Säuglingsfürsorge in Wien" verwendet.
[468] Komzak Franz: Mautner Markhof´sches Kinderspital der Stadt Wien, S. 8.
[469] Ebenda.
[470] Zit. in Komzak Franz: Mautner Markhof´sches Kinderspital der Stadt Wien, S.10.

Fonds und Stiftungen mit spezieller Widmung für das Spital sowie Beiträge von Firmen, Institutionen und Einzelpersonen.

Nach dem Ende des Ersten Weltkrieges, dem Zusammenbruch der Habsburgermonarchie und dem Ausbleiben vieler für die Erhaltung des Spitalsbetriebs lebensnotwendiger Spenden ergab sich für das „Kronprinz Rudolf Spital" eine katastrophale wirtschaftliche Situation. Das Verwaltungskomitee ersuchte schließlich am 4. Juni 1924 die Gemeinde um Übernahme des Spitals in das Eigentum der Stadt Wien. Bereits am 4. September 1921 wurde das Krankenhaus mit Zustimmung der Stiftungsbehörde von „Kronprinz Rudolf Kinderspital" in „Mautner Markhofsches Kinderspital" umbenannt. Mit Erlass des Bundeskanzleramtes wurde sodann am 15. Dezember 1924 die Stiftung aufgehoben und am 30. Jänner 1925 erging der Beschluss des Gemeinderates „...den Anstaltsbetrieb in Wien 3., Baumgasse 75, ab 1. Februar 1925 mit seinem beweglichen und unbeweglichen Vermögen in die Verwaltung der Stadt Wien zu übernehmen und im Sinne der Stiftungsbedingungen als „Mautner Markhofsches Kinderspital der Stadt Wien" mindestens im bisherigen Umfang weiterzuführen." Dies bedeutete auch, dass der Bettenstand von 200 Betten bei Übergabe nicht reduziert werden dürfe. Am 16. September 1930 erfolgte endlich die vertragsgemäße Übergabe des Spitals.[471]

Ein halbes Jahrhundert hindurch, von 1875 bis 1925, wurde dieses von privaten Sponsorengeldern erbaute und erweiterte Kinderspital von Stiftungen und Spenden erhalten und als Privatanstalt geführt, bis die triste wirtschaftliche Lage in der Nachkriegszeit es nicht mehr zuließ.

14.2 Das Schicksal der Wiener Kinderspitäler

Die Betreuung, Behandlung und Pflege der kranken Kinder war früher in üblicher Weise der privaten Wohltätigkeit überlassen. Vor allem die Errichtung von Kinderspitälern wurde von gemeinnützigen Vereinen wahrgenommen. Die „öffentliche Hand", also Staat und Gemeinde Wien waren nur für die Krankenpflege und Betreuung der Erwachsenen zuständig.

So wurden also Krankenhäuser für Kinder in Wien über Initiative privater Sponsoren gebaut. Als erstes entstand 1837 das St. Anna Kinderspital im neunten Wiener Gemeindebezirk, dann folgten 1841 das St. Josefs Kinderspital im vierten und 1873 das Leopolstädter Kinderspital im zweiten Bezirk, in der Oberen Augartenstraße 22. Es umfasste 137 Betten. Seine Finanzierung erfolgte bereits 1869 durch die Erste Österreichische Sparkasse, welche das Haus später dem

---

[471] Ebenda, S. 12.

Leopoldstädter Kinderspital Verein übertrug. Am 10. Oktober 1924 ging das Spital in den Besitz der Gemeinde Wien über.

Im Jahre 1878 wurde das Karolinen Kinderspital in der Schubertgasse 23 im neunten Bezirk aus den Mitteln der „Karoline Riedlschen Kinderspital Stiftung" eröffnet. Auch dieses Spital mit 120 Betten musste am 21. September 1921 von der Gemeinde übernommen werden. Durch einen Neubau der Ambulanz und einer Boxenstation für infektionskranke Kinder erfolgte im Jahre 1925 einer Erweiterung der Anstalt.

Das Kronprinz Rudolf Kinderspital, 1875 eröffnet, verdiente durch die Besonderheit der Stiftung, der Erweiterungen und der Erhaltung über ein halbes Jahrhundert durch mehrere Generationen einer einzigen Familie besonderer Erwähnung.

Neben den Kinderspitälern gab es noch zahlreiche Kinderkrippen und Kinderbewahranstalten, welche ihre Entstehung ebenfalls privater Wohltätigkeit verdankten.

Wegen der Wirtschaftskrise konnte die Erhaltung der Kinderspitäler durch die privaten Betreiber nicht mehr ermöglicht werden. Die Übernahme durch die Stadt Wien wurde dadurch zu einer sozialmedizinischen Notwendigkeit. Julius Tandler als amtsführender Stadtrat empfand die Verpflichtung, „wenn irgendwo ein Unternehmen humanitärer Art zugrunde geht, müssen wir es im Interesse der Fürsorge übernehmen." Er sah die Lage so, dass an die „Stelle eines immerhin labilen privaten Vereins...die wohlfundierte Gemeinde Wien getreten ist."

Diese Spitalsübernahmen führten zu heftigen Debatten und Streitigkeiten im Gemeinderat und veranlassten Tandler zu der spöttischen und höhnischen Bemerkung, er habe den Eindruck, „dass die Gemeinde Wien durch mich als einen nicht ganz ehrlichen Makler in den Besitz eines Kleinods gekommen ist, das der Gemeinde einen besonderen Ertrag abwirft:"[472]

---

[472] Sablik Karl: Julius Tandler, Mediziner und Sozialreformer, S. 265–266.

15 Jüdische Spitalsgründungen

15.1 Das Rothschild Spital in Wien

Das Spital der Israelitischen Kultusgemeinde im Wiener 19. Gemeindebezirk am Währinger Gürtel 97 wurde allgemein als Rothschild Spital bezeichnet und war unter diesem Namen der Bevölkerung besser bekannt. Gegründet wurde das Haus im Jahre 1873 von Anselm Freiherr von Rothschild, weil das bis dahin der jüdischen Gemeinde zur Verfügung stehende Spital in der Seegasse im 9. Bezirk mit der zu geringen Bettenanzahl und der unzureichenden medizinischen Ausstattung nicht mehr den gestiegenen Anforderungen gerecht werden konnte. Denn das im Jahre 1698 von dem Hofbankier und Heereslieferanten Samuel Oppenheimer für die Wiener Juden gegründete Spital war klein und wurde schließlich zu klein, denn zu seiner Zeit lebten nur etwa 600 Juden in Wien.[473]

Durch Zuwanderung seit dem Revolutionsjahr 1848, vor allem auch durch die Gleichstellung der Juden auf Grund des Staatsgrundgesetzes vom 21. Dezember 1867, stieg die Zahl der jüdischen Bevölkerung kontinuierlich an. Zudem kamen noch während des Ersten Weltkriegs aus Galizien geflüchtete Juden und auch nach dem Kriegsende aus den ehemaligen Kronländern des Habsburgerreiches Zuwanderer nach Wien. Schließlich lebten im Jahr 1938 in Wien 170.000 Juden.[474]

Das nun neu errichtete Krankenhaus war ursprünglich zweistöckig, umfasste zwei interne Abteilungen und dazugehörige Ambulanzen sowie Kanzleiräume und einen großen Spitalsgarten. Dieser erwies sich als sehr vorteilhaft für die bald erforderliche Erweiterung des Spitals. Am Nebengrundstück Währinger Gürtel 99 wurden Wohnungen für Ärzte und Krankenschwestern errichtet.

Die Finanzierung zur Erhaltung des Spitals erfolgte zunächst durch das Haus Rothschild. Später ging das Krankenhaus in den Besitz der Israelitischen Kultusgemeinde über und führte die offizielle Bezeichnung: „Spital der Israelitischen Kultusgemeinde, Anselm Freiherr von Rothschild Stiftung."

Das Krankenhaus wurde von der jüdischen Bevölkerung Wiens stark frequentiert. Um den gestiegenen Anforderungen gerecht werden zu können, ließ die Israelitische Kultusgemeinde in einem Teil des großen Spitalsgartens ein dreistöckiges Gebäude für den operativen Bereich errichten. Hier wurden eine chirurgische, eine gynäkologische und eine urologische Abteilung mit den

---

[473] Stern Erich: Die letzten zwölf Jahre Rothschild-Spital Wien 1931 – 1943, Europäischer Verlag, Wien, 1974, S. 2.
[474] Ebenda.

entsprechenden Operationssälen untergebracht. Insgesamt 600 Betten wies das Spital nach dem Erweiterungsbau auf bei sechs Abteilungen mit den dazugehörigen Ambulanzen. Die Ausstattung entsprach nach damaligen Erkenntnissen den modernsten medizinischen Einrichtungen. Daneben gab es noch eine Ohren-, eine Augen- und eine Nerven-Ambulanz, eine orthopädische und eine laryngologische Ambulanz sowie eine Röntgenstation.[475]

Vorstand der Zweiten Medizinischen Abteilung war der weit über die Grenzen hinaus bekannte Herzspezialist Prof. Dr. Ludwig Braun. Seiner Abteilung war auch eine Station für tuberkulös erkrankte Patienten angeschlossen. Die Einsatzbereitschaft Prof. Brauns für diese Patienten veranlasste ihn, einen „Verein zur unentgeltlichen Verpflegung Brustkranker auf dem Lande" im Jahre 1911 ins Leben zu rufen. Bis zu Kriegsbeginn sandte die im Rothschild-Spital eingerichtete „Fürsorgestelle für Erkrankungen der Atmungsorgane" rekonvaleszente Patienten zur Erholung im Winter nach Meran und vermittelte im Sommer einen Landaufenthalt als humanitären Beitrag einer sozialmedizinischen Initiative. Die sonstige Fürsorgetätigkeit dieser Institution einschließlich der Tuberkulinbehandlung wurde auch noch während des Weltkrieges weiterhin ausgeübt. [476]

Nach der Okkupation Österreichs im Jahre 1938 emigrierten fast sämtliche Primarärzte des Rothschild Spitals, verloren die jüdischen Professoren und Ärzte ihre Stellungen und damit ihre Existenz. Die selbständige Berufsausübung in ihren Ordinationen wurde Juden untersagt, sie durften sich nicht mehr als Ärzte bezeichnen und als sogenannte „Krankenbehandler" waren sie „zur ärztlichen Behandlung nur für Juden berechtigt." Dies war ein Widerspruch in sich selbst, denn die „ärztliche Behandlung" war jenen, für welche die Berufsbezeichnung „Arzt" verboten war, in gewissen Grenzen für ihre Glaubensgenossen erlaubt.

Das Ende des Israelitischen Krankenhauses war vorprogrammiert und im Jahre 1942 wurde es geschlossen. Auf dem Areal des einstigen Rothschild Spitals befindet sich heute das Wirtschaftsförderungsinstitut der Kammer der gewerblichen Wirtschaft.

Eine sozialmedizinische Stiftung für die erkrankten jüdischen Mitbürger Wiens hat ein unrühmliches Ende gefunden.

---

[475] Ebenda, S. 5.
[476] Tuberkulose-Fürsorgeblatt des Österreichischen Zentralkomitees zur Bekämpfung der Tuberkulose, 1.Jg., Nr. 3, 1. Oktober 1917, S. 34.

15.2 Die Nervenheilanstalt Rosenhügel

Ein anderes Mitglied der Familie Rothschild ermöglichte durch eine großzügige Stiftung den Bau einer Nervenheilanstalt, des nachmaligen Neurologischen Krankenhauses Rosenhügel. In seinem im Jahr 1900 verfassten Testament stellte Nathaniel Rothschild[477] 20 Millionen Kronen zur Errichtung einer Stiftung für Nervenkranke zur Verfügung. Nach seinem Tod im Jahre 1905 wurde im 13. Wiener Gemeindebezirk die Nervenheilanstalt Rosenhügel für „mittellose Nervenkranke österreichischer Staatsbürgerschaft ohne Rücksicht auf Nationalität, politische Richtung und Konfession" erbaut und im Juni 1912 eröffnet.[478]

Bemerkenswert war auch hier der ausdrückliche Wunsch und Wille des Stifters, dass ausschließlich die Bedürftigkeit und die Nervenkrankheit für die Aufnahme in die Anstalt bestimmende Voraussetzung waren. Religionsübergreifende und multinationale Einstellung unter Ausschaltung politischer Erwägungen waren bemerkenswerte Initiativen im Stiftungsbrief. Die Wohltätigkeit an der Wende vom 19. zum 20. Jahrhundert war erfreulicherweise oft von dieser Denkweise beseelt.

Anlässlich des 90-jährigen Bestehens des Spitals wurde am 26. Oktober 2002 das Neurologische Krankenhaus Rosenhügel zum Gedenken und zu Ehren seines Stifters in „Nathaniel Freiherr von Rothschildsche Stiftung für Nervenkranke – Neurologisches Zentrum der Stadt Wien – Rosenhügel" umbenannt.[479]

15.3 Das Israelitische Blindeninstitut

Eine eigenständige sozialmedizinische Einrichtung war das Israelitische Blindeninstitut in Wien auf der Hohen Warte. Die Betreuung der Blinden, wie sie dort ausgeübt wurde und vor allem auch die Berufsberatung und Berufsausbildung waren vorbildlich für manche andere Blindeninstitute nicht nur in Österreich, sondern auch in anderen Ländern.

Gegründet wurde diese Institution über Anregung des Arztes Ludwig August Frankl Ritter von Hochwart, der gleichzeitig Vorstandsmitglied der Wiener Israelitischen Kultusgemeinde war.[480] Deren Präsident, der Bankier Jonas Freiherr

---

[477] Nathaniel Mayer Amschel Freiherr von Rothschild wurde am 26. Oktober 1836 in Frankfurt am Main geboren, blieb unverheiratet und verstarb im Juni 1905 in seinem Palais im vierten Wiener Gemeindebezirk.
[478] Mitteilungen der Ärztekammer für Wien, „doctorinwien" 12/2002, S.56.
[479] Ebenda..
[480] Liberal eingestellter Schriftsteller und Direktor des Wiener Musikvereins, 1810 – 1894.

von Königswarter[481] unterstützte ihn bei der Gründung. Im 19. Wiener Gemeindebezirk, Hohe Warte Nr. 32 entstand das Gebäude, in dem 20 Mädchen und 30 Buben Aufnahme finden konnten. Für deren Unterweisung standen mehrere Unterrichtssäle, eine Korbflechterei, eine Seilerei, außerdem eine Wäscherei, Bad, ein Turnsaal und sogar eine eigene Druckerei für Veröffentlichungen in Blindenschrift zur Verfügung. [482]

Nach der feierlichen Eröffnung am 1. Dezember 1872 wurde mit Jahresbeginn 1873 die Unterrichtstätigkeit aufgenommen. In diesem Blindeninstitut begann man auch damit, – und dies schien besonders bemerkenswert – die individuellen Fähigkeiten der Schülerinnen und Schüler zu fordern und sie nicht nur in den sogenannten „Blindenberufen" zu unterrichten. Ein Artikel von Primarius Dr. Max Meissner aus dem Jahre 1933 beschäftigte sich mit der neuen modernen Erziehungsmethode:

„Auch in der Berufsausbildung unterscheidet sich unsere Anstalt von den meisten anderen. Der Leiter des Institutes ist grundsätzlich davon abgegangen, die Zöglinge nur zu den „Blindenberufen" auszubilden... Eine Reihe von Zöglingen leistet in verschiedenen industriellen Betrieben vollwertige Arbeit, andere sind als sprachkundige Korrespondenten und Stenotypisten tätig. Etliche absolvierten verschiedene Hochschulen und beendeten das Studium an der juristischen, philosophischen und staatswissenschaftlichen Fakultät...Es ist eine jüdische Anstalt, auf die wir Juden mit Stolz hinweisen können."[483]

Nach der Okkupation Österreichs im März 1938 fanden die Tätigkeit und die pädagogischen und humanistischen Bestrebungen des Israelitischen Blindeninstitutes mit der Liquidierung dieser sozialmedizinischen Einrichtung ihr Ende.

---

[481] 1807 in Frankfurt am Main geboren, 1871 in Wien gestorben, 1850 Direktor der Österreichischen Nationalbank, gründete 1855 mit dem Haus Rothschild die Credit-Anstalt.
[482] Exenberger Herbert: Das Israelitische Blindeninstitut auf der Hohen Warte, Dokumentationsarchiv des Österreichischen Widerstandes, Mitteilungen, Folge 159, Dezember 2002, S. 10.
[483] Ebenda.

16 Schulärzte – ein sozialmedizinischer Aufgabenbereich

16.1 Die Entwicklung der Schularzttätigkeit

Nicht nur der Sozialmediziner Ludwig Teleky[484], sondern auch zahlreiche namhafte Ärzte der verschiedenen Fachdisziplinen befassten sich sehr eingehend mit der Problematik der Schularztfrage. Im späten 19. Jahrhundert begann ja die Medizin, sich in zunehmendem Maße zu spezialisieren und es bildeten sich neue eigenständige Fachgebiete, welche sich mit den die Schulkinder betreffenden Erkrankungen ihres Bereiches auseinander setzten.

Es fanden sich am Beginn des 20. Jahrhunderts viele sozial eingestellte Ärzte, welche die Probleme, Versäumnisse und Missstände bei der medizinischen Betreuung der Kinder und Jugendlichen erkannt hatten und sich für deren Bewältigung einsetzten.

An vorderster Stelle bei den „Schülerkrankheiten" stand die Erkennung der Kurzsichtigkeit und die optimale Versorgung der betroffenen Kinder mit Augengläsern. Um die Wende des 19. zum 20. Jahrhundert gab es bei den Augenärzten gegensätzliche Ansichten über die sog. „Schulmyopie." Die Annahme früherer Autoren, dass der Hauptgrund der Kurzsichtigkeit das Arbeiten bei naher Distanz vom Auge zum Arbeitsbereich sei und dadurch während der Schulzeit verschiedene Schweregrade der Kurzsichtigkeit sich entwickeln, konnte nicht aufrecht erhalten werden. Es setzte sich die Erkenntnis durch, dass Kurzsichtigkeit und andere Brechungsfehler des Auges im Verlaufe des Wachstums entstanden, wobei die Arbeit im Nahbereich keinen wesentlichen Einfluss hatte. Die Bezeichnung „Schulmyopie" war somit obsolet.

Wesentlich erschien dem Ophthalmologen Dozent Dr. Karl Kunn, der sich mit augen-ärztlichen Problemen der Schüler auseinander setzte, die regelmäßige Überwachung der Sehkraft der Kinder. Ab der ersten Klasse sollten jährliche Sehproben durchgeführt, Kinder mit nicht normalen Augen der fachärztlichen Behandlung zugewiesen und vor allem die möglichst frühzeitige Korrektur der Kurzsichtigen durch entsprechende Gläser angestrebt werden. Ein Fortschreiten der Kurzsichtigkeit sollte dadurch verhindert und die optimale Entwicklung der Sehschärfe gefördert werden. Da nach Ansicht Kunns die augenärztliche Aufsicht über die Schulkinder während der gesamten Dauer des Schulbesuches an Volks-

---

[484] Ketzerische Betrachtungen zur Schularztfrage, Wiener Klinische Wochenschrift, Nr. 22, 1913, S. 894 ff.
Zur Schularztfrage, Wiener Klinische Wochenschrift, Nr. 39, 1913, S. 1575-1579.

und Bürgerschulen sowie an Gymnasien ausgeübt werden sollte, trat er dafür ein, dass die Anstellung von Schulärzten unbedingt erforderlich sei.[485]

In der Ersten Republik wurde 1929 die Idee einer systematischen Augenuntersuchung der Schüler und Schülerinnen entwickelt. Professor Dr. Hans Lauber [486] war Planer für die Errichtung der „Augenärztlichen Zentrale". Dort wurden Schulkinder mit Augenerkrankungen oder Sehanomalien untersucht und sodann gemeinsam mit den Lehrern auf Grund der Unter- suchungsergebnisse für Abhilfe gesucht, etwa durch Festlegung des optimalen Abstandes zur Schultafel. [487] Sozialmedizinische Anregungen und Forderungen Ludwig Telekys und Karl Kunns wurden weiterentwickelt und optimiert.

Orthopäden wie Adolf Lorenz,[488] Hans Spitzy,[489] Ritter von Aberle,[490] auf welche gesondert eingegangen wurde, haben neben anderen sozialmedizinisch engagierten Ärzten auf die in der Schule auftretenden Haltungsanomalien hingewiesen. Von den Ohrenärzten war es vor allem Gustav Alexander, der unermüdlich für die Behandlung der gehörgeschädigten Kinder und ihre Eingliederung in den richtigen Schultyp richtungweisend tätig war. Aber auch Dermatologen, Kinderärzte, Neurologen, Psychiater und Zahnärzte waren in die komplexe Problematik der Schularzttätigkeit eingebunden. Der Schöpfer der heilpädagogischen Abteilung an der Wiener Universitäts-Kinderklinik Erwin Lazar war sehr um die medizinische Betreuung der Kinder und Jugendlichen bemüht. Die von ihm gegründete sozialmedizinische Institution „Ärztlich – pädagogische Auskunftsstelle geistig abnormer Kinder" nahm 1907 ihre Arbeit auf und erfüllte eine wichtige Aufgabe in der schulärztlichen Tätigkeit.[491]

Die „Österreichische Gesellschaft für Kinderforschung" führte im Jänner 1908 unter dem Vorsitz des Vorstandes der Wiener Kinderklinik, Hofrat Prof. Dr. Theodor Escherich, sog. „Verhandlungen" über den „Stand der Schularztfrage in Österreich" durch.[492] Die verschiedenen fachspezifischen Vorträge lösten eine

---

[485] Kunn Karl: Die Pflege der Augen der Schulkinder, in: Der Stand der Schularztfrage in Österreich, Wien, 1908, S. 61- 65.

[486] 1876-1952, Vorstand der Augenabteilung im Krankenhaus Wien-Lainz von 1925-1931.

[487] Redtenbacher Hans: Augenärztliche Zentrale für Schulkinder, Wien 1929, Sonderdruck Blätter für das Wohlfahrtswesen der Stadt Wien, Verwaltung 1929-1931, S. 352.

[488] „ Die heutige Schulbankfrage" und „ Über Rückgratsverkrümmungen."

[489] „Die körperliche Entwicklung des Kindes."

[490] „Orthopädische Aufgaben des Schularztes."

[491] Lazar Erwin: Die ärztlich-pädagogische Beurteilung geistig abnormer Schulkinder, in: Der Stand der Schularztfrage in Österreich, Wien, 1908, S. 85-93.

[492] Der Stand der Schularztfrage in Österreich. Verhandlungen der „Österreichischen Gesellschaft für Kinderforschung", Bericht der Schriftführer Dr. Th. Heller und Dr. Freiherr v. Pirquet. Wien, 1908, Moritz Perles, k. u. k. Hofbuchhandlung.

rege Debatte aus. Die Anforderungen an den Schularzt und seine Aufgaben in den ersten Dezennien des 20. Jahrhunderts unterschieden sich ja auf Grund der damaligen gesellschaftlichen Situation und bedingt durch oft nicht optimale hygienische Verhältnisse in der Familie von den Gegebenheiten der Gegenwart.

Für die schulpflichtigen Kinder bestand zweifelsohne in höherem Maße die Gefahr der Ansteckung mit Infektionskrankheiten. Escherich wies darauf hin, dass dies aber nicht allein dem Schulbesuch anzulasten sei, sondern zwangsläufig mit dem Hinaustreten des Kindes aus der Familie in das gesellschaftliche und soziale Leben zu verstehen war. Eine absolute Vermeidung einer akuten Infektion in dieser Lebensperiode war unmöglich, da ja die Gelegenheit zur Infektion von Schulkindern nicht ausschließlich innerhalb der Schule, sondern auch außerhalb gegeben war. Die Verhinderung der Infektion in der Schule wäre ja nur dadurch möglich, dass der Schularzt jedes Kind jeden Tag vor dem Eintritt in das Klassenzimmer mehr oder minder genau untersucht, um Infektionsverdächtige und Erkrankte zu erkennen – ein schon aus technischen Gründen nicht praktikabler Vorgang.

Allerdings erwähnte Escherich, dass dennoch in einigen amerikanischen Schulen diese Methode angewandt wurde, doch war auch auf diesem mühsamen Weg nicht zu vermeiden, dass Schüler mit beginnenden Krankheitssymptomen in die Schule gelangten. Die Angst und Sorge vor den Folgen von Infektionskrankheiten war damals verständlich und berechtigt, denn es gab noch kaum Impfungen und vor allem auch noch keine Antibiotika.

Daher war in besonderem Maße auch die Aufmerksamkeit der Lehrer gefordert. Eine von Privatdozent Dr. I. Trumpp verfasste, im Verlag von Lehmann in München erschienene Tafel: „Die ansteckenden Krankheiten in Wort und Bild, dargestellt für die Schule" sollte dabei hilfreich sein.

Fasste ein Lehrer den Verdacht, dass ein Kind an einer akuten Infektion erkrankt sei, „hat er dasselbe sofort aus dem Schulzimmer zu entfernen und es entweder mit einer entsprechenden Mitteilung nach Hause zu schicken oder besser in einem für diesen Zweck bestimmten Quarantaineraum zu isolieren, bis der herbeigerufene Schularzt die Diagnose bestätigt hat."[493] Das Bestreben, die weitere Ausbreitung einer in der Schule aufgetretenen Infektionskrankheit zu vermeiden, war eine wichtige prophylaktische sozialmedizinische Aufgabe.

---

[493] Escherich Theodor: Die Bedeutung des Schularztes in der Prophylaxe der Infektionskrankheiten, in: „Der Stand der Schularztfrage", Wien, 1908, S. 38.

In diesem Zusammenhang sprach sich Escherich dafür aus, statt der üblichen Bezeichnung „Schularzt" richtiger und besser das Wort „Schülerarzt" anzuwenden. Dies sei, so meinte Helmut Wyklicky, „keine philologische Spielerei, sondern bedeutet die Wegwendung von der Amtsperson und die Betonung des erwünschten persönlichen Kontaktes zwischen dem Arzt und seinen kleinen Pflichtpatienten." [494]

Dem Schularzt oblag die erhöhte Aufmerksamkeit und Beobachtung der Mitschüler, besonders der Sitznachbarn eines erkrankten Kindes. Auch Ludwig Teleky berichtete in der Debatte von seiner Tätigkeit als Schularzt und betonte, dass auch er stets die Nachbarn des erkrankten Kindes während, besonders aber gegen Ende der Inkubationszeit auf die Frühsymptome der betreffenden Krankheit untersuchte. Dabei gab er sich überzeugt, dass auf diese Weise der Schularzt viel zur Bekämpfung der Infektionskrankheiten beitragen konnte. [495] Schließlich war er der erste, der in Wien schulärztliche Funktionen ausgeübt hat. Im Jahre 1905 errichtete nämlich der Verein „Freie Schule" unter Mitwirkung eines erfahrenen Hygienikers zwei Schulen und in diesen wurde Teleky die Schularztstelle übertragen. [496]

Sehr viel mehr konnte beim Auftreten einer Akuterkrankung in dieser Zeit vom Schularzt nicht verlangt werden. Ungleich wertvoller und erfolgreicher war jedoch seine Tätigkeit bei chronischen Infektionskrankheiten, besonders bei der damals noch weit verbreiteten Tuberkulose, welche in den Kriegs- und Nachkriegsjahren fast seuchenartigen Charakter annehmen konnte. Denn diese Erkrankung wurde von den Angehörigen häufig übersehen oder sogar verheimlicht. Daher war es eine wesentliche Aufgabe des Schularztes, tuberkulös erkrankten Kindern und auch bei Verdacht auf diese Erkrankung zunächst die Aufnahme in die Schule abzulehnen und sanitäre Überwachung zu veranlassen, um eine Ansteckung von Mitschülern zu verhindern. Ähnlich lagen die Verhältnisse auch bei den damals noch vorkommenden hereditären, also erblichen Syphilis. [497]

Besondere Aufmerksamkeit war bei den schulärztlichen Untersuchungen auf die zahlreichen Formen von parasitären Hauterkrankungen zu legen. Die Ungezieferbeseitigung war nicht nur für die Mitschüler, sondern auch für das

---

[494] Wyklicky Helmut: Von österreichischen Schulärzten, Österreichische Ärztezeitung, 5/1967, S.1.

[495] Teleky Ludwig: Beitrag in der Generaldebatte zum „Stand der Schularztfrage in Österreich", Wien, 1908,   S. 127.

[496] Ebenda, S. 125.

[497] Escherich Theodor: Die Bedeutung des Schularztes in der Prophylaxe der Infektionskrankheiten, in: „Der Stand der Schularztfrage in Österreich", Wien, 1908, S. 40.

befallene Kind selbst eine absolute Notwendigkeit sowie „für die Hebung der allgemein hygienischen Begriffe und der Körperpflege in der ärmeren Bevölkerung von größter Bedeutung."[498] In diesem Zusammenhang machte Escherich den Vorschlag, dass bei erfolglosem ärztlichen Appell an die häusliche Pflege die Möglichkeit einer gründlichen Reinigung der Kinder im Schulhaus mit einer Badegelegenheit geschaffen werden sollte, eine jedenfalls wünschenswerte sozialhygienische Anregung.

Der Ungezieferbefall des Menschen war vor einem Jahrhundert noch ein ernst zu nehmendes Problem. Der um die Organisation des schulärztlichen Dienstes im niederösterreichischen Berndorf sehr verdiente Dr. Robert Dehne sprach sich in ähnlicher Weise für die Behebung dieses Missstandes aus und verlangte „zur Hebung der Reinlichkeit und damit zur Hintanhaltung von Krankheiten sowie zur Pflege der Haut" die Einrichtung von Schulbädern. Als zweckmäßig erachtete er die hygienischen und sparsamen Brausebäder, „da ein Bad zwischen den Unterrichtsstunden die Kinder auch geistig erfrischt und zum weiteren Unterricht tauglicher macht." [499] Wenn es auch nicht zur Umsetzung dieser Idee gekommen ist, so handelte es sich doch um einen bemerkenswert originellen Vorschlag.

Rigoroser war die Einstellung Dehnes den Eltern gegenüber und beinhaltete auch eine erzieherische Komponente. Er vertrat nämlich die Ansicht, dass zur erfolgreichen Reinigung der Kinder eine einmalige Mitteilung an die Eltern nicht genüge. Sollte das Kind nach einmaliger Ermahnung nicht vorschriftsmäßig gereinigt zur Schule kommen, sollte es vom Lehrer „solange nach Hause geschickt werden, bis es gereinigt ist, wobei die versäumten Stunden ähnlich wie unentschuldigte Absenzen den Eltern zur Last gelegt werden müssen."[500]

Acht Jahre später, im zweiten Weltkriegsjahr, am 18. April 1916, hielt der Vorstand der I. Universitätsklinik für Haut- und Geschlechtskrankheiten, Prof. Dr. Gustav Riehl, bei der 34. Generalversammlung der Österreichischen Gesellschaft für Schulhygiene einen bedeutsamen Vortrag. Dabei verwies er auf die engen Beziehungen zwischen Schule und Krankheiten und im Rahmen seines engeren Fachgebietes auf die in der Kriegszeit vermehrt aufgetretenen parasitären Hauterkrankungen. Riehl wandte sich dabei speziell an die Erzieher der Jugend, um deren Aufmerksamkeit auf praktisch wichtige Dinge in diesem Bereich zu lenken, dem Arzt Hilfe und Vorarbeit zu leisten und damit die Hygiene der Schule zu fördern. Solange nämlich die Institution des Schularztes fehlte oder erst im

---

[498] Ebenda.
[499] Dehne Robert: Die Organisation des schulärztlichen Dienstes zu Berndorf in Niederösterreich im Herbste 1907" in: „Der Stand der Schularztfrage in Österreich", Wien, 1908, S. 29-30.
[500] Ebenda, S. 30.

Beginn der Entwicklung sich befand, kam der Mithilfe des Lehrers erhöhte Bedeutung zu.[501]

Der bei Schulkindern am häufigsten vorkommende tierische Parasit war zweifelsohne die Kopflaus. Ihrer Bekämpfung galt die größte Anstrengung. Eine kuriose Folge des Befalles mit Kopfläusen war damals zwar äußerst selten, jedoch ab und zu noch beobachtet worden. Es war dies der früher in Galizien gesehene und dort so bezeichnete Weichselzopf – eine Verklebung der Haare zu einer filzartigen Masse mit Einschlüssen von Fremdkörpern, Schmutz und Staub bei Fehlen jeglicher Hygiene und bei Verwahrlosung.[502]

Eine enorme Verbreitung fanden im Ersten Weltkrieg, vor allem bei den Soldaten, die Kleiderläuse, welche vor allem als Überträger des oft tödlich verlaufenden Flecktyphus gefürchtet waren. Der Befall mit Kleiderläusen wurde aber damals auch in Wien bei ganzen Familien beobachtet, sodass städtische Anstalten die Entlausung besorgen mussten.

Seit Kriegsbeginn war die Zahl der an Krätze Erkrankten kontinuierlich angestiegen. Dies war eine durch die Menschenmilbe, einen tierischen Parasiten, verursachte übertragbare Krankheit, welche auch als Skabies bezeichnet wurde. Schon 1916 war eine zehnmal höhere Zahl an Erkrankungen als in Friedenszeiten zu verzeichnen, sodass die Gefahr des häufigeren Vorkommens auch in den Schulen zu befürchten war. Ekzeme an den Händen und ein im warmen Schulzimmer verstärkt auftretender Juckreiz, vor allem zwischen den Fingern, konnten einen aufmerksamen Lehrer auf die Erkrankung hinweisen.[503]

In zunehmendem Maße setzte sich in Wien die Einsicht durch, dass die Ausstattung der Lehranstalten mit Schulärzten eine notwendige und sinnvolle Forderung sei, welche nicht bloß für die Volksschulen, sondern für alle Schulformen durchgesetzt werden sollte.

In den ersten Jahren des 20. Jahrhunderts entstanden vereinzelt schulärztliche Einrichtungen an Wiener Gymnasien. Auf Anregung der Landesschulbehörde entschlossen sich immer mehr Schuldirektionen, die schulärztliche Betreuung auszubauen. Im Schuljahr 1913/14 standen in Wien Schulärzte bereits an 29 Gymnasien zur Verfügung. Davon waren zwei Mädchenschulen, welche von Ärztinnen betreut wurden. Die Einführung von Schulärzten an einer Reihe anderer

---

[501] Riehl Gustav: Schule und Dermatologie, Wiener Medizinische Wochenschrift Nr. 4, 1920, S. 215-218. Der Vortrag über dieses Thema wurde am 18. April 1916 gehalten, doch haben die Kriegsereignisse die Veröffentlichung erst sehr verspätet ermöglicht.
[502] Ebenda, S. 216.
[503] Ebenda, S. 217-218.

Anstalten war zum Ende desselben Schuljahres vorgesehen. Immerhin standen zu diesem Zeitpunkt wohl noch nicht für alle, aber doch für etwa 14.000 Knaben und Mädchen der Wiener Gymnasien schulärztliche Einrichtungen zur Verfügung. [504]

Die Anfangsschwierigkeiten waren nicht unbeträchtlich. Aufgabenbereich der Schulärzte und ihre Honorierung waren uneinheitlich geregelt, es gab kaum Erfahrungsmaterial und für die diversen Varianten in dieser neuen sozialmedizinischen Einrichtung fehlten noch allgemein gültige Standards und Vorschriften. Außerdem war es damals noch notwendig, „die Nützlichkeit einer nicht durchwegs gewürdigten Einrichtung weiteren Kreisen einer Millionenstadt darzutun."[505]

Die Schulärzte hielten meist zweimal wöchentlich eine Sprechstunde ab, wobei die zweite mitunter als Belehrungsstunde benützt wurde, manchmal unter Einbindung der Eltern.[506] In recht unterschiedlicher Weise suchte man die Zusammenarbeit von Lehrern und Ärzten zum Vorteil der Schüler und zur Verbesserung der Schulhygiene. Ein Schularzt nutzte zum Beispiel den Turnunterricht, die Schüler in der Bewegung auf Haltungsanomalien und auf verdeckte körperliche Schäden zu beobachten, an einer Mädchenschule wiederum nahm eine Schulärztin auf Einladung des Direktors bei der Besprechung sanitärer Fragen an den Lehrerkonferenzen teil. [507]

Vorträge über Erste Hilfe wurden von Schulärzten an drei Knaben- und an einer Mädchenschule gehalten, verbunden mit praktischen Übungen. Anderswo gab es schulärztliche Vorträge über Gesundheitspflege oder über Leibesübungen mit Atemgymnastik. Schlechte Körperhaltungen wurden kritisch erläutert, auf die Gefahren des Alkoholkonsums hingewiesen und Zahnärzte referierten über die Wichtigkeit der Zahnpflege.[508] Die Bemühungen in den Anfängen der sozialmedizinischen Einrichtung der Schularzttätigkeit waren jedenfalls mannigfaltig und meist auf der Basis von Eigeninitiativen sehr motivierter Ärzte.

Zu den Fortschritten auf dem Gebiet der Schularzteinrichtungen meinte 1914 Leo Burgerstein: „Die Schule ist auf dem Wege, aber noch lange nicht am Ziele!"[509] Wenn auch noch in den Kinderschuhen, war der schulärztliche Dienst nicht bloß

[504] Burgerstein Leo: Die Schularzteinrichtung an den Wiener Mittelschulen und ihre Ergebnisse, Das österreichische Sanitätswesen, Organ für die Publikationen des k. k. Obersten Sanitätsrates, XXVI. Jg., Nr. 51 u. 52/53, Wien, 1914, S. 1339-1340.
[505] Ebenda, S. 1340.
[506] Ebenda, S. 1341.
[507] Ebenda, S. 1410.
[508] Ebenda, S. 1409.
[509] Ebenda, S. 1413.

beschränkt auf die Schulhygiene, die sanitäre Überwachung der Schulgebäude und ihrer Einrichtungen, auf die Erfassung der Infektionskrankheiten und auf die Verhütung ihrer Verschleppung.[510] Viele neue Ideen und individuelle Initiativen fanden Eingang in eine sich langsam entwickelnde schulärztliche Tätigkeit.

Professor Dr. Maximilian Sternberg (1863-1934) setzte schon 1908 einen weiteren Schritt. Er forderte auch für Lehrlingsschulen die Einsetzung von Schulärzten.[511] Lehrlinge mussten bis zur vollständigen Erreichung des Lehrzieles regelmäßig die „Allgemeinen gewerblichen Fortbildungsschulen" oder die ihnen gleichgestellten „Fachlichen Fortbildungsschulen" besuchen, Handelslehrlinge und Praktikanten waren zur Teilnahme am Unterricht an „Handelsfachschulen" verpflichtet. Daneben bestand für Lehrlinge, welche das Lehrziel der Volksschule nicht erreicht hatten, die Unterrichtsmöglichkeit an sog. „Allgemeinen gewerblichen Vorbereitungskursen." In all diesen Schultypen erhielten in Wien im Schuljahr 1904/05 insgesamt 41.435 Lehrlinge entsprechenden Unterricht.[512] Weitsichtig regte Sternberg auch an, für die weiblichen Lehrlinge – dies waren damals etwa 3.500 in Wien – in sinnvoller Weise Ärztinnen zu bestellen.

Für die Behandlung der Lehrlinge war im Erkrankungsfall zwar durch die Gewerbeordnung und das Krankenversicherungsgesetz gesorgt. Medikamente und Spitalskosten wurden durch die Krankenkassen gedeckt. Maximilian Sternberg hielt aber eine kontinuierliche ärztliche Betreuung für die gerade in diesem Lebensalter so wichtige Prophylaxe für unverzichtbar. Denn die Krankheitsanfälligkeit war für Lehrlinge deutlich höher als bei älteren Gesellen. Verschiedene Ursachen wurden dafür verantwortlich gemacht, wie Mängel in Unterkunft und Verpflegung, in vielfach längerer Arbeitszeit als bei erwachsenen Gehilfen und außerdem besondere Krankheiten in der Pubertät, vor allem Knochenerkrankungen und die damals noch verhältnismäßig häufige Skrofulose.[513] Auch seelische Veränderungen im Rahmen der Pubertät benötigten mitunter ärztlicher Zuwendung.

Das wünschenswerte Wirken des Schularztes in Lehrlingsschulen kleidete Sternberg in die sehr warmherzigen Worte: „In seine Hände könnte die Voruntersuchung gelegt werden, ferner die regelmäßige Untersuchung der

---

[510] Sablik Karl: Julius Tandler. Mediziner und Sozialreformer, Verlag A. Schendl, Wien 1983, S. 226.

[511] Sternberg Maximilian: Der Schularzt an der Lehrlingsschule, in: Der Stand der Schularztfrage in Österreich, Wien, 1908, S. 93.

[512] Ebenda, S. 94.

[513] Skrofulose war eine sich langsam entwickelnde Erkrankung von Haut und Lymphknoten nach Infektion mit Tuberkelbakterien. Führende Symptome waren Lymphknotenschwellungen vorwiegend in der Halsregion und Hautausschläge im Gesicht.

chronischen Fälle, die sich nicht krank melden....Auf die oft verschüchterten, an Heimweh leidenden, der Sprache nicht mächtigen Knaben würde ein taktvoller erfahrener Arzt, der ihnen als Freund gegenüber träte, sehr wohltätig einwirken." [514]

Zur Frage, ob und in welcher Weise die Schulärzte an der sexuellen Aufklärung der Schüler teilnehmen sollten, hat Dr. Josef Friedjung [515] bereits 1908 seine Ansichten in differenzierter Weise dargelegt. Dabei erwähnte er zu dieser Problematik eine Stellungnahme Ludwig Telekys. Dieser hatte ebenso wie Josef Friedjung auf eine Tatsache hingewiesen, welche schlaglichtartig nicht nur die damaligen Erfahrungen der Pubertierenden beleuchtete, sondern auch die sozialen Verhältnisse der verschiedenen Bevölkerungsschichten im Wiener Raum am Beginn des 20. Jahrhunderts erhellte: „Die Frage der sexuellen Aufklärung interessiert vorwiegend die besser situierten Bevölkerungsschichten der Stadt. Die Landkinder sind dabei in einer anderen Lage und ebenso die zahlreichen Proletarierkinder, denen das enge Zusammenleben in elenden Behausungen mit ihren Auswüchsen des Bettgehertums die sexuellen Vorgänge in frühester Jugend auf das Brutalste vor die Augen rückt. Ist bei jenen besser behüteten Kindern Wohlhabender eine würdige sexuelle Aufklärung notwendig, so bedürfen diese Bedauernswerten vielleicht eines Korrektivs für ihre entsittlichten Eindrücke." [516]

Daraus zog Friedjung den – wie ich glaube, nicht zulässigen – Schluss, dass eine einheitliche Behandlung des Themas in der Schule unmöglich sei, da die Kinder verschiedener gesellschaftlicher Schichten in der Schule in denselben Klassen nebeneinander sitzen. Er vertrat die Ansicht, dass die Aufklärung nicht klassenweise, sondern nur individuell geschehen könne. Die Tätigkeit des Schularztes auf dem Gebiete sexueller Aufklärung der Schüler dachte er in die Elternabende zu verlegen aus der Überlegung heraus, durch sachliche Darlegung der Thematik alte Vorurteile überwinden zu können. [517]

Dass Aufklärung in der Schule erforderlich sei, stand für den Großteil der in der Jugenderziehung tätigen Ärzte fest, über die optimale Durchführung wurde diskutiert. Friedjung fand, dass in den letzten Klassen der Bürgerschule und in den Gymnasien aufklärende Gespräche über Sexualität einen breiteren Raum

[514] Sternberg Maximilian: Der Schularzt in der Lehrlingsschule, in: Der Stand der Schularztfrage in Österreich, Wien, 1908, S. 95.

[515] Josef Friedjung, 1871 in Böhmen geboren und 1946 in Tel Aviv gestorben, war Kinderarzt, erhielt 1920 die Dozentur, war sozialdemokratischer Kommunalpolitiker in Wien und Gründer des Vereins sozialdemokratischer Ärzte. Er wanderte 1938 nach Palästina aus.

[516] Friedjung Josef: Über sexuelle Aufklärung in der Schule, in: Der Stand der Schularztfrage in Österreich, Wien, 1908, S. 95-96.

[517] Ebenda, S. 96.

einnehmen könnten und sollten. Die Vermittlung anatomischer, physiologischer und hygienischer Kenntnisse wäre dem Schularzt zu überantworten.[518] Beim Schulaustritt aus der achtklassigen Volksschule wurde in Einzelfällen an die 14-jährigen Mädchen ein aufklärender Vortrag gerichtet, eine wenn auch unzureichende Möglichkeit vor der Einführung eines generellen Sexualunterrichtes.

Schon bald nach dem Ende des Ersten Weltkrieges war es ein Anliegen Julius Tandlers, den schulärztlichen Dienst auszubauen. Diese sozialmedizinische Einrichtung mit der Idealvorstellung von angestellten hauptberuflichen Schulärzten war ja ein Bestandteil des „geschlossenen Systems" der Fürsorge, wie es Tandler von 1921 bis 1933 aufbaute. Dabei war der Grundgedanke, dass die Fürsorge Pflicht der Gesellschaft sei. Dieser Pflicht stand das Recht jedes Bedürftigen auf Inanspruchnahme der Fürsorge gegenüber.

Der Wiener Gemeinderat beschloss wohl bereits am 11. Juli 1919 die allgemeine Einführung des schulärztlichen Dienstes ab Herbst 1919, doch blieb es im Wesentlichen bei der Absichtserklärung. Erst im Verlaufe der folgenden Jahre konnten über Anregung Julius Tandlers in seiner Funktion als Stadtrat in vermehrter Weise Schulärzte angestellt werden. Denn die Schularztfrage war ein vorrangiger Aufgabenbereich der sozialdemokratischen Stadtverwaltung. Der Administration des österreichischen Kaiserreiches warf man ja vor, den schulärztlichen Dienst „nur zögernd in der Hauptstadt" eingeführt zu haben. [519]

16.2 Die Schulzahnpflege

Mit der Eröffnung der ersten Wiener Schulzahnklinik gewann zwar die Schulzahnpflege eine rasch wachsende Verbreitung, doch haben schon sehr lange vorher hervorragende Ärzte immer wieder eindringlich auf die eminente Bedeutung der Volksgesundheitspflege und auf eine planmäßige Förderung der allgemeinen Volkshygiene besonders bei der Schuljugend hingewiesen.

Johann Peter Frank (siehe Fußnote 9) hat schon im Kapitel „von der Gesundheitspflege der lernenden Jugend und der nötigen Polizey-Aufsicht bey Erziehungsanstalten" das Thema Schulhygiene berührt und neben Unterricht und Erziehung auch eine gesundheitliche Überwachung an den Schulen gefordert:

„So vieles bisher über die Erziehung geschrieben worden ist, so finde ich doch, dass man den Artikel Gesundheit in den mehrsten öffentlichen Schulen und

---

[518] Ebenda, S. 97.
[519] Schubert Anton: Die Aufgaben des schulärztlichen Dienstes, Die Gemeinde, Nr. 10, 1922, S. 152 ff.

Erziehungshäusern noch am wenigsten bedacht habe, und es verdient ein jeder der hier berührten Gegenstände nachgeholt und von einem Arzte unter solcher Gesichtslage besonders betrachtet zu werden. "[520]

Seit der Mitte des 19. Jahrhunderts erkannten immer mehr verantwortungsbewusste und fortschrittlich denkende Ärzte die Wichtigkeit der Zahn- und Mundhygiene bei Schulkindern. Talma, der Hofzahnarzt des Königs Leopold I. von Belgien empfahl 1851 im „Zahnarzt", der ersten deutschen zahnärztlichen Fachschrift und ein Jahr später ebenfalls der Breslauer Zahnarzt Bruck regelmäßige Untersuchung und Behandlung des Gebisses der Schüler. Der Zentralverein Deutscher Zahnärzte warb für die Schulzahnpflege mit einer Preisvergabe für die beste Arbeit über die Pflege der Zähne und des Mundes. Die Arbeit des Preisträgers wurde in vielen Exemplaren verbreitet und erregte auch im Ausland großes Interesse. Im Jahre 1894 erörterten die Teilnehmer des Zahnärztlichen Kongresses in Kopenhagen die Notwendigkeit schulzahnärztlicher Behandlung. Kinder mittelloser Eltern sollten kostenlos behandelt werden.[521] Das sozialmedizinische Gedankengut verbreitete sich raumgreifend.

Das besondere Interesse des Privatdozenten für Zahnheilkunde in Straßburg, Dr. Ernst Jessen, galt der systematischen zahnärztlichen Behandlung der Schulkinder. Er wollte eine gute und prophylaktisch wirkende Therapie in einer modernen Schulzahnklinik erreichen. Arme Volksschulkinder behandelte er schon 1885 ohne Honorar und schließlich führte er 1897 regelmäßige Untersuchungen in der Klinik durch. Dazu wurden die Schulkinder klassenweise dorthin gebracht, später mussten die Untersuchungen wegen Platzmangel in den Schulen selbst durchgeführt werden.

Über Antrag von Jessen und dank seiner Zähigkeit konnte am 15. Oktober 1902 die erste städtische Schulzahnklinik Deutschlands und wohl auch der Welt in Straßburg eröffnet werden. In dieser Anstalt wurde für Schulkinder jederzeit kostenlose zahnärztliche Hilfe geboten und bereits im ersten Jahr konnten 16.000 Volksschulkinder untersucht und behandelt werden.[522]

Etwa zur gleichen Zeit gab es auch in Österreich sehr engagierte Bestrebungen, die Mundhygiene der Schulkinder zu verbessern. Auf dem 6. Internationalen Kongress für Hygiene und Demographie in Wien forderte der Wiener Zahnarzt Dr. H. Th. Hillischer zahnärztliche Untersuchungen der Schulkinder. Die

---

[520] Frank Johann Peter: System einer vollständigen medicinischen Polizey. Wien, 1786.
[521] Meuren Grete: Die Schulzahnpflege in Wien, Sonderdruck aus der Zeitschrift für Stomatologie, Heft 24,4o. Jg. (1942), S. 935.
[522] Einfeldt Hermann: Professor Dr. Ernst Jessen. Ein Leben für die Schulzahnpflege, Flensburg, 1959, S. 25.

Präsidenten der beiden damals bestehenden zahnärztlichen Vereine Österreichs, das waren der „Verein österreichischer Zahnärzte" und der „Verein Wiener Zahnärzte", richteten 1901 in der gleichen Angelegenheit eine leider vergebliche Petition an den Ministerpräsidenten. Darin bezogen sich die beiden Ärzte auf die unbedingte Notwendigkeit, bedürftigen Schülern eine kostenlose zahnärztliche Behandlung zu gewähren.[523] Doch geschehen ist nichts oder nicht viel. Fallweise wurden unbemittelte Kinder in Universitätsinstituten oder durch barmherzige Privatzahnärzte kostenlos behandelt.

In seinem Vortrag über Schulzahnärzte bei der „Österreichischen Gesellschaft für Kinder-forschung" im Jänner 1908 zeigte der Privatdozent Dr. Wilhelm Wallisch auf, dass die Behandlung kranker Zähne und die gewissenhafte Mundpflege wichtig für die allgemeine Gesundheit und für die Verhütung von Krankheiten sei, ja dass sie ein direktes Mittel gegen jegliche Infektion bedeute. [524] Er erkannte vollkommen richtig, dass die Schule derjenige Ort ist, wo man informativ und hilfreich eingreifen könne. Für die Volksschulen schlug er entsprechende belehrende Lesestücke vor und für die Gymnasien eine Einschaltung in den Zoologieunterricht. Außerhalb der Unterrichtsstunden könnten „Merkverse im Schulhaus" angebracht und unentgeltliche Flugschriften über Zahnpflege und Mundhygiene ausgeteilt werden. Unbeschadet der wohl nicht sehr erfolgversprechenden Umsetzbarkeit war ein sozialmedizinisches Engagement in diesen Vorschlägen zu verspüren. Als anzustrebendes Ideal war für Wallisch die Anstellung von Schulzahnärzten und die Schaffung von Schulzahnkliniken einzufordern.[525]

Das einzigartige humanitäre Wirken eines großzügigen Wohltäters gab schließlich den Anstoß für die Errichtung der Wiener Schulzahnkliniken. Der Großindustrielle Arthur Krupp[526] stellte zu Beginn des Schuljahres 1907/1908 in der von ihm neuerbauten Schule von Berndorf in Niederösterreich für die Kinder seiner Arbeiter einen Schularzt an.

Der erste Schularzt, Dr. Robert Dehne, stellte bei den Gebissuntersuchungen der Kinder fest, dass über drei Viertel aller Schüler mehr oder weniger starke Kariesschäden aufwiesen. Er berichtete darüber und verfasste einen aufrüttelnden Bericht:

[523] Meuren Grete: Die Schulzahnpflege in Wien, 1942, Wien, S. 938-939.
[524] Wallisch Wilhelm: Referat über Schulzahnärzte, in: Der Stand der Schularztfrage in Österreich, Bericht der Schriftführer Dr. Th. Heller und Dr. Freiherr v. Pirquet der „Österreichischen Gesellschaft für Kinderforschung, Wien, 1908, Moritz Perles, k. u. k. Hofbuchhandlung, S. 50-51.
[525] Ebenda.
[526] 1856 – 1938, Leiter der Krupp- Metallwarenfabrik in Berndorf, Niederösterreich.

„Nur 21,3 % haben ein gutes Gebiss, worunter ich nicht nur die intakten, sondern auch jene mit inbegriffen habe, die nur an einem Zahn leichte Karies aufweisen. Leichte Karies (bis zu drei Zähnen) findet man bei 24,2%, mittelschwere (bis zu sechs Zähnen) bei 28,5% und ganz schwere (über sechs kariöse Zähne) mit oft ganz entsetzlichen Verwüstungen bei 26,0%. Nach der Rachitis...trägt als Hauptursache die mangelhafte Zahnpflege Schuld, sowohl was Reinigung, als auch besonders zahnärztliche Behandlung betrifft. Unter 1.000 Schulkindern sind nur drei mit teilweise plombierten Zähnen."

Dieser erschütternde Befund war für Arthur Krupp ausschlaggebend, neben der Schulsanitäts-Station auch eine gesonderte Schulzahnklinik auf eigene Kosten errichten zu lassen. Sie wurde in einem neu errichteten Schulgebäude etabliert und am 11. Dezember 1909 konnte die erste österreichische Schulzahnklinik in Berndorf eröffnet werden. Auch die Besoldung des Schulzahnarztes Dr. Lantschner, eines Assistenten des Universitätsprofessors Dr. Trauner aus Graz, übernahm selbstverständlich Arthur Krupp.

Sämtliche Kinder mittelloser Eltern, welche die Volks- und Bürgerschulen in Berndorf besuchten, hatten Anspruch auf unentgeltliche Behandlung in der Schulzahnklinik. Der Umfang des Aufgabenbereiches für den Arzt war ehrgeizig und zukunftsorientiert:

„Der Leiter der Schulzahnklinik hat die Aufgabe, nach vorhergegangener Feststellung des Zustandes der Zähne aller Schulkinder, Zahnschmerzen, Kiefer- und Beinhautentzündungen unter den Schulkindern zu behandeln, hauptsächlich aber die bleibenden Zähne zu erhalten, so dass jedes Kind in Berndorf mit gesunden Zähnen die Schule verlässt. Die Untersuchungen haben sich auf sämtliche Kinder der Knaben- und Mädchen- Volks- und Bürgerschulen zu erstrecken. Die systematische gründliche Behandlung der Zähne hat in den untersten Klassen zu beginnen, weil nur auf diesem Wege das gesteckte Endziel – guter Zustand der Zähne sämtlicher Schulkinder Berndorfs erreicht werden kann."

Der Wille und das Durchsetzungsvermögen eines fortschrittlichen, in hohem Maße sozial und human denkenden und handelnden Privatmannes hat eine sozialmedizinische Novität in Österreich geschaffen, den Prototyp der so segensreichen Wiener Schulzahnkliniken.

In der Berndorfer Schule waren aber außer dem hauptamtlichen Schularzt auch ein Facharzt für Hals-Nasen- und Ohrenerkrankungen und ein Augenarzt angestellt. Der Vorstand der Ohrenabteilung an der Wiener Allgemeinen Poliklinik, Prof. Dr. Gustav Alexander, welcher sich um die Organisation des schulohrenärztlichen Dienstes sehr verdient gemacht hat, bemerkte im Jahre 1921: „Der einzige Ort in Österreich, in welchem der schulärztliche Dienst bis zu der unumgänglich notwendigen Gliederung gediehen ist und eine modern eingerichtete Schulklinik besteht, ist Berndorf in Niederösterreich."[527]

Wie schlecht es am Anfang des 20. Jahrhunderts um die Zahnpflege und Mundhygiene in Wien bestellt war, ging aus der Bemühung vieler Zahnärzte und Ärzte hervor, welche zu Jahresbeginn 1911 die „Österreichische Gesellschaft für Zahnpflege in den Schulen" gründeten. Mitglieder waren neben Ärzten und Zahnärzten auch Ministerial- und Magistrats-Beamte, Lehrer und u. a. der Abgeordnete – und ehemalige Lehrer – Karl Seitz.

Diese Gesellschaft nahm sich viel vor. Von öffentlichen Vorträgen über Zahnpflege und die Herausgabe allgemein verständlicher Schriften über dieses Thema bis zur Einführung von Unterweisungen über die richtige Zahnpflege in den Schulunterricht reichten die Ideen. Das wesentliche Zielvorhaben aber war die Gründung von Einrichtungen zur Gebissüberwachung und Zahnpflege bei der Schuljugend.

Bereits im August 1911 trat die Gesellschaft mit dem Werberuf „98% zahnkranke Kinder in Österreich" an die Öffentlichkeit und wandte sich mit der Bitte um Geld an die „private Wohltätigkeit", denn „die Gründung von Schulzahnkliniken soll den unbemittelten Kindern unentgeltliche Behandlung bringen."

Damals wurde sehr rasch gehandelt. Am 7. Juli 1911 erteilte der Stadtschulrat der Gemeinde Wien der Gesellschaft die Bewilligung, im Garten der städtischen Schule in Hütteldorf die Schulzahnklinik aufzustellen. Die Österreichische Gesellschaft vom Roten Kreuz stellte eine ihrer Baracken zur Verfügung und das k. k. Ministerium des Innern bewilligte am 22. Juli eine Unterstützung von 1.500 Kronen. Sofort wurde der Bau begonnen und in knapp zweieinhalb Monaten fertiggestellt. In Rekordzeit konnte somit die erste Wiener Schulzahnklinik am 1. Oktober 1911 in Hütteldorf im 13. Wiener Gemeindebezirk eröffnet werden.[528]

Der Standort war nach einem Bericht des damaligen Generalsekretärs der Gesellschaft, des Zahnarztes Dr. Gabriel Wolf, deshalb gewählt worden, weil „die Bevölkerung in diesem Bezirk durch aufklärende Arbeit der Lehrer am besten vorgeschult war und der neuen Einrichtung mit regstem Interesse entgegensah."

---

[527] Alexander Gustav: Die Organisation des schulohrenärztlichen Dienstes, Monatsschrift für Ohrenheilkunde und Laryngo - Rhinologie, 55. Jg., 9. Heft, 1921, S. 695 – 703.
[528] Meuren Grete: Die Schulzahnpflege in Wien, 1942, S. 945-946.

Die Betriebskosten wurden von der „Österreichischen Gesellschaft für Zahnpflege in den Schulen" getragen, doch mussten die Erweiterungspläne zur Errichtung weiterer Schulzahnkliniken durch die Ereignisse des Ersten Weltkrieges und der unmittelbaren Nachkriegszeit zurückstehen. Aber im Jahre 1920 konnte die Vereinigung im 20. Wiener Gemeindebezirk, der Brigittenau, Pöchlarnstraße 12/14, doch die zweite Wiener Schulzahnklinik im dortigen Schulgebäude eröffnen. [529]

Erst im Jahre 1922 wurde von der Gemeinde Wien mit der Errichtung von Zahnkliniken für die öffentlichen Schulen Wiens begonnen. Denn durch die beiden privaten Wiener Schulzahn-kliniken, betrieben durch die „Österreichische Gesellschaft für Zahnpflege in den Schulen", war zwar wertvolle Pionierarbeit geleistet worden, aber eine planmäßige flächendeckende vollständige Zahnpflege in allen Schulen der Gemeinde Wien konnte verständlicherweise nicht erreicht werden.

Als die Erhaltung infolge der finanziellen Notlage des Vereins nicht mehr möglich war, wurden die beiden Schulzahnkliniken im Jahre 1922 von der Gemeinde Wien übernommen, welche im selben Jahr noch drei weitere Kliniken errichtete. Bis zum Jahre 1926 konnten noch einmal vier Anstalten geschaffen werden, somit standen insgesamt neun städtische Schulzahnkliniken zur Verfügung, nämlich die Zentralschulzahnklinik im 9. Wiener Gemeindebezirk, Ayrenhoffgasse 7, und acht weitere Kliniken im 10., 11., 12., 13., 14., 16., 20. und 21. Bezirk. [530] Die Errichtung von drei zusätzlichen Schulzahnkliniken in den Wiener Bezirken Landstraße, Margareten und Ottakring waren zu diesem Zeitpunkt schon geplant. [531]

Denn „in voller Würdigung der großen Bedeutung der Zahn- und Mundhygiene für die Volksgesundheit hat die Wiener Stadtverwaltung auch diesen wichtigen Teil in ihr umfangreiches Programm des Wiederaufbaues der durch den Krieg so sehr erschütterten Volkskraft aufgenommen," vermerkte 1926 die Leiterin der Schulzahnkliniken Dr. Erna Greiner. [532]

Im Jahre 1925 wurde Dr. Erna Greiner in der Zentralschulzahnklinik als Primaria angestellt und erzielte mit unermüdlichem Fleiß eine vorbildliche Aufbauarbeit in dieser sozial-medizinischen Institution. Die Personalstruktur in den Schulzahnkliniken war zweckentsprechend straff organisiert und die

---

[529] Ebenda.
[530] Wiener Magistrat (Hrsg.): Schulzahnkliniken der Gemeinde Wien, Wien, 1926, S. 3-4.
[531] Ebenda, S. 4.
[532] Greiner Erna: Die Schulzahnkliniken der Gemeinde Wien, Hrsg. Wiener Magistrat, Buchdruckerei „Thalia", (Josef Schweinberger), Wien XVI, Brunnengasse 29

Räumlichkeiten großzügig den Erfordernissen angepasst. Schon vier Jahre nach der Errichtung dieser sozialmedizinischen Institution waren in den Wiener Schulzahnkliniken 16 Ärzte neben der Leiterin, Frau Primaria Dr. Erna Greiner tätig. Jedem Arzt war eine Ordinationsgehilfin für die Assistenz bei der Zahnbehandlung und für die Erledigung der erforderlichen schriftlichen Arbeiten beigegeben. Die Materialverwaltung für alle Schulzahnkliniken war zentral einer eigens hiezu bestellten Oberschwester überantwortet.

Mindestens zwei Räume umfasste jede Schulzahnklinik, nämlich einen Behandlungs- und einen Warteraum. Doch befanden sich in den meisten Kliniken auch noch ein Einzel-behandlungsraum, ein Kanzlei- und ein Depotraum. Vor allem aber verfügten alle Schulzahn-kliniken über eine für die damalige Zeit moderne Einrichtung. Sechs der neun Institutionen waren in Schulen untergebracht und drei in städtischen Bauten. Die zahnärztlichen und sonstigen Verbrauchsartikeln wurden von der Zentrale den einzelnen Kliniken zugestellt.

Zu Beginn konnten aus pädagogischen und finanziellen Gründen nicht sofort alle Schüler an der Schulzahnpflege teilnehmen. Man begann daher mit den jüngsten Jahrgängen, um schrittweise alle Schüler zu erfassen. Der Nachteil, die Gebisse der älteren Schüler erst später sanieren zu können, musste dabei in Kauf genommen werden. Tandler meinte, schließlich sei die Gemeinde ja kein „Reparateur" von Zähnen.[533]

Vorgesehen war eine systematische Schulzahnpflege mit zwei verpflichtenden Untersuchungen pro Jahr für alle Schüler. Dieses Wiener Schema lehnte sich im Wesentlichen dem „Bonner System" von Alfred Kantarowicz an, der seit 1918 Direktor der Bonner Zahnklinik war. Das System beinhaltete regelmäßig sich wiederholende Untersuchungen und Behandlung jedes Schulkindes von der ersten Volksschulklasse an mit dem Ziele eines vollkommen sanierten Gebisses nach Ablauf des achten Schuljahres. Die grundsätzlichen Eckpunkte wurden von Erna Greiner übernommen und an die Wiener Verhältnisse angepasst.[534]

Bei den halbjährlichen Untersuchungen wurden – falls erforderlich - die bleibenden Zähne behandelt, die Milchzähne jedoch nur insoweit, als sie den Kindern Schmerzen verursachten oder das bleibende Gebiss schädigten oder als Platzhalter für die bleibenden Zähne erforderlich waren.[535] Seit dem Jahre 1922 wurde nach diesem Organisationsschema vorgegangen. Eine Besonderheit der

---

[533] Sablik Kral: Julius Tandler. Mediziner und Sozialreformer, Wien, 1983, S. 227.

[534] Greiner Erna: Schulzahnpflege in Wien, Blätter für das Wohlfahrtswesen der Stadt Wien, 24 (1925), S. 103 f.

[535] Greiner Erna: Aufbau und Organismus der Schulzahnpflege in Wien, Zeitschrift für Stomatologie, 3o.Jg. (1932), S.4.

Wiener Schulzahnpflege war der „Zahnbürsten-Unterricht", wobei den Schülern der richtige Gebrauch für die optimale Zahnreinigung gezeigt wurde. Jedes Kind sollte übrigens die eigene Zahnbürste mitbringen zur Kontrolle, ob sie auch noch geeignet sei. Sehr bedürftige Schüler erhielten von der Schulzahnklinik eine neue Zahnbürste. Im Schuljahr 1925/1926 wurden mehr als tausend solcher Bürsten ausgegeben. [536]

Tandler berichtete im Dezember 1925 im Gemeinderat, dass es sogar Eltern gäbe, „welche von den Kindern gelernt hatten, dass man sich die Zähne putzen soll." Traurig, dass diese Worte Heiterkeit im Plenum hervorgerufen haben.[537]

Im Schuljahr 1931/32 waren in Wien bereits 15 Schulzahnkliniken in Betrieb[538] und zusätzlich drei Anstaltskliniken, und zwar in der Lungenheilstätte Baumgartnerhöhe, dem Kinderheim Schloss Wilhelminenberg und im Zentralkinderheim.[539]

In der Heilstätte für lungenkranke Kinder auf der Baumgartnerhöhe wurde am 5. April 1927 eine Zahnbehandlungsstelle eingerichtet, welche bis Ende September 1932 von einem Schulzahnarzt betreut wurde. Danach wurde sie bis zum Jahre 1938 von einem in der Irrenanstalt am Steinhof tätigen Schulzahnarzt mitbetreut. Am 1. Jänner 1928 wurde im Kinderheim Schloss Wilhelminenberg eine ebenfalls von einem Schulzahnarzt versorgte Zahnbehandlungsstelle eröffnet. Auch sie wurde 1932 geschlossen und die Kinder in der Schulzahnklinik Ottakring weiterbetreut. Im Zentralkinderheim in der Bastiengasse im 18. Wiener Gemeindebezirk befand sich eine Abteilung für geschlechtskranke Kinder. Diese

---

[536] Die Schulzahnkliniken der Gemeinde Wien, S. 5.
[537] Sablik Karl: Julius Tandler. Mediziner und Sozialreformer, Wien, 1983, S. 227.
[538] Leopoldstadt, 2.Bezirk, Karmelitergasse 9.
Landstraße, 3. Bezirk, Hainburgerstraße 68/70.
Margareten, 5. Bezirk, Stöbergasse 14/16.
Josefstadt, 8. Bezirk, Wickenburggasse 15.
Alsergrund, 9. Bezirk, Ayrenhoffgasse 7.
Favoriten, 10. Bezirk, Erlachgasse 100.
Simmering, 11.Bezirk, Herderplatz 1.
Meidling, 12. Bezirk, Singrienergasse 21.
Hietzing, Rainerspital, 13. Bezirk, Heinrich-Collin-Gasse 30.
Rudolfsheim, 14. Bezirk, Benedikt-Schellinger-Gasse 1/3.
Ottakring, 16. Bezirk, Koppstraße 100.
Währing, 18. Bezirk, Wimarer Straße 8/10.
Döbling, 19. Bezirk, Heiligenstädter Straße 82 – 90.
Brigittenau, 20. Bezirk, Pöchlarngasse 12/14.
Floridsdorf, 21. Bezirk, Brünner Straße 29.
[539] Greiner Erna: Stand der städtischen Schulzahnpflege mit Ende des Schuljahres 1931/32, Wien, 1932, S. 3.

Kinder wurden ab 1. Jänner 1929 von einem Schulzahnarzt im Heim behandelt und nach der Sperre der Zahnbehandlungsstelle in der Schulzahnklinik Währing versorgt.

Die in Kinderheimen, Waisenhäusern und Heilstätten von Schulzahnärzten untersuchten und betreuten Kinder kamen in allen Altersstufen zur erstmaligen Behandlung und sie wurden für die Dauer ihrer dortigen Unterbringung weiter betreut. Im Gegensatz dazu wurden ja die Schulkinder im System der Schulzahnpflege vom sechsten Lebensjahr an regelmäßig untersucht und behandelt.[540]

Beachtlich war auch die geleistete Arbeit in diesen für die Volksgesundheit so wichtigen sozialmedizinischen Einrichtungen. Außer den klassenweisen Reihenuntersuchungen wurden beispielsweise im Schuljahr 1931/32 insgesamt 75.447 Zahnfüllungen in bleibenden und 378 in Milchzähnen durchgeführt, 21.839 Milchzähne und 307 bleibende Zähne extrahiert sowie 86.136 sonstige Behandlungen durchgeführt. Die Erziehungsarbeit und prophylaktische Zahnpflege mit dem Zahnbürstenunterricht erfasste zusammen mit den betreuten Kindern in den mitversorgten Anstalten insgesamt 171.887 Kinder und Jugendliche.

Außerdem wurden über 4.000 Kinder in Anstalten wie z. B. in Waisenhäusern behandelt und weiteren über 4.000 Kindern musste Erste Hilfe im Bereich der Zahnheilkunde geleistet werden. Mit Stolz konnte Primaria Dr. Erna Greiner diesen Rechenschaftsbericht zum zehnjährigen Bestehen der Wiener städtischen Schulzahnkliniken legen. [541]

Der äußerst engagierten und unermüdlichen Arbeit und Einsatzbereitschaft von Erna Greiner verdankten die Wiener Schulzahnkliniken ihren Aufstieg zu einer beispielgebenden sozial-medizinischen Institution mit großer Anerkennung auch im Ausland. Im „Bulletin of the First District Dental Society of the State of New Jork" vom Februar 1930 fand sich nachstehende Würdigung: „The school dental clinic of Vienna, as it stands, is a model which every American city might well copy." [542]

Die Sinnhaftigkeit dieser sozialmedizinischen Einrichtung und die Erfolge der systematischen Zahnpflege zeigten sich – wie die Arbeit jeglicher Fürsorgeeinrichtung – in der Langzeit-wirkung nach Jahren. Den Schulkindern wurden nicht nur durch Tausende Zahnfüllungen ebenso Tausende von Zähnen

---

[540] Meuren Grete: Die Schulzahnpflege in Wien, 1942, S. 960-961.
[541] Greiner Erna: Stand der städtischen Schulzahnpflege mit Ende des Schuljahres 1931/32, S. 4.
[542] Meuren Grete: Die Schulzahnpflege in Wien, 1942, S. 950.

gerettet; sie haben auch gelernt, wie wichtig es ist, die Zähne zu pflegen und dieses Wissen ihren Mitmenschen und später ihren Kindern weiterzugeben. Neben der Erhaltung gesunder Zähne entfaltete die sozialmedizinische Institution der Schulzahnkliniken somit eine nicht zu unterschätzende erzieherische Auswirkung.

16.3 Ohrenärztliche Betreuung in den Schulen

Aus sozialmedizinischer Sicht wurde in Österreich und vor allem in Wien der schulärztlichen Tätigkeit eine besondere Bedeutung und ein hoher Stellenwert zugemessen. Der Österreicher Prof. Dr. Ludwig Teleky, weltweit erster habilitierter Sozialmediziner, erwarb sich große Verdienste um das Schularztwesen, für welches er schon vor dem Ersten Weltkrieg engagiert und kämpferisch eingetreten ist. Unter anderem forderte er im Schularztsystem die Zuwendung der besonderen Fürsorge den Ohrenleiden und den Gehörstörungen, ja sogar Schulpolikliniken, in denen Fachärzte für Hals-, Nasen- und Ohrenleiden tätig sein sollten.

Im Rahmen der schulärztlichen Betreuung wurde in Wien auch ein ohrenärztlicher Dienst ins Leben gerufen und für seinen Ausbau setzte sich vor allem Prof. Dr. Gustav Alexander (1873- 1932), der Vorstand der Ohrenabteilung der Wiener Allgemeinen Poliklinik, sehr intensiv ein. Schon 1908 befasste er sich eingehend mit der Problematik gehörgeschädigter Kinder und der daraus entstehenden Beeinträchtigung des Schulunterrichtes:

„Über die dringende Notwendigkeit besonderer schulärztlicher Untersuchungen des Gehörorganes ist wohl kaum ein Wort nötig. Der größte Teil der Kenntnisse, die das Kind im Wege der Normalschule erwirbt, wird ihm durch das Ohr vermittelt. Ist das Ohr in seiner Funktion geschädigt, so vermag das Kind dem Unterrichte nur schwer oder überhaupt nicht zu folgen: Es spannt zunächst seine Aufmerksamkeit auf das Äußerste an, ermüdet aber bald, wird anscheinend unaufmerksam und verliert die Freude am Unterricht und am Lernen. Bei fortgeschrittener Schwerhörigkeit kann natürlich das Kind seine Aufgabe als Schüler nur schlecht und unvollkommen erfüllen. Das schwerhörige Kind wird zum schlechten Schüler. Soll der Lehrer dem Schwerhörigen gebührende Aufmerksamkeit widmen, so bringt dies eine gewisse Störung des Unterrichtes, unter Umständen eine Beeinträchtigung des Unterrichts-zieles der ganzen Klasse mit sich, und so gereicht sehr bald die Schwerhörigkeit des Einzelnen nicht bloß ihm, sondern auch seiner Umgebung zum Schaden."[543]

---

[543] Alexander Gustav: Über die schulärztliche Untersuchung des Gehörorganes, in: Der Stand der Schularztfrage in Österreich, Wien, 1908, Moritz Perles, k. u. k. Hofbuchhandlung, S. 42-43.

In Wien waren in den Zwanzigerjahren des vergangenen Jahrhunderts an einer Reihe von Volksschulen Fachärzte für Hals-, Nasen- und Ohrenerkrankungen – hauptberufliche Amtsärzte der Stadt Wien – ergänzend zu den Schulärzten tätig. Vor allem aber gab es in den Taubstummenanstalten bereits die Einrichtung von dort ordinierenden Fachärzten. Dies war zwar ein guter Beginn, aber zweifelsohne unzureichend.

Sehr energisch forderte daher Gustav Alexander eine sinnvolle und umfassende ärztliche Versorgung im Bereiche des Schulwesens, wobei er deutliche und klare Worte nicht scheute: „Jede schulärztliche Organisation muss als unvollständig bezeichnet werden, wenn sie nicht einen Ohren-Nasen-Halsarzt in sich schließt. Dem Schularzt im Hauptamt müssen mindestens ein Ohrenarzt, ein Augenarzt und ein Zahnarzt zur Seite stehen. Die Behörde darf es nicht dabei bewenden lassen, ihre Schulärzte orientierend in unserem Fach ausbilden zu lassen, um den eigentlichen Facharzt zu ersparen. Nur der vollwertige Spezialarzt kann den fachärztlichen Schuldienst versehen." [544]

Prof. Alexander hielt wohl die ohrenärztliche Diagnostik, Betreuung und Versorgung in der Schule für unverzichtbar, verstand dies aber immer nur als Teilbereich in einem sozial-medizinischen Schularztsystem mit der Formulierung: „In der Normalschule fügt sich der Schulohrenarzt als Teil in eine Organisation, deren tragfähigster Abschnitt durch den Schularzt im Hauptamt dargestellt wird. Ähnlich wird sich die Stellung des Schulohrenarztes ergeben in den Kindergärten und Vorschulen für Vollsinnige und in den Hilfsschulen für Minderbegabte und Schwachsinnige." [545]

Im Gegensatz zur wenn auch wichtigen, aber doch untergeordneten Tätigkeit des Ohrenarztes in den Normalschulen besaß die ohrenärztliche Versorgung an der Schwerhörigenschule, der Taubstummenschule und an der Taubblindenanstalt eine überragende Bedeutung. Ein Betreuungs- und Behandlungskonzept für die Schüler in diesen sozialmedizinisch so wichtigen Institutionen wurde von Prof. Alexander detailliert ausgearbeitet.

Die neu zu errichtenden Schwerhörigenschulen hatten zunächst vor allem die Aufgabe, „die Schwerhörigen aus ihren Schlupfwinkeln zu locken, die Vorurteile der Kinder und der Eltern gegen den Besuch einer Sonderschule durch Aufklärungsarbeit zu überwinden." [546] Denn die organisatorische Verquickung der Schwerhörigenschule mit der Hilfsschule war kontraproduktiv und gefährlich, da

---

[544] Alexander Gustav: Die Organisation des schulohrenärztlichen Dienstes, Monatsschrift für Ohrenheilkunde und Laryngo-Rhinologie, 55. Jg., 9. Heft, 1921, S. 698.

[545] Ebenda, S. 698-699.

[546] Ebenda, S.700.

letztere alle geistig nicht Normalen erfasste. Die strikte Forderung Prof. Alexanders gipfelte darin, dass in die Schwerhörigenschule „nur der geistig normale Schwerhörige" gehört. Ihm habe der Ohrenfacharzt in ganz besonderem Maße eine adäquate Therapie anzubieten über die Lokal- und Allgemeinbehandlung bis zur Verordnung des entsprechenden Hörapparates. In dieser speziellen, im Aufbau begriffenen sozial-medizinischen Institution sei es, „wenn man dem Schwerhörigen voll dienen will, kaum zu umgehen, Diagnose und Behandlung in eine Hand, d. h. in die des Schulohrenarztes zu legen, zumindest in den ersten Jahres des Bestandes der Schule."[547] Und letztlich war auch eine spezielle fachgerechte Berufsberatung der Schwerhörigen eine dringende sozialmedizinische Notwendigkeit.

Die meisten Taubstummenanstalten verfügten ja über einen Schulohrenarzt. Doch wurde als Idealerfordernis ein ihm unterstehender ärztlicher Fachbeirat angeregt, dem ein Kinderarzt, ein Augenarzt, ein Psychologe, ein Dermatologe und ein Orthopäde angehören sollten. Und wenn dem ärztlichen Fachbeirat ein pädagogischer beigegeben würde, könnte in gegenseitiger Ergänzung und im Meinungsaustausch viel für einen Fortschritt im Taubstummenbildungs-wesen erreicht werden. Vor allem bei vorschulpflichtigen Kindern sowie bei der das künftige Leben bestimmenden Berufsberatung der Taubstummen und bei ihrer Fortbildung wären Erfolg versprechende und segensreiche Resultate zu erwarten. Eine interdisziplinäre Zusammenarbeit erschien auch hier wie bei anderen schwierigen und komplexen sozialmedizinischen Problemen der am meisten Erfolg versprechende Weg zu sein. Leider konnten aus finanziellen Gründen nicht alle sinnvollen Anregungen verwirklicht werden.

Ein spezielles sozialmedizinisches Problem, welches heute nicht mehr von relevanter Bedeutung ist, ergab sich in den ersten Jahrzehnten des 20. Jahrhunderts für die ärztliche Tätigkeit in der Taubblindenanstalt. Denn bei dem hohen Prozentsatz von Lues und Tuberkulose unter den Taubblinden kam der Frage der Behandlung allergrößte Bedeutung zu. In diesen Anstalten war die Zusammenarbeit von Ohrenarzt und Augenarzt von eminenter Bedeutung. Erfreulicherweise gehört aber diese Problematik der Vergangenheit an.

---

[547] Ebenda, S.701.

17 Bedeutende sozialmedizinische Errungenschaften auf den Gebieten Psychiatrie, Orthopädie und Unfallchirurgie

17.1 Professor Dr. Julius Wagner Ritter von Jauregg

17.1.1 Heilung der Progressiven Paralyse

Eine epochale sozialmedizinische Leistung war die Behandlung und Heilung der Progressiven Paralyse, einer Erkrankung der Hirnrinde – auch als Gehirnerweichung bezeichnet – als Spätfolge einer unbehandelten Syphilis, welche acht bis fünfzehn Jahre nach Ansteckung mit Sprachstörungen begann und unter Lähmungen und geistigem Verfall langsam zum Tode führte. Die allermeisten betroffenen Patienten bedurften einer Anstaltsbetreuung in damals so bezeichneten Irrenanstalten. Das Los der Kranken in psychiatrischen Institutionen hatte sich zwar gegenüber dem vorhergehenden Jahrhundert etwas gebessert, doch gab es damals noch keine spezielle zielführende Behandlung von Geisteskrankheiten. Verschiedenartige Therapieversuche erbrachten keinerlei Nutzen und so war die Ärzteschaft jedem Ansatz einer neuen Behandlung gegenüber skeptisch eingestellt. Es herrschte gewissermaßen therapeutischer Nihilismus.

Julius Wagner-Jauregg[548] war ein scharfer Beobachter, er konnte richtige Schlüsse ziehen aus seinen Beobachtungen und danach konsequent handeln. Aufgefallen war ihm, dass es bei Patienten mit progressiver Paralyse nach hochfieberhaften Erkrankungen während des Anstaltsaufenthaltes, wie Rotlauf oder Typhus, oft zu deutlichen und mitunter langdauernden Besserungen gekommen war. Die Verwirrtheitszustände besserten sich und die Patienten wurden geistig klarer. Die hygienischen Verhältnisse waren damals in den Irrenanstalten noch recht schlecht, so dass es immer wieder zum Auftreten von Infekten gekommen war.

Diese Beobachtung veranlasste Wagner-Jauregg 1887 zu seinen ersten Behandlungsversuchen der progressiven Paralyse mit Rotlauf-Streptokokken, seit 1890 mit Tuberkulin, dann mit verschiedenen Vakzinen, vor allem mit Typhusvakzinen, um damit künstliches Fieber zu erreichen.[549] Doch die Ergebnisse überzeugten und befriedigten ihn nicht. Trotz Kombination mit

---

[548] Julius Wagner Ritter von Jauregg, 1857 in Wels in Oberösterreich geboren, 1880 in Wien promoviert, 1885 zum Dozenten für Nervenkrankheiten und Psychiatrie habilitiert, ab 1889 Universitätsprofessor für Psychiatrie in Graz, von 1893 bis zu seiner Emeritierung 1928 in Wien Vorstand der Ersten und ab 1902 auch der Zweiten Wiener Psychiatrischen Universitätsklinik, welche 1905 zur „Klinik für Psychiatrie und Neuropathologie Am Steinhof" vereinigt wurden.
[549] Lesky Erna: Meilensteine der Wiener Medizin, S. 233.

Salvarsan[550] kam es bei Patienten, welche gut auf diese Behandlung reagierten, zu unvorhergesehenen Rückschlägen, vor allem aber waren anfänglich vielversprechende Erfolge oft nur von kurzer Dauer[551]

Die richtige und passende, mit Fieberschüben einhergehende Erkrankung, welche auch durch Behandlungsmaßnahmen stets unter Kontrolle gehalten werden könnte, war noch nicht gefunden. Im Jahre 1917, während des Ersten Weltkrieges, wurde ein an Malaria erkrankter Soldat an der Psychiatrischen Universitätsklinik aufgenommen. Dies war Anlass und Anstoß für den Entschluss Wagner-Jaureggs, zehn an progressiver Paralyse Erkrankte mit dem Blut des Malariapatienten zu impfen. Dieser zweifellos sehr gewagte, aber wohlüberlegte Versuch, folgerichtig auf den bisher mit der Fiebertherapie gemachten Erfahrungen aufbauend, bot Erfolg versprechende Resultate. Denn die Malaria als eine mit hochfieberhaften Schüben ablaufende Erkrankung eignete sich optimal, da die Fieberanfälle prompt mit Chinin unterbrochen werden konnten.

Stolz, erfreut und erleichtert berichtete Wagner-Jauregg: „Ich hatte unter diesen zehn Fällen schon einen glänzenden Erfolg. Ein Mann, der in der Welt herumgezogen war, um sein Publikum mit allerlei heiteren Darbietungen zu belustigen, man könnte ihn etwa einen Conférencier nennen, war verblödet und hatte seine ganzen Nummern vergessen. Bald nach der Malariakur besserte er sich so, dass man ihn eigentlich als geheilt betrachten konnte. Er gab auch für die Patienten der Klinik in einem der Gärten eine Vorstellung, bei der er ein großes Repertoire gedächtnismäßig tadellos beherrschte und in Ausdruck und Mimik vollkommen dem von ihm Vorgebrachten gerecht wurde."[552]

Nach dem ersten Bericht 1918 im Verein für Psychiatrie und Neurologie bestätigten klinische Beobachtungen und die Untersuchung der Rückenmarksflüssigkeit der Patienten den klaren Behandlungserfolg.[553] Die Malariatherapie entwickelte sich zu einer Routinebehandlung der progressiven Paralyse. Die furchtbare Krankheit, der die Ärzte bis dahin machtlos gegenübergestanden waren, wurde heilbar. Wagner-Jauregg wurde 1927 für diese sozialmedizinische Großtat der Nobelpreis „für die Entdeckung der therapeutischen Bedeutung der Malariaimpfung bei progressiver Paralyse" verliehen.

---

[550] Von Paul Ehrlich 1909 entwickeltes arsenhaltiges Heilmittel gegen Syphilis.
[551] Hoff Hans: Julius Wagner Ritter von Jauregg, Wiener Klinische Wochenschrift, Nr. 38/39, 69. Jg., 1957, S. 677.
[552] Zit. in: Lesky Erna; Meilensteine der Wiener Medizin, S.233.
[553] Psychiatrisch-neurologische Wochenschrift, 1918-1919, Bd.20, S.132 und 251.

17.1.2 Die Jodprophylaxe des Kropfes

Von großer sozialmedizinischer Bedeutung war auch ein weiteres therapeutisches Gebiet seiner intensiven Forschertätigkeit, nämlich die Bekämpfung der Schilddrüsenerkrankungen. Ursprünglich interessierte sich Wagner-Jauregg für die Innere Medizin, erhielt aber keine Ausbildungsstelle als Internist. Aber auch als Psychiater blieb er einer internistischen Denkweise verbunden. Er beschäftigte sich mit dem Kretinismus und erkannte den ursächlichen Zusammenhang dieser Erkrankung mit Störungen der Schilddrüsenfunktion, vor allem die Bedeutung des Trinkwassers und seines Jodgehaltes.

Im Zuge seiner Kropfforschung suchte er in der Steiermark in den entlegensten Bergtälern die Kranken auf, gab ihnen Schilddrüsentabletten und kontrollierte die Wirkung.[554] Wagner-Jauregg suchte die persönliche heilbringende Tätigkeit gemäß seinem Losungswort. „Medizin ist Heilkunde." Schon 1898 machte er den Vorschlag, in den jodarmen steirischen Regionen mit sehr starker Kropfverbreitung zur Vorbeugung mit Jod versetztes Salz anzubieten, zunächst allerdings vergeblich. Aus eigenen Mitteln errichtete er in Zeltweg eine Anstalt zur Behandlung des Kropfes.

Seine Erkenntnisse führten schließlich nach Jahrzehnten zur Einführung des jodierten Kochsalzes, um Kropf und Kretinismus zu vermeiden. In der Schweiz kam 24 Jahre nach der Initiative von Wagner-Jauregg und endlich danach auch in Österreich das jodierte Kochsalz zum Vertrieb.[555]

Im medizinischen Bereich erwarb sich Wagner-Jauregg unzweifelhaft hohe Verdienste. Mit Kombinationsgabe, Weitblick und Zielstrebigkeit hat seine Forschertätigkeit therapeutisches Neuland betreten.. Von seiner menschlichen Qualität und seiner ärztlichen Moral zeugt sein Ausspruch: „Jede Art der Forschung müsste den vordringlichen Zweck haben, dem leidenden Menschen zu helfen."[556]

17.1.3 Rechtsschutz der Geisteskranken

Ein weiteres Arbeitsgebiet des universal tätigen Wagner-Jauregg lag im sozialmedizinischen Bereich. Er schuf eine moderne Einweisungsordnung in

---

[554] Zur Behandlung des endemischen Cretinismus, Wiener Klinische Wochenschrift Nr. 15, 1902, S.651 f., und Über Behandlung des endemischen Cretinismus mit Thyreoidin.Tabletten, Wiener Klinische Wochenschrift Nr. 17, 1904, S. 835-841.
[555] Leky Erna: Die Wiener Medizinische Schule im 19. Jahrhundert, S. 403.
[556] Hoff Hans: Julius Wagner Ritter von Jauregg, Wiener Klinische Wochenschrift, Nr. 38/39, 1957, S. 677.

geschlossene Abteilungen. Diese regelte die Voraussetzungen, unter welchen ein psychisch Kranker angehalten werden darf. Darin formulierte er Schutzbestimmungen für die Patienten mit mehrfacher Absicherung. Zunächst sollte der einweisende Arzt ein Polizeiarzt sein. Danach sollte die Rechtfertigung der Anhaltung durch eine Gerichtskommission überprüft werden, welcher ein anstaltsfremder Psychiater als Gutachter angehören müsse.

Wagner-Jauregg veröffentlichte im Jahre 1901 seine epochale Arbeit über den Rechtsschutz der Geisteskranken, und 80 Jahre später bezeichnete Professor Dr. Peter Berner, von 1971 bis 1991 Vorstand der Universitätsklinik für Psychiatrie in Wien, diese Einweisungsordnung als „vorbildlich."[557] Anlässlich des 100. Geburtstages von Wagner-Jauregg würdigte Professor Dr. Hans Hoff [558] dessen Leistungen für den korrekten rechtlichen Umgang mit psychisch Kranken, denn es „wurden hier Forderungen aufgestellt, die die Bürger vor einer unrechtmäßigen Internierung schützen und die Rechte des Geisteskranken klar wahren sollten. Dass Österreich, das an dieser Gesetzgebung festhält, keinen größeren Prozess über Missbrauch der Internierung hatte, ist das Verdienst Wagner-Jaureggs."[559]

„Kleine Ursachen, große Wirkung" war man versucht zu denken, wenn man von der Entstehung dieser Rechtsschutzordnung für Geisteskranke erfuhr. Zu verdanken war sie einem Ereignis, welches Wagner-Jauregg tief beeindruckt hatte. Peter Berner berichtete darüber: „Ein bekannter Volksschauspieler wurde in die Psychiatrie eingeliefert, weil ihn seine Frau für verrückt und für sich selbst als gefährdend bezeichnete. Dem Kaiser wurde dann von Freunden des Angehaltenen berichtet; dass Wagner-Jauregg ihn zu Unrecht in der Anstalt festhalte. Der Psychiater war von diesem Vorwurf so erschüttert, dass er an die Formulierung von Schutzbestimmungen für die Patienten schritt."[560]

In besonderer Weise beschäftigte Wagner-Jauregg ein Problem der forensischen Psychiatrie, der Unzurechnungsfähigkeitsparagraph des österreichischen Strafgesetzbuches. In dieser Frage bemühte er sich um eine möglichst klare Abgrenzung der Kompetenzen von Medizin und Jurisprudenz. Nach der Ansicht Wagner-Jaureggs habe sich der Psychiater strikt auf sein Wissensgebiet zu beschränken und müsse daher den Geisteszustand des Angeklagten möglichst

---

[557] Interview am 3. Februar 1981 in: Spitzy Karl H. – Lau Inge, Van Swietens Erbe, Verlag Wilhelm Maudrich, Wien-München-Bern, 1982, S. 199-206.
[558] Der Wiener Psychiater und Neurologe übernahm nach der Rückkehr aus der wegen rassischen Gründen 1938 erfolgten Emigration im Jahre 1949 als Ordinarius die Leitung der Universitätsklinik für Psychiatrie und Neurologie in Wien, der er bis zu seinem Tode 1969 vorstand.
[559] Hoff Hans, Wiener Klinische Wochenschrift, Nr. 38/39, 1957, S. 678.
[560] Peter Berner im Interview am 3. Februar 1981.

ausführlich und erschöpfend beschreiben und darlegen. Die vorhandene oder fehlende Zurechnungsfähigkeit des Beschuldigten könne ebenso wenig wie die subjektive Schuldzumessung auf Grund des Geisteszustands von der Psychiatrie beurteilt und beantwortet werden. Dies sei Aufgabe der Justiz, fußend auf dem Rechtssystem bzw. Rechtsbewusstsein des Volkes. Wagner-Jauregg betonte, es seien „jene Fälle geistiger Störung, die sich vorwiegend in ethischen Defekten äußern, als solche zu bezeichnen, die eine Strafbarkeit nicht ausschließen."[561] Seiner Meinung nach habe der Arzt wohl auf die krankhafte Natur verbrecherischer Neigungen hinzuweisen, doch sei die Entscheidung der Zurechnungsfähigkeit das Privileg des Richters.

Wagner-Jauregg schien auf eine strenge Grenzziehung der Kompetenzen von Justiz und Psychiatrie sehr bedacht zu sein, um dadurch Vereinnahmung und Missbrauch vorzubeugen und um Unvoreingenommenheit und soziales Empfinden der Medizin zu bewahren.

Hans Hoff würdigte Julius Wagner-Jauregg als großen Wohltäter der Menschheit, kühnen Forscher, bedeutenden Lehrer und als einen großen Menschen, dessen Persönlichkeit jedem, der ihn kannte, unvergesslich bleiben wird.

17.2 „Vater der Orthopädie" Professor Dr. Adolf Lorenz

Der große, weltberühmte österreichische Orthopäde Adolf Lorenz, der mit seiner vollkommen neuen Methode der unblutigen Korrekturen von Haltungsschäden nicht nur medizinisch einen revolutionären therapeutischen Weg betrat, war durch die Bewahrung unzähliger Menschen vor einem lebenslangen Krüppeldasein als tätiger Sozialmediziner anzusehen. Doch der Weg zum gefeierten und berühmten Vater der Orthopädie in Österreich war mühsam, von Not und Hunger gekennzeichnet und als es endlich aufwärts ging, wurde Adolf Lorenz als Dreißigjähriger, am Beginn einer großartigen Karriere als Chirurg von einem unvorhergesehenen Unglück betroffen. Aber eben diese für ihn massive Katastrophe war der entscheidende Wendepunkt in seinem Leben. [562]

Geboren wurde Adolf Lorenz am 21. April 1854 in dem kleinen Landstädtchen Weidenau, an der Nordspitze der ehemaligen österreichischen Provinz Schlesien. Sein Vater betrieb neben seinem Geschäft als Sattlermeister gleichzeitig eine kleine Gastwirtschaft, die Mutter war Tochter eines schlesischen Bauern.[563]

---

[561] Zit. in: Hoff Hans, Wiener Klinische Wochenschrift, Nr.38/39, 1957, S.678.

[562] Lorenz Adolf: Ich durfte helfen. Mein Leben und Wirken, L. Staackmann Verlag, Leipzig, 1937, S. 115.

[563] Ebenda, S. 9-12.

204

Am Gymnasium des Benediktinerstiftes St. Paul im Lavanttal in Kärnten erhielt Lorenz einen Freiplatz als Sängerknabe für die vier unteren Klassen. Ein Obergymnasium gab es dort nicht, daher ging Lorenz nach Klagenfurt, „wo er, von seinem 14. Lebensjahr an, ganz auf sich gestellt, mit Nachhilfestunden bis zur Matura sein Brot verdiente, für heutige Begriffe schier unvorstellbar genügsam und eisern fleißig." [564]

Nach seiner Promotion im Jahre 1880 wurde Lorenz als sogenannter „Operationszögling" an der I. Chirurgischen Universitätsklinik in Wien aufgenommen. Unter seinem Lehrer Prof. Eduard Albert stand Lorenz vor der Dozentur für Chirurgie, als seine glänzend begonnene chirurgische Laufbahn plötzlich grausam unterbrochen wurde. Ein schweres Karbolekzem an den Händen machte jede operative Tätigkeit unmöglich. Als Antiseptikum wurde damals in der sogenannten „Lister-Ära der Chirurgie"[565] die Karbolsäure, meist in Form eines Karbolsprays verwendet. Karbol tötete wohl alle krankheitserregenden Keime, aber es schädigte auch das kontaktierte Körpergewebe, besonders bei blonden Menschen mit zarter und empfindlicher Haut. Adolf Lorenz entsprach diesem Typus und war daher stark karbolanfällig. Verzweifelt schrieb er: „...sah ich mich plötzlich in das Nichts zurückgeworfen und dazu verurteilt, irgendwo von vorne anzufangen."[566] Und er war davon überzeugt: „Als Chirurg war ich erledigt." [567]

Kurze Zeit dachte Lorenz daran, sich nicht-operativen Fächern der Medizin zuzuwenden. Aber Professor Albert, der nicht nur sein Lehrer, sondern ihm auch väterlicher Freund war, sagte zu ihm: „ Lieber Freund, wenn`s mit der nassen Chirurgie nicht geht, dann probieren Sie`s halt mit der trockenen."[568] „Trockene Chirurgie" war damals noch ein etwas schwammiger Begriff und man subsummierte darunter verschiedene unblutige Manipulationen mit den Händen oder mit speziellen Apparaturen zur Geraderichtung krummer Körperteile, vor allem des Rumpfes oder der Beine. Diese Art der medizinischen Behandlung war zur damaligen Zeit von den Chirurgen allerdings nicht sehr geschätzt.

Adolf Lorenz wurde also Orthopäde und baute quasi als sein eigener Lehrer dieses Gebiet einer neuen Spezialwissenschaft kontinuierlich aus. Er besuchte mit Hilfe eines von Prof. Albert ermöglichten Reisestipendiums alle großen medizinischen

[564] Lorenz Albert: Professor Dr. Adolf Lorenz – 100 Jahre, Sonderabdruck aus 66. Jg. (1954), Nr. 35/36, S. 603-604.
[565] Der englische Chirurg Joseph Baron Lister, 1827-1912, war der berühmte Pionier der Antisepsis und damit der modernen Operationsmethoden. (Toellner, S. 3.262).
[566] Lorenz Adolf: Ich durfte helfen, S.115.
[567] Ebenda, S. 116.
[568] Lorenz Adolf: Ich durfte helfen, S.118.

Zentren in Europa und musste dabei erkennen, dass die Orthopädie zumindest in Europa – Amerika war damals schon klein wenig weiter – noch in den Kinderschuhen steckte. Als er nach der Rückkehr in Wien eine Ordination als Orthopäde eröffnete, wurde er verächtlich „Gipsdozent" genannt, doch lachte er darüber und empfand die Bezeichnung als Ehrentitel.[569]

17.2.1 Gipsbett und „modellierendes Redressement"

In den achtziger und neunziger Jahren des 19. Jahrhunderts war die Tuberkulose noch immer eine Volksseuche und die Ärzte sahen noch viele tuberkulös veränderte Gelenke. Diese wurden damals in der aufstrebenden Ära der Chirurgie – sicherlich im ehrlichen Bemühen, zu heilen – noch operativ entfernt. Die Operationsergebnisse waren schlecht, denn es kam häufig zu Fistelbildungen, zu einem neuerlichen Aufflammen der Tuberkulose und zu beeinträchtigenden Verkürzungen der betroffenen Extremitäten.[570]

Adolf Lorenz hingegen wählte die simple und klassisch geniale Methode der Ruhigstellung der tuberkulös veränderten Gelenke durch einen Gipsverband. Und er erzielte damit beeindruckende Erfolge. Aus der gleichen Überlegung schuf er das Gipsbett, „...ein vom Rücken des Kindes genommener und gut ausgepolsterter Gipsabdruck, in welchem das Kind wie eine Uhr im offenen Etui lag."[571] Denn von tuberkulöser Wirbelsäulenentzündung befallene Kinder litten schreckliche Schmerzen, welche schon durch leiseste Erschütterungen des Fußbodens hervorgerufen werden konnten. In diesem Gipsbett konnten die bisher an die Wohnung gebundenen Kleinen im Kinderwagen schmerzfrei an die frische Luft und zum Sonnenlicht gebracht werden. „Die Anwendung des Gipsbettes in der Behandlung der tuberkulösen Wirbelentzündung führt auf dem Wege der Hebung des allgemeinen Gesundheitszustandes durch gute Nahrung, Luft und Sonne zur Heilung, ohne dass schwere Verkrümmungen entstehen", konnte Lorenz nicht ohne Stolz auf die von ihm kreierte nicht invasive Heilmethode vermerken.[572] Zusätzliche medikamentöse Behandlung, wie sie heute in hohem Maße vorzüglich zur Verfügung steht, gab es zur damaligen Zeit nicht.

Diese Einführung des Gipsbettes konnte nicht hoch genug eingeschätzt werden in einer Zeit, da die spezifischen Knochenerkrankungen – heute Gott sei Dank zu einem Rarissimum geworden – gar nicht so selten waren.

---

[569] Ebenda, S. 118.
[570] Lesky Erna: Meilensteine der Wiener Medizin, S.111.
[571] Lorenz Adolf: Ich durfte helfen, S.125.
[572] Ebenda, S.126.

Die Erfolge der neuen unblutigen Orthopädie wurden rasch bekannt. Lorenz entwickelte aber noch andere Methoden zur Behandlung von Verkrümmungen der Extremitäten wie z.b. bei X- und O-Beinen. Mit kräftiger manueller elastischer Knetung und modellierender Formung, jedoch ohne Gewaltanwendung, unterstützt mitunter durch Einsatz geeigneter Apparaturen entwickelte er ein eigenes Verfahren, das sog. „modellierende Redressement." Mit dieser Methode behandelte Lorenz auch Missbildungen wie Platt- und Klumpfüße und konnte eine Korrektur der Fehlstellung erreichen. Die Klumpfüße wurden bislang operativ behandelt und auch Lorenz hat 1884 als Dreißigjähriger eine Arbeit über die operative Orthopädie des Klumpfußes publiziert.

Sehr eingehend beschäftigte sich Lorenz auch mit der Problematik der Skoliose, der seitlichen Verkrümmung der Wirbelsäule.[573] „Das Sitzen während der Lehrjahre erfordert daher eine ganz besondere Aufmerksamkeit von Seiten der Hygiene"[574] postulierte Lorenz bereits 1888 in seiner Arbeit über orthopädisch richtige Schulbänke. Die Seitenbiegung der Wirbelsäule infolge der Rechts- oder Linkshändigkeit oder bei professionellen Haltungen, besonders der Schreibhaltung führte bei Kindern oft zu bleibenden Verkrümmungen, welche im Erwachsenenalter kaum mehr behandelbar waren. Für diese Skoliosen galt und gilt leider noch immer die überhebliche Bemerkung Theodor Billroths: „Der beste Orthopäde ist ein guter Schneider."

Der Orthopäde Dr. Ritter v. Aberle befasste sich mit dem Verhältnis der Schule zu den orthopädischen Erkrankungen, vor allem zu den verschiedenen Formen der Wirbelsäulenver-krümmungen. Dabei spielten durch die Schule vorgegebene Bedingungen eine ausschlaggebende Rolle, nämlich unzweckmäßig gebaute zu kleine Schulbänke, schlechte Schreibhaltung, vorgebeugte Haltung beim Lesen zu kleiner Schrift und Übermüdung durch zu langes ununterbrochenes Sitzen. Alle diese Einflüsse konnten auf die Wirbelsäule ungünstig und nachhaltig einwirken.[575] Sicherlich konnte man nicht allein der Schule dafür die Schuld geben, denn frühkindlich erworbene Wirbelsäulenverkrümmungen waren meist durch Rachitis entstanden. Wesentlich aber war, dass Orthopäden diese Problematik aufgriffen und artikulierten.

Langsam begannen die Schulbehörden um die Wende vom 19. zum 20. Jahrhundert den Missständen entgegen zu wirken. Geeignetere Schulbänke wurden angeschafft, größere Erholungspausen den Kindern gewährt und erhöhte

---

[573] Loren Adolf: Über Rückgratsverkrümmungen, Verlag Urban und Schwarzenberg, Wien und Leipzig, 1889.
[574] Lorenz Adolf: Die heutige Schulbankfrage, Alfred Hölder, 1888, Vorwort.
[575] Aberle R., Ritter v.: Orthopädische Aufgaben des Schularztes, in: Der Stand der Schularztfrage in Österreich, Wien, 1908, S. 65-66.

Aufmerksamkeit der Bewegung im Freien, den Turnstunden und dem Schwimmunterricht zugewandt.[576] Vereinzelt wurde sogar spezieller orthopädischer Turnunterricht angeboten.[577]

17.2.2 Unblutige Behandlung der angeborenen Hüftverrenkung

Der größte Wurf gelang Adolf Lorenz aber wohl mit der Behandlung der angeborenen Hüftverrenkung. Diese Hemmungsmissbildung war das weitaus häufigste angeborene Gebrechen und aus bis heute nicht geklärten Gründen wurden vorwiegend Mädchen, noch dazu auffallend hübsche, betroffen. Adolf Lorenz sprach von einem „zweifelhaften Privileg" des weiblichen Geschlechts, „da acht Mädchen auf einen Knaben kommen," [578] und er pflegte zu sagen: „Ich brauche die Kinder gar nicht zu untersuchen, ich sehe ihnen schon an ihren hübschen zarten Gesichtern die Hüftverrenkung an." [579]

Kinder mit dem für die angeborene Hüftverrenkung typischen watschelnden Gang wurden aus dem In- und Ausland zur Behandlung zu Professor Lorenz in seine Ordination gebracht. Denn die 1886 in einer alten Küche des Allgemeinen Krankenhauses eingerichtete orthopädische Ambulanz und auch die später im 9. Hof errichtete Abteilung waren für die rasch anwachsende Zahl der Patienten unzulänglich. [580] Die unblutige Luxationseinrenkung führte Lorenz in seiner Ordination in der Garnisongasse 3 im IX. Wiener Gemeindebezirk durch. Auch die nach der Periode des Gipsverbandes erforderliche Nachbehandlung erfolgte in der Ordination durch „Assistenten, Gymnastiker und Masseusen."[581] Wegen der zahlreichen Patienten war es „eigentlich keine ärztliche Praxis-Wohnung mehr, sondern ein weiträumiges orthopädisches Privatinstitut."[582]

Der größte sozialmedizinische Fortschritt war dann die segensreiche Früh- und Sofortbehandlung der Hüftverrenkung. Diese Vorbeugung ersparte die spätere, wenn auch unblutige Operation. Lorenz erfand ein spezielles Gipsbett, in dem das Kind in der „Froschstellung", welche später als „Lorenzsche Stellung" bezeichnet wurde, mit rechtwinkelig gebeugten, gespreizten und nach außen gedrehten Beinen fixiert wurde. Durch diese Froschstellung konnte das Ergebnis der vorangegangenen Einrenkung bewahrt bleiben.

---

[576] Ebenda, S. 67.
[577] Ebenda, S. 72.
[578] Lorenz Adolf: Ich durfte helfen, S. 137.
[579] Lorenz Albert: Wenn der Vater mit dem Sohne..., S. 149.
[580] Lesky Erna: Meilensteine der Wiener Medizin, S. 111.
[581] Lorenz Albert: Wenn der Vater mit dem Sohne..., S. 154.
[582] Ebenda, S. 156.

Nicht ohne Grund wurde Adolf Lorenz „Vater der Orthopädie" genannt, denn dieses medizinische Fachgebiet war zunächst keine in sich geschlossene Disziplin. Sie wurde erst durch Lorenz zu einer neuen Spezialwissenschaft ausgebaut. Als die am besten geeignete Definition erwies sich das Verständnis der Orthopädie als die Wissenschaft von der Erforschung, Vorbeugung und Heilung der angeborenen und erworbenen Missbildungen des Haltungs- und Bewegungsapparates.

Die kürzeste, prägnanteste und leicht fassliche Begriffsbestimmung gab allerdings Albert Lorenz selbst anlässlich einer Audienz bei Kaiser Franz Joseph, nachdem ihm an der Wiener Medizinischen Fakultät die neugeschaffene außerordentliche Professur für orthopädische Chirurgie verliehen worden war. Auf die Frage des Kaisers: „Orthopädie, ja, was ist denn das? Das Wort hör` ich heut´ zum erstenmal", erwiderte er: „Majestät, das ist die Kunst, die Krummen gerade und die Lahmen gehend zu machen." [583]

„Hören`s, das ist ja höchst wichtig für den Kriegsfall" war die überraschende Replik des Monarchen. Dazu bemerkte Lorenz etwas bissig, dass „kein Geringerer als der Kaiser selbst scharfsinnig die Wichtigkeit meines Spezialfaches erkannt hatte, während die Herren Chirurgen eine solche Erkenntnis kurzsichtig ablehnten." [584] Auf makabre Weise sollte sich der Ausspruch des Kaisers im Ersten Weltkrieg erfüllen. Das gepolsterte Gipsbett, für die Behandlung der tuberkulösen Wirbelentzündungen entwickelt, brachte Erleichterung auch denjenigen Soldaten, welche Schussverletzungen des Rückgrats erlitten hatten. [585]

17.3   Die Unfallchirurgie aus sozialmedizinischer Sicht

Um die Jahrhundertwende erfolgte die Behandlung von Unfallverletzten und die Versorgung von Knochenbrüchen mehr oder minder nebenbei, besser gesagt, am Rande der sog. „großen Chirurgie." Die erste Magenresektion durch Theodor Billroth hatte Aufsehen erregt ebenso wie andere neue Operationsmethoden auf den übrigen Gebieten der Chirurgie, erst ermöglicht durch die Asepsis und die Einführung der Allgemeinnarkose. Der Behandlung von Knochen-brüchen wurde daher weniger Interesse zugewandt. An den Kliniken überließ man vielfach jungen und noch wenig erfahrenen Assistenzärzten diese Aufgabe.[586]

---

[583] Lorenz Adolf: Ich durfte helfen, S.150.
[584] Ebenda.
[585] Ebenda, S. 126.
[586] Lehne Inge – Böhler Jörg: Lorenz Böhler (1885-1973), Neue Österreichische Biographie ab 1815, Bd. XIX, Amalthea-Verlag, Wien-München, 1977, S. 101.

17.3.1 Gründung der ersten Unfallstationen in Wien

Für Unfallverletzte waren an den beiden Chirurgischen Universitätskliniken im Bereich des Wiener Allgemeinen Krankenhauses auch viel zu wenige Krankenbetten vorhanden, da diese für Akutfälle der „Großen Chirurgie" benötigt wurden. Denn die Chirurgie der großen Körperhöhlen befand sich zu dieser Zeit in einem grandiosen Aufschwung. Eine Folge für den Lehrbetrieb war, dass zu wenige Verletzte mit Knochenbrüchen und nach Unfällen anderer Art für Unterricht, Demonstration und Ausbildung der Medizinstudenten verfügbar waren.

An den beiden Chirurgischen Universitätskliniken in Wien wurden daher im Jahre 1909 von den Vorständen Prof. Dr. Anton von Eiselsberg (1860-1939) und Prof. Dr. Julius von Hochenegg (1859-1940) je eine Unfallstation gegründet, wohl in erster Linie als ein Anliegen des chirurgischen Unterrichtes, aber auch, um die Organisation der Unfallheilbehandlung zu verbessern.[587] Die Eröffnung erfolgte völlig unspektakulär am 3. November 1909, und nicht einmal die medizinischen Wochenzeitschriften Wiens haben davon berichtet. „Und doch handelt es sich hier um ein echtes historisches Ereignis, um die Eröffnung der schlechtweg ersten Unfallstationen der Welt, mit der die Institutionalisierung eines Faches, das wir heute als Traumatologie bezeichnen, ihren Anfang nahm", schrieb Erna Lesky mit spürbar etwas wehmütiger Bitterkeit.[588]

Allerdings dauerte es über zwei Jahre, um die bürokratischen Hürden bis zur Errichtung der beiden Wiener Unfallstationen zu überwinden. Eiselsberg, Hochenegg und der damalige Vorstand der Universitäts-Augenklinik, Prof. Dr. Ernst Fuchs (1851-1930), richteten bereits am 13.Juni 1907 ein Gesuch an das Ministerium für Kultus und Unterricht, eine neue Verwendung für die bisher vom Krankenanstaltenfonds betriebene II. chirurgische Abteilung zu genehmigen. Deren Vorstand war verstorben und es wurde beantragt, die neunzig Betten dieser Abteilung zu etwa gleichen Teilen an die I. und II. Chirurgische Klinik als Unfallstation und an die Augenklinik als Trachomstation[589] anzuschließen. Denn bisher lagen die an Trachom Erkrankten neben den anderen Patienten der Augenklinik.[590] Die Idee war, dass durch diese Dreiteilung die Trachompatienten

---

[587] Böhler Jörg: Entwicklung der Unfallchirurgie in Österreich, Österreichische Ärztezeitung, 28. Jg., Heft 3, 10. Februar 1973, S. 113.

[588] Lesky Erna: Die Errichtung der beiden Wiener Unfallstationen im Jahre 1909, Acta chirurgica Austiaca, Separatabdruck aus 2. Jg., 1970, Heft 1, S. 3.

[589] Trachom od. Körnerkrankheit od. ägyptische Augenentzündung, eine infektiöse Entzündung der Augenbindehaut, welche durch Übergreifen auf die Hornhaut zur Erblindung führen kann.

[590] Lesky Erna: Die Errichtung der beiden Wiener Unfallstationen im Jahre 1909, Acta chirurgica Austriaca, Separatabdruck aus 2. Jg., 1970, Heft 1, S. 3.

isoliert wären und beide Unfallstationen eine fachgerechte Versorgung der Knochenbrüche durchführen und gleichzeitig den Medizinstudenten zu Lehrzwecken zur Verfügung stehen könnten.

Doch die Bürokratie arbeitete langsam und kompliziert. Das Innenministerium, welches den Krankenanstaltenfonds verwaltete und das Ministerium für Kultus und Unterricht konnten sich über die finanziellen Beteiligungen an den Adaptierungsarbeiten für diese drei neu zu schaffenden Stationen nicht einigen. Doch musste „zur Ehre beider Behörden gesagt werden, dass sie von allem Anfang an durchaus die Notwendigkeit, ja Dringlichkeit des Projektes einsahen. Schließlich lag es auf der Hand, dass der Bevölkerung mehr gedient wäre mit Ärzten, die bei Knochenbrüchen und anderen Verletzungen während ihres Studiums gelernt hatten, selbst Hand anzulegen als mit solchen, die nur staunend aus der Hörsaaldistanz den großen Bauchoperationen ihrer Lehrer zugesehen hatten."[591]

Es war zwar noch kein sozial-medizinisches Projekt, aber der Keim hiefür lag bereits darin. Allerdings mussten noch manche Stolpersteine beseitigt und Intrigen begegnet werden. Deshalb wandten sich die drei prominenten Klinikchefs ganz unkonventionell – und für die damalige Zeit sicherlich sehr ungewöhnlich und mutig – in einem Artikel der „Neuen Freien Presse" vom 30. August 1908 an die Öffentlichkeit mit einer sehr aggressiven Frage: „Sollte es wahr sein, dass für die Abteilung von einem dankbaren Exminister ein tüchtiger Badearzt protegiert wird, oder ein gräflicher Amateurchirurg sich die Stelle unter der Leitung eines gefügigen Supplenten disponibel erhalten will; soll es richtig sein, dass in unserer Sanitätsabteilung ein Feind der Kliniken immer contreminiert und dass nur auf seine hemmende Intervention die skandalösen Verhältnisse in den diversen Spitalsangelegenheiten zurückzuführen wären?"[592] Diese bemerkenswerte Aggressivität in der öffentlichen Fragestellung konnten sich Universitätsprofessoren damals jedenfalls leisten.

Im nächsten Schritt zur Verwirklichung ihrer Vorhaben wandten sich die Professoren Eiselsberg, Hochenegg und Fuchs über das Medizinische Dekanat am 21. Oktober 1908 an das Unterrichtsministerium – welches damals dem Minister Karl Grafen Stürgkh unterstand – mit sehr offenen und kämpferischen Worten: [593]

---

[591] Ebenda, S. 5.
[592] Ebenda, S. 6.
[593] Minist. Cult. Unterr. Nr. 11.773 ex 1909.

Hohes k. k. Ministerium für Kultus und Unterricht!

Fast genau 1 ½ Jahre sind es, seit Hofrat Mosetig starb. Seit dieser Zeit steht die von ihm geleitete chirurgische Abteilung im k. k. allgemeinen Krankenhause verwaist da. Wir gefertigten Professoren haben damals sofort erkannt, von welcher Bedeutung die Umgestaltung dieser Abteilung zu einer Unfallsabteilung für den klinischen Unterricht in der Chirurgie sein würde, während die Adaptierung zweier übrig bleibender Zimmer zu einer kleinen Trachomabteilung den ersten Schritt zu einer unabweisbaren hygienischen Maßregel darstellen würde. Die hervorragende Wichtigkeit, ja man konnte sagen die schreiende Notwendigkeit der genannten Einrichtungen wurde sowohl in Eingaben an das hohe Ministerium, als bei Gelegenheit persönlicher Audienzen so eingehend dargelegt, dass es wohl überflüssig ist, hier nochmals darauf zurückzukommen. Es wurden den Gefertigten die beruhigendsten Zusicherungen gemacht, aber trotzdem steht alles still. Wir sind in Österreich wohl mehr als in anderen Ländern gewohnt, die Tugend der Geduld zu üben, indem die Erfüllung so vieler berechtigter Forderungen mit dem Hinweis auf finanzielle Schwierigkeiten hinausgeschoben wird. Von diesen ist aber in unserem Fall keine Rede; die Kosten der Umgestaltung sind unbedeutend. Auch der Einwand, dass durch dieselbe Betten der Pflege chirurgisch Kranker entzogen würde, kann nicht gemacht werden, denn die Kranken der Unfallstation sind ja auch chirurgisch Kranke, die auf jeden Fall in einem Krankenhaus untergebracht werden müssten und für den Ausfall der wenigen chirurgischen Betten, welche in Trachombetten umzuwandeln wären, würde ja durch den Neubau des großen städtischen Krankenhauses bald Ersatz geschaffen werden. Wirkliche sachliche Hindernisse sind es also nicht, die sich der von uns erbetenen Umgestaltung entgegensetzen und über nicht sachliche Schwierigkeiten, sollte man glauben, müsste die hohe Unterrichtsverwaltung, der ja die Hebung des Unterrichts am Herzen liegt, mit umso größerer Energie und Schnelligkeit hinwegzukommen vermögen. Wir sprechen es nicht bloß im eigenen Namen, sondern in dem zahlreicher Kollegen aus, dass durch die endlose Verzögerung alles angestrebten Fortschrittes die besten Energien lahmgelegt werden. Unser Vorschlag bringt für uns eine erhebliche Vermehrung der Arbeit mit sich; wir nehmen diese Last gerne auf uns, um den Unterricht an der Wiener medizinischen Fakultät so gut zu gestalten, als es in unseren Kräften steht. Aber das erstrebte Ziel weicht immer wieder vor uns zurück und wie oft haben wir schon Kollegen, denen endlich nach vielen Jahren Erfüllung ihrer Wünsche zuteil ward, sagen hören: Ja, das hätte vor 20 Jahren kommen sollen; jetzt bin ich alt und müde geworden! Sollen auch wir resignieren und uns auf die bloße Pflichttreue der Beamten beschränken, uns mit pünktlicher Abhaltung unserer Vorlesungen begnügen? Was im dringendsten Interesse des Unterrichts geschehen muss, soll auch so rasch als möglich geschehen und darum

wiederholen wir auf das Eindringlichste unsere Bitte, ohne Verzug die angesuchte
Umwandlung der Mosetig´schen Abteilung bewilligen und durchführen zu wollen.
Wien, am 21. Oktober 1908.

E. Fuchs
Eiselsberg
Hochenegg

Diese sehr bestimmte und selbstbewusste Stellungnahme mit manchmal leicht
süffisanten Anklängen verfehlte ihre Wirkung nicht. Denn schließlich wurde doch
die Errichtung der beiden Unfallstationen behördlicherseits genehmigt, sodass
diese am 3. November 1909 eröffnet werden konnten.

Nicht unerwähnt sollte bleiben, dass Julius v.. Hochenegg 1935 in seinen
„Erinnerungen an die II. Chirurgische Klinik im alten Krankenhause" in
dankbarer Weise der Hilfe von Fürstin Pauline Metternich[594] bei der Errichtung
der Unfallstationen gedachte.[595] Die Medizinhistorikerin Erna Lesky sah Pauline
Metternich als eine an den medizinischen Angelegenheiten höchst interessierte
und sehr energische Frau. Sie bezeichnete sie auch als „eine der letzten großen
philanthropischen Gestalten des ancien régime, wie solche ihre
Gesellschaftsklasse seit den Zeiten Josephs II. immer wieder hervorbrachte."[596]

17.3.2 Lorenz Böhlers medizinischer Weg

Zu besonderer volkswirtschaftlicher und sozialmedizinischer Bedeutung gelangte
die chirur-gische Versorgung der Verletzten und Verwundeten im Ersten
Weltkrieg. Lorenz Böhler erkannte als Chirurg an der Front die absolute
Notwendigkeit der exakten Sofortbehandlung von Schussbrüchen und Wunden
mit dem Ziel der bestmöglichen Wiederherstellung. Auch für ihn war
vorausblickend ebenso wie für den Orthopäden Hans Spitzy der damals noch gar
nicht geschaffene Begriff der „Rehabilitation" geradezu ein sozialmedizinisches
Leitmotiv, welches er später mit der Schaffung der nach ihm benannten
Unfallkrankenhäuser verwirklichen konnte.

Am 15. Jänner 1885 im vorarlbergischen Wolfurt geboren, besuchte Lorenz
Böhler – über Vermittlung des Pfarrers, welcher die Begabung des Knaben

---

[594] Enkelin von Clemens Wenzel Lothar Fürst Metternich (1836-1921), spielte im
gesellschaftlichen und kulturellen Leben Wiens in den letzten Jahrzehnten des 19. Jahrhunderts
eine wesentliche Rolle.
[595] Hochenegg Julius: Erinnerungen an die II. Chirurgische Klinik im alten Krankenhause, Wiener
medizinische Wochenschrift, Nr. 85, 1935, S.45.
[596] Lesky Erna: Die Errichtung der beiden Wiener Unfallstationen im Jahre 1909, Acta chirurgica
Austriaca, Separatabdruck aus 2. Jg., 1970, Heft 1, S. 9.

erkannt hatte – die Mittelschule in Brixen, später in Bregenz. Während seines 1905 begonnenen Medizinstudiums behob ein von einem ungarischen Gynäkologen ausgeschriebenes Stipendium von 1.000 Kronen pro Jahr alle materiellen Schwierigkeiten.[597]

Von ihm beeindruckt, forderte Professor Dr. Julius v. Hochenegg forderte 1911 den jungen Rigorosanten Lorenz Böhler auf, an der Klinik als Operationszögling einzutreten.[598] Nach mehrmonatiger Arbeit an der chirurgischen Universitätsklinik und einem kurzen Intermezzo als Schiffsarzt nahm Böhler eine Sekundararztstelle am Krankenhaus in Tetschen an der Elbe an. Als jüngstes Mitglied der deutschen chirurgischen Gesellschaft reiste er im März 1914 zum Chirurgenkongress nach New York und besuchte anschließend die Klinik der Gebrüder Mayo in Rochester (Minnesota), die wegen ihrer Organisation und Operationstechnik damals bereits Weltruf genoss.[599]

Gleich zu Beginn des Ersten Weltkriegs rückte Böhler als Truppenarzt ein, zunächst nach Galizien und Polen, danach an den Isonzo und in die Dolomiten. Als scharfsinniger und kritischer Beobachter bemerkte er manche Unzukömmlichkeiten. „Dort habe ich medizinisch manches gesehen und mir gleich von Anfang an gedacht, das sollte geändert werden, sowohl bei der Verwundetenbehandlung als auch bei der Seuchenbekämpfung."[600] Von seinen Ansichten überzeugt, schrieb er später: „Überall habe ich meinen Vorgesetzten gesagt, es muss gelehrt werden, wie man die Verwundeten behandelt und die Seuchen bekämpfen soll. Manchmal hatte ich Erfolg, manchmal nicht."[601] Gegen überholte Dienstvorschriften und verknöcherte Militärbürokratie setzte sich Lorenz Böhler immer wieder kämpferisch und vehement ein und auch durch.

17.3.3 Anfänge einer modernen Unfallchirurgie

Vor allem seine Art der Behandlung und der Umgang mit Frischverletzten wiesen schon auf den Beginn einer modernen Unfallchirurgie hin. Größte Bedeutung kam der Erreichung der Transportfähigkeit, der exakten Versorgung der Extremitätenverletzungen durch Ruhig- stellung, aber im Besonderen auch der besseren Schulung der in diesem Bereich damals oft mangelhaft ausgebildeten

---

[597] Lehne Inge – Böhler Jörg: Lorenz Böhler (1885-1973), Neue Österreichische Biographie ab 1815, Bd. XIX, Amalthea-Verlag, Wien-München, 1977, S.99.

[598] Lesky Erna: Die Errichtung der beiden Wiener Unfallstationen im Jahre 1909, Acta chirurgica Austriaca, Separatabdruck aus 2. Jg., 1970, Heft 1, S. 10.

[599] Lehne Inge – Böhler Jörg: Lorenz Böhler (1885-1973), Neue Österreichische Biographie ab 1815, Bd. XIX, Amalthea-Verlag, Wien München, 1977, S. 100.

[600] Böhler Lorenz: Ein Leben für die Unfallchirurgie, Paracelsus-Schriftenreihe der Stadt Villach, Klagenfurt,1965, S. 6.

[601] Ebenda.

Ärzte und Sanitätern zu. Viele unnötige Amputationen und unfachgemäße Behandlung der Schussbrüche hat es in den ersten Kriegsjahren leider gegeben.

1916 gründete Lorenz Böhler – wie er schrieb – aus eigener Initiative das erste Kriegsspital der Mittelmächte mit 249 Krankenbetten.[602] Dieses Lazarett wurde bereits im November des gleichen Jahres als „Spezialabteilung für Knochenschussbrüche und Gelenkschüsse" und im Herbst 1917 in einer Qualifikationsbeschreibung als „bahnbrechend" bezeichnet.[603] Dort bildete Böhler offiziell seine ersten Schüler aus – über 400 österreichische und deutsche Ärzte. Schon nach wenigen Wochen der Arbeit in diesem Kriegsspital war ihm klar geworden, „dass man viele Dinge ganz anders machen kann, als es bis dahin üblich war."[604]

Ein Bericht der Österreichischen Arbeiterunfallversicherungsanstalten – auf einer Urlaubsreise in einer Wiener Buchhandlung entdeckt – erweckte im Jahre 1917 das Interesse Lorenz Böhlers. In den in dieser Broschüre enthaltenen Statistiken der Jahre 1906 bis 1911[605] „stand zu meinem Erstaunen, dass von den Oberschenkelbrüchen nur 9 von Hundert und bei den Unterschenkelbrüchen nur 20 von Hundert ohne Minderung der Erwerbsfähigkeit heilten, während die anderen wegen Verkürzungen, Verbiegungen, Verdrehungen, Versteifungen und Muskelschwund dauernd entschädigt werden mussten."[606] Nach Böhlers Ansicht war dies eindeutig auf medizinische Misserfolge bzw. auf unsachgemäße Behandlungen zurück zuführen.

Die Lektüre dieser statistischen Erhebung war für Lorenz Böhler der entscheidende Anstoß, sich nicht nur im Kriege, sondern auch später im Frieden für eine Unterbringung von Patienten mit Knochenbrüchen und sonstigen durch Unfälle verursachten Verletzungen in eigenen Spezialabteilungen mit aller Kraft einzusetzen. Denn diesem Problem maß er abseits seiner medizinischen Überlegungen größte volkswirtschaftliche Bedeutung bei.

Der Idee stand allerdings die reale Situation entgegen. Die Behandlung der versicherten Arbeitsunfälle war nämlich Angelegenheit der Krankenkassen, sodass die Arbeiterunfallversicherungsanstalten keinen Einfluss darauf nehmen

---

[602] Ebenda.

[603] Lehne Inge – Böhler Jörg: Lorenz Böhler (1885-1973), Neue Österreichische Biographie ab1815, Bd. XIX, Amalthea-Verlag, Wien-München, 1977, S. 102.

[604] Böhler Lorenz: Ein Leben für die Unfallchirurgie, Paracelsus-Schriftenreihe der Stadt Villach, Klagenfurt, 1965, S. 7.

[605] Lehne Inge – Böhler Jörg: Lorenz Böhler (1885.1973), Neue Österreichische Biographie ab 1815, Bd. XIX, Amalthea-Verlag, Wien-München, 1977, S. 102.

[606] Böhler Lorenz: Ein Leben für die Unfallchirurgie, Paracelsus-Schriftenreihe der Stadt Villach, Klagenfurt, 1965, S.7.

konnten und bloß für die Auszahlung der Entschädigungen zuständig waren. Noch während des Ersten Weltkriegs nahm Böhler mit mehreren Parlamentsabgeordneten, vor allem mit Jodok Fink[607] und Mathias Eldersch[608] Verbindung auf, um eine Gesetzesänderung zu erwirken.[609]

In einer wissenschaftlichen Arbeit aus dem k. u. k. Reservespital Bozen sprach sich Böhler 1918 für eine „Spezialisierung der Frakturenbehandlung" aus und führte ökonomische Gründe an. Voll Überzeugung war er der Ansicht, dass durch fachgerechte Behandlung in eigenen Anstalten durch speziell geschultes Personal nicht nur keine Kosten, sondern sogar Ersparnisse damit verbunden wären und fasste dies zusammen in die Worte: „...ich wage nach meinen Erfahrungen zu behaupten, dass dadurch die Zahl und die Größe der Renten für diese Verletzungen um mindestens 50 – 70% herabgesetzt werden können."[610]

17.3.4 Gründung des Wiener Unfallkrankenhauses

Sozialmedizinischen Anliegen stand die erste österreichische Republik aufgeschlossen gegenüber. Die 4. Novelle zum Unfallversicherungsgesetz vom 30. Juli 1919 ermöglichte die Übernahme des Heilverfahrens durch die Versicherungsanstalten. Darin lautete der § 37a (1): „Die Versicherungsanstalten sind während des Heilverfahrens jederzeit berechtigt, der Krankenkasse, welcher der Verletzte angehört, die Krankenfürsorge abzunehmen. Sie treten in diesem Falle in alle der Krankenkasse hinsichtlich der Krankenfürsorge und der Fürsorge für die Angehörigen gesetzlich zukommenden Pflichten und Rechte."[611]

Nach der Entlassung aus italienischer Kriegsgefangenschaft im Herbst 1919 begab sich Böhler in die Direktion der Arbeiterunfallversicherungsanstalt in Wien und legte dem damaligen Direktor, Hofrat Kögler, seine Pläne über die Gründung von Unfallkrankenhäusern und Unfallstationen vor. Darin sollten alle Frischverletzten – und zwar nicht nur die Unfallversicherten – sofort erfasst und

---

[607] Christlich-sozialer Politiker, 1853-1929, Berater von Karl Lueger, während des Ersten Weltkriegs Direktor des Volksernährungsamtes, ab November 1918 einer der drei Präsidenten der Provisorischen Nationalver-sammlung.

[608] Sozialdemokratischer Politiker, 1869- 1931, ab 1911 Reichskommissar der Krankenkassen, 1919/20 Staats- sekretär für Inneres und Unterricht, maßgeblich an der Entwicklung von Krankenkassen und Sozialgesetzgebung in Österreich beteiligt.

[609] Böhler Lorenz: Ein Leben für die Unfallchirurgie, Paracelsus-Schriftenreihe der Stadt Villach, Klagenfurt, 1965, S. 7.

[610] Böhler Lorenz: Die Spezialisierung der Frakturenbehandlung für die Kriegszeit, eine Frage von größter volkswirtschaftlicher Bedeutung, Zentralblatt für Chirurgie, 46. Jg., Sonderabdruck aus Nr. 44, 1918, S. 2-3.

[611] In: Böhler Lorenz: Ein Leben für die Unfallchirurgie, Paracelsus-Schriftenreihe der Stadt Villach, Klagenfurt, 1965, S. 7-8.

behandelt werden. Bei dieser Vorsprache führte Böhler nicht das menschliche Leid als Argument ins Treffen, sondern finanzielle Momente. Letztlich verbürgte er sich als Arzt, durch planmäßige Behandlung Frischverletzter in einer Spezialabteilung die Ausgaben der Anstalt für vorübergehende und dauernde Renten um 50-70% oder noch mehr herabsetzen zu können – eine Festlegung, die er bereits im Bozener Kriegsspital postuliert hatte. Und er fügte hinzu, „dass diese Leute wieder imstande sein würden, produktive Arbeit zu leisten, statt von der Allgemeinheit mit Renten versorgt werden zu müssen."[612] Der Vorstand der Lehrkanzel für Unfallchirurgie an der Universität Wien, Professor Dr. Emanuel Trojan, sprach sehr offen und ehrlich über die Hintergründe dieser Vorgangsweise: „Böhler hatte damals wieder einmal einen ganz wesentlichen Faktor erkannt: nicht Schilderung menschlichen Leides, sondern der Beweis, dass eine Behandlungsmethode Geld einspart, ist für den Mediziner das wirksamste Mittel, um Bürokraten und Politiker zu Aktionen für die Gesundheit der Bevölkerung zu bewegen."[613]

Die geradezu unwahrscheinlich kühne, selbstbewusste Aussage Böhlers beeindruckte so sehr, dass eine außerordentliche Sitzung des Vorstandes der Arbeiterunfallversicherungsanstalt für den 19. November 1919 einberufen wurde. Dort wiederholte Böhler sein Programm und sein Versprechen. Daraufhin wurden für die Schaffung einer anstaltseigenen Unfallstation 500.000 Kronen – das entsprach einem damaligen Zeitwert von etwa 100.000 US-Dollar – bewilligt. Allerdings wurde diese Summe rasch durch die Inflation wertlos und machte die Verwirklichung des Projektes zunächst zunichte.

Böhler bildete sich an der chirurgischen Universitätsklinik bei seinem Lehrer Hochenegg weiter fort, kehrte nach Südtirol zurück und wurde 1924 zum Leiter des Krankenhauses in Brixen bestellt. Fast zeitgleich erhielt er eine Berufung nach Wien. Er sollte im Verwaltungsgebäude der Arbeiterunfallversicherung im 20. Wiener Gemeindebezirk in der Webergasse 2 ein Unfallkrankenhaus einrichten. Der 1923 neu ernannte Direktor der Unfallversicherungsanstalt, Hofrat Dr. Hendrych, löste die Platzfrage, in dem Verwaltungsgebäude ein Spital unterzubringen, auf originelle Weise. Er schlug dem Vorstand vor, dem „Kriegswucheramt", welches das dritte und vierte Stockwerk des Gebäudes gemietet hatte, zu kündigen.[614] Daher musste – oder wollte – Böhler vorübergehend ein berufliches Doppelleben führen. Während der Woche arbeitete er als Primararzt in Brixen, an den Wochenenden an der Planung und Einrichtung

---

[612] Ebenda, S. 8.
[613] Trojan Emanuel: Für ihn stand immer der Mensch im Mittelpunkt, „Die Presse", Wien, 5. Februar 1973, S. 4.
[614] Böhler Jörg: Entwicklung der Unfallchirurgie in Österreich, Österreichische Ärztezeitung, 28. Jg., Heft 3, 10. Februar 1973.

des Spitals in Wien. Ab August 1925 verblieb Böhler in Wien und wohnte im vierten Stock seiner nunmehrigen Wirkungsstätte. Die Dienstwohnung für den Chefarzt im Spital postulierte Böhler später für alle Unfallkrankenhäuser als notwendige Erfordernis wegen der jederzeitigen Erreichbarkeit des Vorstandes, aber auch aus Gründen der Rationalisierung.[615]

In der unvorstellbar raschen Zeit von nur sechs Monaten wurde das Projekt der Errichtung eines Unfallkrankenhauses im Verwaltungsgebäude verwirklicht. Am 1. Juni 1925 konnte mit dem Umbau des vierten Stockwerkes des Anstaltsgebäudes begonnen werden[616] und am 1. Dezember 1925 wurde das Unfallkrankenhaus in der Webergasse eröffnet.

Sehr klein wurde begonnen. Neben Lorenz Böhler als Primararzt waren nur ein Assistent und zwei Sekundarärzte angestellt. Das übrige Personal bestand aus einer Oberin, einer Röntgenschwester, einem Gipsdiener, zwei Operationsschwestern, acht Pflegeschwestern, einer Schreibkraft und einigen Bedienerinnen.[617] Mit einer für heutige Begriffe unvorstellbaren Personalsituation wurde hervorragende leistungsbezogene Arbeit verrichtet. Als Folge hievon stieg nach wenigen Wochen die Zahl der eingelieferten Verletzten rasch an. Bereits im Frühjahr 1926 wurde auch das dritte Stockwerk ausgebaut, sodass nun insgesamt 100 Betten für Unfallverletzte zur Verfügung standen.[618] Gewachsen aus diesen bescheidenen Anfängen, „aber beseelt von einem prophetischen Willen, schuf Böhler dort das Mekka der Unfallchirurgie, wohin jährlich etwa 1000 Chirurgen und Orthopäden aus aller Herren Länder kamen."[619]

Die jungen Ärzte lehrte Böhler, die Verletzten so zu behandeln, wie sie selbst behandelt werden möchten. Denn für den Verletzten stand ja sein Leiden im Mittelpunkt seines Denkens und Fühlens und deshalb musste der behandelnde Arzt daran Anteil nehmen und alles andere zurückstellen.[620] Böhler selbst wollte über jede Neuaufnahme eines Schwerverletzten sofort informiert werden und die diensthabenden Ärzte konnten sich jederzeit an ihn wenden. Diese sozialmedizinische Grundeinstellung basierte auf hoher ethischer Verantwortung

---

[615] Lehne Inge – Böhler Jörg: Lorenz Böhler (1885-1973), Neue Österreichische Biographie ab 1815, Bd.XIX, Amalthea-Verlag, Wien-München, 1977, S. 103.

[616] Böhler Jörg: Entwicklung der Unfallchirurgie in Österreich, Österreichische Ärztezeitung, 28. Jg., Heft 3, 10. Februar 1973, S. 114.

[617] Ebenda.

[618] Ebenda.

[619] Ehalt W.: In memoriam Prof. Dr. Lorenz Böhler, Wiener medizinische Wochenschrift, Jg. 123 (1973), Nr. 12, S. 198.

[620] Trojan Emanuel: Für ihn stand immer der Mensch im Mittelpunkt, „Die Presse", 5. Februar 1973, S. 4.

dem Patienten gegenüber und auf menschlicher Größe, verbunden mit strenger Disziplin für den Arbeitsablauf.

Schon 1924 veröffentlichte Lorenz Böhler aus sozialmedizinischer Verantwortung die Arbeiten: „Wie schützen wir die Verwundeten vor Amputation und Krüppeltum?" und: „Die Ausbildung der Ärzte in der Unfallchirurgie." Als Thema seiner Antrittsvorlesung zur Habilitierung im Jahre 1930 wählte er: „Die volkswirtschaftliche Bedeutung der Unfallchirurgie." [621] So wurde das Unfallkrankenhaus „von Anfang an ein Leistungs- und Forschungsbetrieb und bald eine Lehranstalt für die Unfallchirurgie." [622] Insgesamt führten Lorenz Böhlers Forschungen zu mehr als 450 Publikationen.

Lorenz Böhlers grundlegendes unfallchirurgisches Werk: „Technik der Knochenbruchbehandlung" begann einen Siegeszug um die ganze Welt. Seit 1929 erschienen 13 deutsche Auflagen und das Buch wurde in viele Sprachen übersetzt. Sein Erfolg beruhte auf medizinischer Exaktheit, hervorragendem Bildmaterial und vor allem auf seiner einfachen klaren Sprache.

Klar hat Lorenz Böhler auch seine Lehre in Kurzform ausgedrückt und diese Kernsätze im Hörsaal des alten Unfallkrankenhauses in der Webergasse plakatiert:

Wer heilt die gebrochenen Knochen?
Der Organismus selbst oder die Natur.
Was braucht die Natur zum Heilen?
Zeit.
Was hat der Arzt in der Zeit zu tun?
Er hat der Bruchstelle nach dem Einrichten
Ununterbrochene
Ruhe
zu verschaffen und durch Hochlagerung
und Anleitung zum aktiven Gebrauch
des verletzten Gliedes und des ganzen
Körpers unter
Vermeidung von Schmerzen
für gute
Durchblutung
zu sorgen.

---

[621] Böhler Jörg: Entwicklung der Unfallchirurgie in Österreich, Österreichische Ärztezeitung, 28. Jg., Heft 3, 10. Februar 1973, S. 113.
[622] Böhler Lorenz: Ein Leben für die Unfallchirurgie, Paracelsus-Schriftenreihe der Stadt Villach, Klagenfurt, 1965, S. 9.

Lorenz Böhler war ein Arzt, der über den Blick für das Wesentliche verfügte und die Fähigkeit besaß, seinen Schülern mit Eindringlichkeit, Disziplin, aber auch mit Liebe seine Erkenntnisse und Intentionen zu vermitteln. Emanuel Trojan fasste es in die Worte: „Es war mir vergönnt, zehn Jahre, von 1945 bis 1955, bei Böhler zu arbeiten. Ich habe nicht nur viel medizinisches Wissen erworben, sondern ebensoviel Menschliches gelernt."[623]

Aus der Entwicklung der ärztlichen Persönlichkeit Lorenz Böhlers im Ersten Weltkrieg und in der Nachkriegszeit ergab sich fast zwangsläufig, dass er zunächst zu einem Vertreter der konservativen Knochenbruchbehandlung wurde. Daher war er in der Indikationsstellung zur Operation von Knochenbrüchen sehr zurückhaltend. Dabei durfte jedoch nicht vergessen werden, dass es in der Zwischenkriegszeit noch keine Antibiotika gab und somit keinen effizienten Schutz gegen Infektionen.

Allerdings stand Böhler keineswegs prinzipiell neuen Ideen, zweckmäßigen Maßnahmen und auch nicht der sinnvollen operativen Therapie ablehnend gegenüber. Im Gegenteil. Er war der erste in Wien und auch in Europa, welcher „bereits 1930 die erste Schenkelhalsnagelung durchführte, als der Erfinder dieser Methode Smith Petersen in Boston die siebente Nagelung machte."[624]

Das von Lorenz Böhler geschaffene Lebenswerk war enorm. Aus den bei der Versorgung der Verwundeten des Ersten Weltkrieges gewonnenen Erfahrungen erkannte er die große sozial-medizinische und volkswirtschaftliche Bedeutung der Unfallchirurgie und verfolgte das ganze Leben hindurch konsequent seine grundlegenden Ideen. Der ihm eigenen Zielstrebigkeit waren nicht nur die Verwirklichung der Böhlerschen Prinzipien und das „Urmodell eines Unfallkrankenhauses" [625] zu verdanken, welches zu einem Muster für ähnliche Anstalten in der ganzen Welt wurde. Auch die Entstehung sieben weiterer selbständiger Unfallkrankenhäuser in Österreich, zahlreicher selbständiger Unfallabteilungen in Allgemeinen Krankenhäusern und mehrerer Rehabilitationszentren für Unfallverletzte gingen auf seine Initiativen und Bemühungen zurück.[626]

---

[623] Trojan Emanuel: Für ihn stand der Mensch im Mittelpunkt, „Die Presse", 5. Februar 1973, S. 4.
[624] Ehalt W.: In memoriam Prof. Dr. Lorenz Böhler, Wiener medizinische Wochenschrift, Jg. 123 (1973), Nr. 12. S. 198.
[625] Lehne Inge- Böhler Jörg: Lorenz Böhler (1885-1973), Neue Österreichische Biographie ab 1815, Band XIX, Amalthea-Verlag, Wien-München, 1977, S. 105.
[626] Böhler Jörg: Entwicklung der Unfallchirurgie in Österreich, Österreichische Ärztezeitung, 28. Jg., Heft 3,   10. Februar 1973, S. 113.

Heute gilt Lorenz Böhler unbestritten als Begründer der Unfallchirurgie, doch wurde er in seinen Anfängen sogar sehr angefeindet[627] und manche Kollegen, „die eine Abspaltung dieses Teilbereiches aus dem Gesamtkomplex der Chirurgie verhindern wollten," [628] verzögerten die von Böhler immer wieder geforderte Schaffung eigener Lehrkanzeln für Unfallchirurgie.

Schon 1916 im Bozener Kriegsspital hatte sich Lorenz Böhler dafür ausgesprochen, dass man die spezielle Behandlung der Verwundeten „lehren und lernen muss." Doch stieß er damit auf Widerstand der vorgesetzten Chirurgen. Etwas bitter, aber auch selbstbewusst reagierte er auf deren Vorhaltungen: „Lehren dürfen nur Berufene, ich aber war nur ein Unberufener. Ich habe es trotzdem getan." [629] Das Unfallkrankenhaus in der Webergasse empfand Böhler von Anbeginn an als eine „Lehranstalt für Unfallchirurgie." [630] Denn der medizinische Unterricht war ihm ein großes Anliegen und nach seiner Habilitierung 1930 hielt er natürlich regelmäßig seine Vorlesungen, wobei ihm aber seine Lehrtätigkeit für Ärzte, von denen mehrere Tausend das Unfallkrankenhaus in der Webergasse besucht haben, weit wichtiger war. [631]

Wohl wurde Lorenz Böhler 1936 zum außerordentlichen Professor, aber erst 1954 – im Alter von 69 Jahren – zum ordentlichen öffentlichen Universitätsprofessor ad personam für Unfallchirurgie an der Universität Wien ernannt.[632] Im Jahre 1971, knapp zwei Jahre vor seinem Tode am 20. Jänner 1973, wurden endlich in Österreich zwei Lehrkanzeln für Unfallchirurgie an den beiden Wiener Chirurgischen Universitätskliniken gegründet. Lorenz Böhler selbst war es nicht vergönnt, in seiner Heimat mit der Leitung einer Lehrkanzel oder Universitätsklinik für Unfallchirurgie betraut zu werden. Seiner sozialmedizinischen Tätigkeit, einer „Verkettung von Verdienst und Glück" [633] verdankten „Tausende und aber Tausende Menschen ihre Gesundheit und Arbeitskraft." [634]

---

[627] Ehalt W.,: In memoriam Prof. Dr. Lorenz Böhler, Wiener medizinische Wochenschrift, Jg. 123 (1973), Nr. 12, S. 198.

[628] Lehne Inge-Böhler Jörg: Lorenz Böhler (1885-1973), Neue Österreichische Biographie ab 1815, Bd. XIX, Amalthea-Verlag, Wien-München, 1977, S. 105.

[629] Böhler Lorenz: Ein Leben für die Unfallchirurgie, Paracelsus-Schriftenreihe der Stadt Villach, Klagenfurt, 1965, S. 7.

[630] Ebenda, S. 9.

[631] Böhler Jörg: Entwicklung der Unfallchirurgie in Österreich, Österreichische Ärztezeitung, 28. Jg., Heft 3, 10 Februar 1973, S. 116.

[632] Böhler Lorenz: Ein Leben für die Unfallchirurgie, Paracelsus-Schriftenreihe der Stadt Villach, Klagenfurt, 1965, S. 14.

[633] Goethe Johann Wolfgang: Gesammelte Werke, Bertelsmann-Lesering, 1961, Faust II, 1. Akt, Kaiserliche Pfalz, S. 153.

[634] Trojan Emanuel: Für ihn stand immer der Mensch im Mittelpunkt, „Die Presse", 5. Februar 1973, S. 4.

18   Schlussbemerkung

In den ersten Dezennien des 20. Jahrhunderts war in Wien im sozialmedizinischen Bereich ein bedeutender und vielgestaltiger Aufbruch zu verzeichnen. Bewusstseinsbildung für die Zusammenhänge von Armut, Not und Hunger mit dem Entstehen von Krankheiten sowie die wissenschaftliche Aufarbeitung dieser Thematik führten zur Anerkennung der Sozialmedizin als eigenständiges Fachgebiet. Gerade die Weckung des Verständnisses in immer weiteren Kreisen der Bevölkerung für die Notwendigkeit, tätige Hilfe für Kranke und in Not Geratene anzubieten, ermöglichte die Schaffung der verschiedenartigen sozialmedizinischen Einrichtungen.

Die Wohltätigkeit in ihren vielfältigen Spielarten wurde nach dem Ende des Ersten Weltkriegs überlappend von den Fürsorgeeinrichtungen abgelöst und heute bietet – nicht nur im sozialmedizinischen Bereich – das sog. „soziale Netz" weitest gehende finanzielle Absicherung von Not und Krankheit.

Die Hoffnung scheint berechtigt, dass die Grundidee der Sozialmedizin, angepasst an die Gegebenheiten und Anforderungen der Zeit, fortbestehen wird. Mitmenschlichkeit, moralische Verantwortung, Toleranz und vorbildliche Ethik in der Medizin sowie Verurteilung menschenverachtenden Handelns wären die solide Basis hiefür. Aus dieser Erwartung heraus möchte ich schließen mit einem Satz des französischen Philosophen und Pazifisten Jean Jaurès: „Bewahrt vom Feuer der Vorfahren die Glut und nicht die Asche."

Literaturverzeichnis

1 Quellen

Aberle R., Ritter v. : Orthopädische Aufgaben des Schularztes, in: Der Stand der Schularztfrage in Österreich, Wien, 1908, Moritz Perles, k. u. k. Hofbuchhandlung

Alexander Gustav: Über die schulärztliche Untersuchung des Gehörorganes. In: Der Stand der Schularztfrage in Österreich, Wien, 1908, Moritz Perles, k. u. k. Hofbuchhandlung

Alexander Gustav: Gehör und Schule, Sonderabdruck aus der Wochenschrift: „Das österreichische Sanitätswesen", 1914, Nr. 28

Alexander Gustav: Die Organisation des schulohrenärztlichen Dienstes, Monatsschrift für Ohrenheilkunde und Laryngo-Rhinologie, 55. Jg., 9. Heft, 1921, S. 695 – 703

Böhler Jörg: Entwicklung der Unfallchirurgie in Österreich, Österreichische Ärztezeitung, 28. Jg., Heft 3, 10. Februar 1973

Böhler Lorenz: Die Spezialisierung der Frakturenbehandlung für die Kriegszeit, eine Frage von größter volkswirtschaftlicher Bedeutung, Zentralblatt für Chirurgie, 46. Jg., Verlag Johann Ambrosius Barth, Leipzig. Sonderdruck aus Nr. 44, 1918

Böhler Lorenz: Ein Leben für die Unfallchirurgie, Paracelsus-Schriftenreihe der Stadt Villach, X, Klagenfurt, 1965

Bruck Valerie, Frankl Georg, Weiss Annie, Zak Viktorine: Erwin Lazar und sein Wirken, Zeitschrift für Kinderforschung, Sonderabdruck aus 40. Bd, 2. Heft, Julius Springer Verlag, Berlin, 1932

Burgerstein Leo: Die Schularzteinrichtung an den Wiener Mittelschulen und ihre Ergebnisse, Sonderabdruck aus der Wochenschrift: Das österreichische Sanitätswesen, XXVI. Jg., Nr. 51 und 52/53, Wien, 1914

Dehne Robert: Die Organisation des schulärztlichen Dienstes zu Berndorf in Niederösterreich im Herbste 1907, in: Der Stand der Schularztfrage in Österreich, Wien, 1908, Moritz Perles, k.u.k. Hofbuchhandlung

Escherich Theodor: Die Bedeutung des Schularztes in der Prophylaxe der Infektionskrankheiten, in: Der Stand der Schularztfrage, Wien, 1908, Moritz Perles, k.u.k. Hofbuchhandlung

Feldner Josef: Wer war Lazar?, Sonderabdruck aus der „Eos", Heft 2, 1932

Friedjung Josef: Über sexuelle Aufklärung in der Schule, in: Der Stand der Schularztfrage in Österreich, Wien, 1908, Moritz Perles, k.u.k. Hofbuchhandlung

Gisel Alfred: Julius Tandlers Beitrag zur Schaffung eines österreichischen Gesundheitsministeriums, „Die Zukunft", Jg. 1972, H.7-8

Greiner Erna: Stand der städtischen Schulzahnpflege mit Ende des Schuljahres 1931/32, Sonderabdruck aus Nr. 294 der „Blätter des Wohlfahrtswesens", Herausgegeben von der Gemeinde Wien, 31. Jg., 1932

Heller Theodor: Über Hilfsschulen für Schwachsinnige, in: der Stand der Schularztfrage in Österreich, Wien, 1908, Moritz Perles, k.u.k. Hofbuchhandlung

Hochenegg Julius von: Das Ministerium für Volksgesundheit, Wiener Medizinische Wochenschrift, Nr. 30.1918, S.1334-1348

Hochenegg Julius von: Erinnerungen an die II. Chirurgische Klinik im alten Krankenhaus, Wiener Medizinische Wochenschrift, Nr. 85, 1935, S. 45

Kassowitz Max: Die Phosphorbehandlung der Rachitis, Separatabdruck aus der Zeitschrift für klinische Medicin, Bd. VII, H. 2

Kassowitz Max: Zur Theorie und Behandlung der Rachitis, Separatabdruck aus der Wiener Medizinischen Wochenschrift, Nr. 28 und Fortsetzungen, 1889, Verlag Moritz Perles, Wien

Kassowitz Max: Über Phosphorlebertran, Wiener Medizinische Presse, Separatabdruck aus Nr.2 und 3, 1901

Kassowitz Max: Die Erfolge des Diphtherieheilserums, Sonderabdruck aus: Therapeutische Monatshefte, Verlag Julius Springer, Berlin, Mai 1902

Kautsky Karl: Öffentliche oder private Eheberatung?, Sonderabdruck aus: Blätter für das Wohlfahrtswesen, 28. Jg.

Kautsky Karl: Die Eheberatungsstelle der Gemeinde Wien, Sonderabdruck aus: Blätter für das Wohlfahrtswesen, 29. Jg., Nr.282

K. k. Gesellschaft der Ärzte in Wien (Hrsg.): Die Heilung der sanitären Kriegsschäden, in: Wiener Klinische Wochenschrift, Nr. 29, 1916, S. 912-915

Kunn Karl: Die Pflege der Augen der Schulkinder, in: Der Stand der Schularztfrage, Wien, 1908, Moritz Perles, k.u.k. Hofbuchhandlung

Lazar Erwin: Die ärztlich-pädagogische Beurteilung geistig abnormer Schulkinder, in: Der Stand der Schularztfrage, Wien, 1908, Moritz Perles, k.u.k. Hofbuchhandlung

Lazar Erwin: Die Aufgaben der Heilpädagogik beim Jugendgericht, Heilpädagogische Schul- und Elternzeitung, Sonderabdruck aus Jg.10, Jänner-Februar-Heft 1919

Linsmayer Ludwig: Das Kaiserjubiläumsspital der Stadt Wien, Separatabdruck aus der Wiener klinischen Wochenschrift, XXVI. Jg., Nr.20

Lorenz Adolf: Die heutige Schulbankfrage, Alfred Hölder Wien, 1888

Lorenz Adolf: Über Rückgratsverkrümmungen, Verlag Urban und Schwarzenberg, Wien und Leipzig, 1889

Lorenz Adolf: Ich durfte helfen. Mein Leben und Wirken, L. Staackmann Verlag, Leipzig, 1937

Lorinser Friedrich Wilhelm: Med. Jahrbücher des k. k. österreichischen Staates, Nr. 51, 1845, S. 257-279

Meuren Grete: Die Schulzahnpflege in Wien, Sonderdruck aus der Zeitschrift für Stomatologie, Heft 24, 40. Jg., 1940

Moll Leopold: Mutter- und Säuglingsschutz in der Kriegszeit, Sonderdruck aus: Das österreichische Sanitätswesen, XXVIII. Jg., 1916, Nr. 9/12

Moll Leopold: Die Reichsanstalt für Mutter- und Säuglingsfürsorge in Wien, Eigenverlag, Wien, 1919

Moll Leopold: Die britische Hilfsaktion für die Kleinkinder Wiens, Zeitschrift für Kinderschutz und Jugendfürsorge, Separatdruck aus Nr. 11, XII. Jg.

Moll Leopold: Ratschläge zur Pflege und Ernährung des Säuglings, Volksgesundheitsamt im deutschösterreichischen Staatsamt für soziale Verwaltung, Wie, 1920

Moll Leopold: Leitfaden für die Zubereitung der diätetischen Säuglingsnahrungen, Reichsanstalt für Mutter- und Säuglingsfürsorge, Wien, 1922

Nietner Prof.: Die neue Heil- und Heimstätte für Lupuskranke in Wien, Sonderabdruck aus der Deutschen Medizinischen Wochenschrift, Nr. 44, 1913

Nobel Edmund: Richtlinien zur Massenausspeisung der Kinder, Wiener Medizinische Wochenschrift, Nr. 39, 1920, S. 1593-1598

Nobel Edmund: Einiges über die Amerikanische Kinderausspeisung in Wien und Niederösterreich, Wiener Klinische Wochenschrift, 34. Jg., Nr. 27, 1921, S. 325-330

Noorden Carl von: Entwicklung und weitere Aufgaben der diätetischen Therapie, Festvortrag 1936, Urban und Schwarzenberg, 1937

Pirquet Klemens: Die neue Wiener pädiatrische Klinik, Wiener klinische Wochenschrift, Nr. 46, 1911, S. 1600

Pirquet Clemens: Die Amerikanische Schulausspeisung in Österreich, Wiener klinische Wochenschrift,34. Jg., Nr. 27, 1921, S. 323-324

Riehl Gustav: Schule und Dermatologie, Wiener Medizinische Wochenschrift, Nr. 4, 1920, S. 215-218

Schönbauer Dora, Dibold Hans: Die Diätassistentin, Verlag Göschl, Wien, 1978

Schönbauer Leopold: Zweck und Ziel des strahlentherapeutischen Institutes der Gemeinde Wien, Sonderdruck aus der „Medizinischen Klinik", 27. Jg., Nr. 51, 1931

Schönbauer Leopold: Die Einrichtungen des strahlentherapeutischen Institutes der Gemeinde Wien, Separatabdruck aus der Wiener Medizinischen Wochenschrift, Nr. 5, 1932

Schönbauer Leopold: Drei Jahre strahlentherapeutisches Institut, Sonderabdruck aus der Wiener klinischen Wochenschrift, Nr. 13, 1935

Schönbauer Leopold: Über militär-sanitäre Einrichtungen im Krieg mit besonderer Berücksichtigung der Verwundetenfürsorge, Separatabdruck aus der Wiener Medizinischen Wochenschrift, Nr.1 und 2, 1937

Schubert Anton: Die Aufgaben des schulärztlichen Dienstes, Die Gemeinde, Nr. 10, 1922, S.152

Spitzy Hans: Orthopädisches Spital und Invalidenschulen, Separatabdruck aus „Viribus unitis" Österreich-Ungarn und der Weltkrieg

Spitzy Hans: Organisation und Aufbau des Orthopädischen Spitales und der Invalidenschulen, Sonderabdruck aus Medizinische Klinik, Jg. 1916, Nr. 16, S. 1-16

Spitzy Hans: Die Notwendigkeit der Krüppelfürsorge, Zeitschrift für Kinderschutz und Jugendfürsorge, Nr. 12, 1920, S. 3-6

Stern Erich: Die letzten zwölf Jahre Rothschild-Spital 1931-1943, Europäischer Verlag, Wien, 1974

Sternberg Maximilian: Der Schularzt an der Lehrlingsschule, in: Der Stand der Schularztfrage in Österreich, Wien, 1908, Moritz Perles, k.u.k. Hofbuchhandlung

Tandler Julius: Volksgesundheit und Volkswohlfahrt, Arbeiter-Zeitung, 5. u. 6. Juni 1917, Wien

Tandler Julius: Krieg und Bevölkerung, in: Weichardt Wolfgang (Hrsg.): Ergebnisse der Hygiene, Bakteriologie, Immunitätsforschung und experimentellen Therapie, Berlin, Verlag Julius Springer, 1917, S. 533-560

Tandler Julius: Das Volksgesundheitsamt in der Zeit von Mitte Mai 1919 bis Mitte Mai 1920. Sonderabdruck aus den Mitteilungen des Volksgesundheitsamtes im deutsch-österreichischen Staatsamt für soziale Verwaltung, 1920

Tandler Julius: Die „Rätewirtschaft in den Spitälern", Wiener Medizinische Wochenschrift, Jg. 71, Nr. 2, 1921, S. 129 f.

Tandler Julius: Ehe und Bevölkerungspolitik, Wiener Medizinische Wochenschrift, Nr. 6, 1924, S. 211-214 und 305-309

Tandler Julius: Zur Psychologie der Fürsorge, Sonderdruck aus dem Jahrbuch 1926 des Wiener Jugendhilfswerks, S. 5-11

Tandler Julius: Die wissenschaftliche Methode in sozialer Wohlfahrtsarbeit, Sonderdruck aus „Österreichische Blätter für Krankenpflege" Nr. 10, 1929

Tandler Julius: Wie offenbart sich Konstitution und Kondition im Individuum, Sonderabdruck aus der Wiener klinischen Wochenschrift, Nr. 20, 1930, S. 1-3

Teleky Ludwig: Ketzerische Betrachtungen zur Schularztfrage, Wiener klinische Wochenschrift, Nr.22, 1913, S. 894 ff.

Teleky Ludwig: Zur Schularztfrage, Wiener klinische Wochenschrift, Nr.39, 1913, S. 1575-1579

Teleky Ludwig: Vorlesungen über soziale Medizin, Jena, 1914

Teleky Ludwig: Das Ministerium für Volksgesundheit und das Ministerium für soziale Fürsorge, Wiener klinische Wochenschrift, Nr. 16, 1918, S.448-450

Teleky Ludwig: Geschichtliches, Biographisches, Autobiographisches. Ärztliche Wochenschrift, Nr. 10, Springer- Verlag, 1955, S. 112-116

Virchow Rudolf: Die medizinische Reform. Wochenschrift, herausgegeben von Rudolf Virchow und Rudolf Leubuscher, Berlin 1848/49

Weichselbaum Anton: Das neue Ministerium für Volksgesundheit und die Reform unseres Sanitätswesens, Tuberkulose-Fürsorgeblatt des Österreichischen Zentralkomitees zur Bekämpfung der Tuberkulose, 1. Jg., Nr. 3, Wien, 1917

Zak Viktorine Luise: Die heilpädagogische Abteilung unter Lazar, Sonderabdruck aus der „Eos", Heft 2, 1932

Zappert Julius : Schularzt und Nervenkrankheiten, in: Der Stand der Schularztfrage in Österreich, Wien, 1908, Moritz Perles, k.u.k. Hofbuchhandlung

228

Literatur

Asperger Hans, Erwin Lazar und seine Heilpädagogische Abteilung der Wiener Kinderklinik, Sonderdruck aus: Heilpädagogik, Beiblatt der Zeitschrift „Erziehung und Unterricht", Jg. 1962, Heft 3, S. 1 – 8

Bankl Hans: Der Rest ist Schweigen, Verlag Wilhelm Maudrich, Wien – München – Bern, 1992

Berczeller Richard – Leser Norbert: Als Zaungäste der Politik, Wien-München, 1977
Brockhaus Konversationslexikon, Leipzig-Berlin-Wien, 1898

Buess H.: Geschichte der Erforschung der Berufskrankheiten. In : Handbuch der gesamten Arbeitsmedizin. Bd.2, S.17. Berlin 1961

Chiari Karl: Interview am 26.8.1981 in: Spitzy Karl H.- Lau Inge: Van Swietens Erbe. Die Wiener Medizinische Schule heute in Selbstdarstellungen, Verlag Wilhelm Maudrich, Wien-München-Bern, 1982

Durig A.: Über die Schulausspeisung, Separatabdruck aus der Wiener Medizinischen Wochenschrift, Nr. 51, 1930, Verlag Moritz Perles, Wien

Ehalt W.: In memoriam Prof. Dr. Lorenz Böhler, Wiener medizinische Wochenschrift, 123. Jg., (1973), Nr. 12, S.198

Einfeldt Hermann: Professor Dr. Ernst Jessen, 1859 – 1933, Ein Leben für die Schulzahnpflege, Sammlung von Schriften des Forschungsinstitutes für Geschichte der Zahnheilkunde des Bundesverbandes der Deutschen Zahnärzte e. V., Flensburg, 1959

Ewald Walter: Soziale Medizin, Berlin, 1912

Exenberger Herbert: Das Israelitische Blindeninstitut auf der Hohen Warte, Dokumentationsarchiv des österreichischen Widerstandes, Mitteilungen, Folge 159, Dez. 2002, S. 10

Gisel Alfred, Anatomen als Sozialreformer, „Die Zukunft", Wien, 1961, Heft 9, S. 257 – 261

Gnam Karl, Professor Erwin Lazar, Sonderabdruck aus der „Eos", Heft 2, 1932

Gottstein A., Schlossmann A, Teleky L., (Hrsg.) : Handbuch der Sozialen Hygiene und Gesundheitsfürsorge, 6 Bände, Berlin, 1925-1927

Gröger Helmut, Leopold Moll, unveröffentlichtes Manuskript, Wien,1989, Institut für Geschichte der Medizin

Hamburger Franz, Prof. Erwin Lazar, Sonderabdruck aus der Wiener klinischen Wochenschrift 1932, Nr. 17, S. 1 – 4

Hubenstorf Michael, Sozialmedizin, Menschenökonomie, Volksgesundheit. In Kadrnoska Franz (Hrsg.), Aufbruch und Untergang. Österreichische Kultur zwischen 1918 und 1938. Wien-München Zürich, 1981

Hubenstorf Michael, Ein Pionier der österreichischen Sozial- und Arbeitsmedizin ist achtzig geworden – Ludwig Popper, Österreichische Ärztezeitung, 39, 1984, S. 313

Hubenstorf Michael: Medizin ohne Menschlichkeit. Die Wiener Medizin und der Nationalsozialismus – 50 Jahre danach, in: Wiener Arzt, Mitteilungen der Ärztekammer für Wien, Mai 1995, S. 14-27 und Juni 1995. S. 16-30

Irsigler Karl: Julius Tandler und das Krankenhaus der Stadt Wien - Lainz, Wiener Klinische Wochenschrift 109/8: 286 – 288, 1997

Jantsch Hans: Interview am 5.3.1982 in: Spitzy Karl H.- Lau Inge: Van Swietens Erbe. Die Wiener Medizinische Schule heute in Selbstdarstellungen, Verlag Wilhelm Maudrich, Wien-München-Bern, 1982

Komzak Franz: Mautner Markhof'sches Kinderspital der Stadt Wien, Nachrichten Bezirksmuseum Landstrasse, Februar 1990

Lehne Inge u. Böhler Jörg: Lorenz Böhler (1885-1973), Neue Österreichische Biographie ab1815, Bd. XIX, Amalthea-Verlag Wien-München, 1977

Lesky Erna. Clemens von Pirquet, Wiener klinische Wochenschrift, 67. Jg. (1955), Nr. 35/36. S. 638 – 639

Lesky Erna: Einleitung zu Johann Peter Franks Akademischer Rede vom Volkselend als der Mutter der Krankheiten,, Sudhoffs Klassiker der Medizin 34, Leipzig: Johann Ambrosius Barth 1960, S. 7 – 29

Lesky Erna, Clemens von Pirquet, Sonderdruck aus : The International Federation of Medical Student Associations, Vol. V, No I, 1963, S. 22 – 25

Lesky Erna: Vom Aderlaß zur Schluckimpfung. Therapie im Wandel der Zeit, Materia therapeutica, 11.Jg., Folge 5, 1965, S. 136 – 148

Lesky Erna: Die Wiener Medizinische Schule im 19. Jahrhundert, Verlag Hermann Böhlaus Nachf., Graz-Köln, 1965

Lesky Erna, Die Phosphornekrose, klassisches Beispiel einer Berufskrankheit. Wiener klinische Wochenschrift, 78. Jg., 1966, Nr. 37, S.601 – 604

Lesky Erna. Theodor Escherich, Drei maschinegeschriebene A4 – Format – Seiten ohne Datum, archiviert unter Nr. 855 in der Bibliothek des Institutes für Geschichte der Medizin

Lesky Erna: Karl Landsteiner. Zum 100. Geburtstag, „Die Presse", 14. 6. 1968

Lesky Erna. Vom Morbus Viennensis und seiner Bekämpfung, Österreichische Ärztezeitung, Nr. 17, 1968, S. 1

Lesky Erna: Die Errichtung der beiden Wiener Unfallstationen im Jahre 1909, Acta chirurgica Austriaca, Separatabdruck aus 2. Jg., 1970, Heft 1

Lesky Erna: 1900-1930: Eine Epoche österreichischer Medizin, Österreichische Ärztezeitung, Nr.1, 1975

Lesky Erna: Der Erste Weltkrieg – eine biologische Katastrophe Wiens. Österreichische Ärztezeitung Nr. 12, 1975

Lesky Erna: 1919-1921: Ein ernährungsmedizinisches Massenexperiment, Österreichische Ärztezeitung, Nr. 17, 1975

Lesky Erna: Ein fruchtbarer Irrtum: Die Phosphortherapie der Rachitis, Österreichische Ärztezeitung, Nr. 24, 1976

Lesky Erna, Meilensteine der Wiener Medizin, Verlag Wilhelm Maudrich, Wien München Bern, 1981

Liebreich Oscar u. Langgaard Alexander: Medicinisches Recept-Taschenbuch, Verlag Theodor Fischer, Berlin, 1884

Liese Ed., Über öffentliche Versorgung der arbeitenden Volksklasse in Tagen der Krankheit und Not. Arnsberg 1848

Lorenz Albert: Professor Dr. Adolf Lorenz – 100 Jahre, Sonderabdruck aus Wiener Klinische Wochenschrift, 66. Jg. (1954), Nr. 35/36, S. 603-604

Lorenz Albert: Wenn der Vater mit dem Sohne... Erinnerungen an Adolf Lorenz, Franz Deuticke Wien, , 4. Auflage, 1974

Magaziner Alfred: Adlers Hausarzt, Arbeiter-Zeitung v. 28. 4. 1979, S. 3

Marti Théo: Definition und Probleme der Sozialmedizin, in Lesky Erna (Hrsg.): Sozialmedizin, Entwicklung und Selbstverständnis, Wissenschaftliche Buchgesellschaft Darmstadt, 1977

Melinz Gerhard-Ungar Gerhard: Wohlfahrt und Krise. Wiener Kommunalpolitik 1929-1938, Franz Deuticke, Wie, 1996

Moll Leopold: Mutter- und Säuglingsschutz in der Kriegszeit, Sonderdruck aus: Das österreichische Sanitätswesen, XXVIII. Jg., 1916, Nr. 9/12

Neumann Salomon, Die öffentliche Gesundheitspflege und das Eigentum. Berlin 1847.

Oehme Johannes. Pioniere der Kinderheilkunde, Lübeck, 1993

Oehme Johannes, Prominente deutschsprachige Pädiater des 20. Jahrhunderts: Clemens von Pirquet (1874 – 1929), in: hautnah pädiatrie, 3/1997

Pokorny Franz Hrsg.: Konsilium Diagnostisch-therapeutisches Taschenbuch, Verlag Urban & Schwarzenberg, Wien Innsbruck München Berlin 1954

Redtenbacher Hans: Augenärztliche Zentrale für Schulkinder, Wien 1929, Sonderdruck Blätter für das Wohlfahrtswesen der Stadt Wien, Verwaltung 1929-1931, S. 352

Reuss August: Leopold Moll und sein Werk, Sonderdruck aus „Die österreichische Krankenhausverwaltung", 4. Jg., Folge April 1937

Rosen George: Was ist Sozialmedizin? in: Lesky Erna (Hrsg.): Sozialmedizin, Entwicklung und Selbstverständnis, Wissenschaftliche Buchgemeinschaft Darmstadt, 1977

Sablik Karl: Werk eines Sozialreformers. Vor 50 Jahren wurde das Wiener Praterstadion eröffnet, Arbeiter-Zeitung, Wien, 2. Juli 1981

Sablik Karl, Körner, Tandler und der 12. Februar 1934, Mitteilungen des Instituts für Wissenschaft und Kunst, 37. Jg., 2/1982, S. 34 – 41

Sablik Karl, Tandler und die „neue Welt." Ein Wiener im Moskau der dreißiger Jahre, „Die Presse",9. Sept. 1982, S. X

Sablik Karl, Julius Tandler Mediziner uns Sozialreformer, Verlag A. Schendl, Wien, 1983

Sablik Karl, „Wer Kindern Paläste baut, reißt Kerkermauern nieder", Das jüdische Echo, Zeitschrift für Kultur und Politik, Nr. I. Vol. XXXV, 1986, S. 199 – 204

Sablik Karl, Die Medizin ist eine soziale Wissenschaft, in: „Kunst des Heilens. Aus der Geschichte der Medizin und Pharmazie". NÖ Landesausstellung 1991. Katalog des NÖ Landesmuseums N. F. Nr. 276, S. 873 – 880

Schaefer Hans und Blohmke Maria: Sozialmedizin und Universität in: Lesky Erna (Hrsg.): Sozialmedizin, Entwicklung und Selbstverständnis, Wissenschaftliche Buchgesellschaft Darmstadt, 1977

Schmuhl Hans-Walter: Rassenhygiene, Nationalsozialismus, Euthanasie. Von der Verhütung zur Vernichtung „lebensunwerten Lebens" 1890-1945, Göttingen, 1987

Schönbauer Leopold: Julius Tandler, Sonderabdruck aus der Wiener klinischen Wochenschrift, 58.Jg., Nr.38, 1946

Schönbauer Leopold: Carl von Noorden, Separatabdruck aus Wiener Medizinische Wochenschrift, 108. Jg., Nr. 36, S. 721 – 723, 1958

Schneiderbaur A.,: 40 Jahre Krankenhaus Lainz, Wiener Klinische Wochenschrift, 65. Jg., Nr.20, Mai 1953, S. 370 – 372

Sournia Jean-Charles, Die Sozialmedizin, in Toellner Richard, Illustrierte Geschichte der Medizin, dtsch. Ausgabe, Andreas u. Andreas, Salzburg, 1986

Spitzy Karl H. – Lau Inge: Van Swietens Erbe. Die Wiener Medizinische Schule heute in Selbstdarstellungen, Verlag Wilhelm Maudrich, Wien-München-Bern, 1982

Statut für das Erste öffentliche Kinder-Kranken-Institut in Wien, K. u. k. Hofbuchdruckerei und Lithographie, Emil M. Engel, Wien, 1904

Teleky Ludwig: Schriften der österreichischen Gesellschaft für Arbeitsschutz, 12, 1907

Trojan Emanuel: Für ihn stand immer der Mensch im Mittelpunkt, „Die Presse", 5. Februar 1973, S.4

Wagner Richard, Clemens von Pirquet, Sonderabdruck aus Wiener Klinische Wochenschrift, Jg,75, 1963, Nr.14, S.241 – 243

Wallisch Wilhelm: Referat über Schulzahnärzte. In: Der Stand der Schularztfrage, Wien, 1908, Moritz Perles, k. u. k. Hofbuchhandlung.

Weinmüller Renate, 75 Jahre Hasenleiten. Vom k. u. k. Kriegsspital zur Wohnsiedlung, Simmeringer Museumsblätter, Heft 35, Oktober 1990

Wruhs Otto: Lorenz Böhler und seine Verdienste um das Militärsanitätswesen, Wiener klinische Wochenschrift 77/2 S. 37 ff., 1965

Wyklicky Helmut, Gedanken zur Geschichte der Allergie. In memoriam Clemens v. Pirquet , Wiener Medizinische Wochenschrift, 130. Jg., S. 123 – 125

Wyklicky Helmut: Von österreichischen Schulärzten, Österreichische Ärztezeitung, 5/1967

Wyklicky Helmut.: v. Pirquet und die Wiener Kinderheilkunde. Kinderarzt 18: 71o, 1987

Zweymüller Ernst, Interview am 24. 5. 1982 in: Karl H. Spitzy und Lau Inge, Van Swietens Erbe. Die Wiener Medizinische Schule in Selbstdarstellungen, Verlag Wilhelm Maudrich, Wien, 1982, S. 67 – 75

3   Zeitungen, Zeitschriften und Periodika

Arbeiter-Zeitung

Blätter für das Wohlfahrtswesen der Stadt Wien

„Die Presse"

Medizinische Klinik

Mitteilungen der Ärztekammer für Wien

Österreichische Ärztezeitung

Sitzungsprotokolle des Herrenhauses 1917 und 1918

Wiener klinische Wochenschrift

Wiener Medizinische Wochenschrift

BEITRÄGE ZUR NEUEREN GESCHICHTE ÖSTERREICHS

Die "Beiträge zur Neueren Geschichte Österreichs" verfolgen das Ziel, ein lebendiges Bild der österreichischen Vergangenheit innerhalb eines Zeitrahmens von etwa 1500 bis zur Gegenwart zu zeichnen. Demzufolge erstrecken sich die Arbeiten nicht nur auf das heutige Österreich, sondern auch auf die einstige Monarchie und ihre Nachfolgestaaten. Der Intention des Herausgebers entsprechend werden die Monographien bzw. Aufsatzsammlungen inhaltlich und methodisch nicht nur dem aktuellen Forschungsstand entsprechen, sondern auch neue Perspektiven eröffnen. Die Autoren sind qualifizierte Historiker, denen hier die Möglichkeit geboten wird, ihre Untersuchungen dem interessierten Publikum vorzustellen.

Herausgegeben von Bertrand Michael Buchmann

Band 1 Konrad Jekl: Auf den Spuren der Republik Österreich. Aufsätze zur österreichischen Zeitgeschichte. 1995.

Band 2 Doris Fuchs: Bruno Kreisky in der Karikatur. 1995.

Band 3 Daniela Claudia Angetter: Dem Tod geweiht und doch gerettet. Die Sanitätsversorgung am Isonzo und in den Dolomiten 1915-18. 1995.

Band 4 Susanne Fröhlich: Strichfassungen und Regiebücher. Kulturpolitik 1888-1938 und Klassikerinszenierungen am Wiener Burg- und Volkstheater. 1996.

Band 5 Walter Blasi: Vom Fin de siècle bis zur Ära Kreisky. Erlebte Österreichische Geschichte am Beispiel des Jaromir Diakow. 1996.

Band 6 Hanns A. Faber: Modena – Austria. Das Herzogtum und das Kaiserreich von 1814 bis 1867. 1996.

Band 7 Bernhard Hackl: Die Theresianische Dominikal- und Rustikalfassion in Niederösterreich 1748-1756. Ein fiskalischer Reformprozeß im Spannungsfeld zwischen Landständen und Zentralstaat. 1997.

Band 8 Rudolf Fuchs: Die Wiener Stadtbank. Ein Beitrag zur österreichischen Finanzgeschichte des 18. Jahrhunderts. 1998.

Band 9 Eva Macho: Joseph II. – Die *Condemnatio ad poenas extraordinarias.* Schiffziehen und Gassenkehren. 1999.

Band 10 Angelika Plank: Akademischer und schulischer Elementarzeichenunterricht im 18. Jahrhundert. 1999.

Band 11 Bernhard Hackl: Die Theresianische Steuerrektifikation in Ober- und Innerösterreich. 1747-1763. Die Neuordnung des ständischen Finanzwesens auf dem Sektor der direkten Steuern als ein fiskalischer Modernisierungsprozeß zwischen Reform und Stagnation. 1999.

Band 12 Georg Christoph Fernberger: Reisetagebuch (1588-1593). Sinai, Babylon, Indien, Heiliges Land, Osteuropa. Lateinisch-Deutsch. Kritische Edition und Übersetzung von Ronald Burger und Robert Wallisch. 1999.

Band 13 Martina Lehner: Reise ans Ende der Welt (1588-1593). Studie zur Mentalitätengeschichte und Reisekultur der Frühen Neuzeit anhand des Reisetagebuches von Georg Christoph Fernberger von Egenberg. 2001.

Band 14 Lucia Angelmaier: Wohltätigkeitsvereine in Triest. Private Initiativen gegen die Armut im Zeitalter der österreichisch-ungarischen Monarchie. 2000.

Band 15 Helga Skvarics: Volksfrömmigkeit und Alltagskultur. Zum Stiftungsgeschehen Wiener Neustädter Bürger im Spätmittelalter und in der frühen Neuzeit (14. Jh. - 16. Jh.). 2000.

Band 16 Manfred Reinschedl: Die Aufrüstung der Habsburgermonarchie von 1880 bis 1914 im internationalen Vergleich. Der Anteil Österreich-Ungarns am Wettrüsten vor dem Ersten Weltkrieg. 2001.

Band 17   Stefan Sienell: Die Geheime Konferenz unter Kaiser Leopold I. Personelle Strukturen und Methoden zur politischen Entscheidungsfindung am Wiener Hof. 2001.

Band 18   Alexandra Neubauer: Staatliche Sportförderung in Österreich in der Ersten Republik. 2001.

Band 19   Diana Carmen Albu: Neunkirchen 1938–1955. Schicksalsjahre einer kleinen Industriestadt im südlichen Niederösterreich. 2002.

Band 20   Hilde Wondratsch: Sozialdemokratie – Frau – Familie. Wie es in Österreich begann. 2002.

Band 21   Louis Obrowsky: Historische Betrachtung der sozialmedizinischen Einrichtungen in Wien vom Beginn des 20. Jahrhunderts bis zum Ende der Ersten Republik. 2005.

www.peterlang.de